귀 기초연구

Basic Research of **EAR**

정연훈

세종의학

발간사

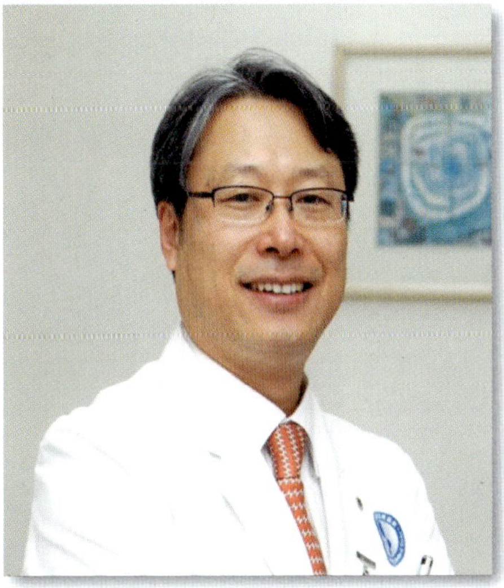

박사과정을 하면서 첫 형광면역염색에서 초록색 형광의 Cx26을 확인했던 그 순간을 기억합니다. Cx26이 있을 때와 없을 때, 정말로 세포간 dye spread 가 달라지는 것을 보았습니다. 짜릿했습니다. 재미있었습니다. 바로 그 감동이 저로 하여금 26년을 넘게 실험실의 pipette을 잡게 하였습니다.

박기현 교수님, 박홍준 교수님, 전영명 교수님의 가르침이 있었기에 시작할 수 있었고, 여러 동료와 제자들이 있었기에 지금까지 해 올 수 있었습니다. 생각해보면 처음 시작할 때는 겨우 연구원 한명으로 연구비도 별로 없어서 여기저기 빌어 썼었습니다. 하지만 지금은 10여명의 연구팀으로 수 억원의 연구비로 부족한 장비 없이 마음껏 연구를 하고 있습니다. 참으로 기쁘고 감사한 일입니다.

그러면서, 항상 아쉬웠던 것이 귀에 대한 체계적인 기초연구 책자가 없는 것이었습니다. 많은 저널과 자료들을 스스로 찾아야만 했고, 여러 기초학회에서 학습을 했어야만 했습니다. 더욱이 대학원생이나 연구원이 새로 들어오면 가르칠 교재가 없어 서로가 많이 불편했습니다. 그래서, 이러한 '귀 기초연구' 책자가 꼭 필요하였습니다. 귀 기초연구를 하는 입문자나 경험자 모두에게 도움이 될 만한 책이 되는 것이 이 책자의 목표입니다.

아울러 2024년은 '아주 이과 심포지움' 30주년입니다. 1995년 'Present state of otitis media'라는 제목으로 1회 아주 이과 심포지움을 개최한 이래, 한 해도 거르지 않고 30년을 지켜왔습니다. 그동안 국내 유일의 이과 기초연구 심포지움으로서 이과 기초연구를 견인해 왔다고 자부합니다. 이 모두가 스승님과 동료 교수님, 실험실 식구 들의 공로이며, 많은 타대학 교수님, 연구원들의 참여와 격려 덕분이었습니다. 이 자리를 빌려 심심한 감사의 인사를 올려 드립니다.

'귀 기초연구(Basic research of EAR)'는 30주년 아주이과 심포지움을 축하하며, 30년간 쌓아온 아주난청센터의 기초연구 업적을 모은 책자입니다. 그리고 더 많은 교수님과 연구자들이 귀 기초연구에 관심을 갖기를 바라는 간절한 마음이기도 합니다. 실제로 조금이라도 시행착오를 줄이며 멋진 창의적 연구를 손쉽게 할 수 있도록 돕는 책자입니다. 아울러 개인적으로는 교수로서 기초연구에 대한 여러 회상이 담긴 책이기도 합니다. 지금까지 인도해 주신 하나님께 감사하며, 항상 지원해주고 사랑해 준 아내와 딸에게도 감사를 전합니다.

'귀 기초연구(Basic research of EAR)' 책자가 국내 귀 기초연구의 활성화와 발전에 조금이라도 기여되기를 바랍니다.

2024. 11. 8

아주의대 이비인후과 교수, 아주난청센터장 **정연훈**

집필진

| 발행인 |

정연훈

(현) 아주의대 교수, 아주난청센터장

(졸) 서울치대 학사, 아주의대 학사, 석사, 박사

논문 247편, 저서 18권

기술이전 3건, 특허 39건, 연구비수주 31건

EBS 명의 2회 출연 (1995, 2024)

보건복지부장관 표창장(2014)

대한이비인후과학회 선도연구자상 (2015)

대한이비인후과학회, 대한이과학회 우수발표/우수논문상 19회

| 집필진 |

정연훈, 박헌이, 장정훈, 하정호, 김영선, 소성준, 성시웅, 윤정현

추옥성, 김한태, 신범용

목차

Section 1 청각학 입문 1
Introduction for Ear study

Chapter 01 귀 해부학 3
Ear anatomy

Chapter 02 청각기관의 생리 21
Physiology of the auditory system

Chapter 03 난청의 종류 및 치료 33
Hearing loss and treatment

Chapter 04 난청의 역학 69
Epidemiology of hearing loss

Section 2 *In vitro* study 77

Chapter 05 청각 세포주 79
Auditory cell lines

Chapter 06 세포 배양 87
Cell culture

Chapter 07 세포 생존 시험 91
Cell viability assay

Chapter 08 역전사 중합효소 반응 97
RT-PCR

Chapter **09** 웨스턴 블롯 *107*
Western blot

Chapter **10** 면역세포화학 염색 *117*
Immunocytochemistry

Chapter **11** 칼부하 염료통과 시험 *121*
Scrape loading dye transfer (SLDT)

Chapter **12** 형광회복측광법 *125*
Fluorescence recovery after photobleaching (FRAP)

Chapter **13** 다전극 분석 *129*
Multi-electrode analysis (MEA)

Chapter **14** 노화 *135*
Senescence

Chapter **15** 형질주입 *139*
Transfection

Chapter **16** 짧은 간섭 RNA *143*
Small interfering RNA (siRNA)

Section 3 *Ex vivo* study *147*

Chapter **17** 와우 박리 *149*
Cochlear dissection

Chapter **18** 면역조직화학 염색 *157*
Immunohistochemistry

Chapter **19** 투과전자현미경 *163*
Transmission electron microscope (TEM)

Chapter **20** 주사전자현미경 *169*
Scanning electron microscope (SEM)

Section 4 *In vivo* study 175

Chapter 21 동물의 종류 177
Experimental animals

Chapter 22 동물 모델 183
Animal models

Chapter 23 넉아웃/넉인 마우스 195
Knock-out/Knock-in mouse : Cre-LoxP system

Chapter 24 청각뇌간유발반응 199
Auditory brainstem response (ABR)

Chapter 25 이명 205
Tinnitus

Chapter 26 형질전환 마우스 유전형분석 211
Transgenic mouse genotyping

Chapter 27 RNA 염기서열 217
RNA sequencing

Chapter 28 FACS 223
Fluorescence-activated cell sorting

Chapter 29 공초점 현미경 229
Confocal microscopy

Section 5 조직공학과 재생 235
Tissue Regeneration

Chapter 30 고막 재생 237
TM regeneration

Chapter 31 청각유모세포 재생 249
Auditory hair cell regeneration

Chapter 32 골 재생 257
Bone regeneration

Section 6 **줄기세포와 오가노이드** *Stem cells and Organoids* 267

Chapter **33** 유도만능 줄기세포 *Induced pluripotent stem cell (iPSC)* 269

Chapter **34** 줄기세포 리프로그래밍 *Reprogramming* 273

Chapter **35** 내이 오가노이드 *Inner ear organoid* 277

Section 7 **지적재산권** *Intellectual Property of Ajou Hearing Center* 287

Chapter **36** 귀 기초연구 관련 논문 *Papers regarding Basic Research of Ear* 289

Chapter **37** 특허와 기술이전 *Patents and Technique transfer* 303

찾아보기 307

SECTION 01

청각학 입문
Introduction for Ear study

Chapter 01 귀 해부학
Ear anatomy

Chapter 02 청각기관의 생리
Physiology of the auditory system

Chapter 03 난청의 종류 및 치료
Hearing loss and treatment

Chapter 04 난청의 역학
Epidemiology of hearing loss

귀 기초연구 Basic Research Of EAR

CHAPTER 01

귀 해부학

Ear anatomy

1. 귀의 발생

1 내이의 발생

내이는 태생 4주 초에 외배엽(ectoderm)이 두꺼워지며 otic placode(이판)의 형성으로 시작된다. 이후 이판이 점차 함몰되면서 otic pit(이와)을 형성한다. 함몰이 진행된 otic pit의 opening이 막히면서 태생 5주에 otic cyst(이낭)가 형성된다.

Otic cyst의 상부는 전반고리관, 후반고리관, 측반고리관으로 분화를 진행하여 태생 7-8주에는 utricle과 saccule, semicircular canal로 구성되는 전정 미로로 발달하게 된다.

Cochlea(와우)는 전정미로보다 늦게 발생하는데, otic cyst의 하부에서 태생 6주경 회전을 시작하여 태생 8주 말에 2.5회전의 cochlea가 완성된다(그림 1.1). 그 이후 태생 8주부터 16주에 이르기까지 otic labyrinth는 성인과 유사하게 발달하게 되고, 25주경 organ of Corti는 성인의 구조에 이르게 된다.

2 중이의 발생

중이는 제1 인두낭(pharyngeal pouch)이 제1 새열(branchial cleft) 쪽으로 함몰되면서 그 끝이 확장되어 형성된 공간이다. 함몰되던 제1 새열은 이관(eustachian tube)이 되고, 함몰되던 제1 인두낭은 외이도가 된다(그림 1.2).

태생 3주에 제1 인두낭의 내배엽 조직이 제1 새열을 향하면서 둘이 만나게 될 때, 그 사이에 중배엽이 생기면서 확장하게 된다. 이후 중이강 간엽조직들이 흡수되면 중이강이 계속 팽창하게 되어 12주경에는 고막의 내측과 상고실 부위에 도달된다. 아울러 이소골과 근육 등의 주변 구조물은 계속 분화하여 중이점막으로 둘러싸이게 되며, 발생 30-35주경에 중이강이 완성된다(그림 1.2).

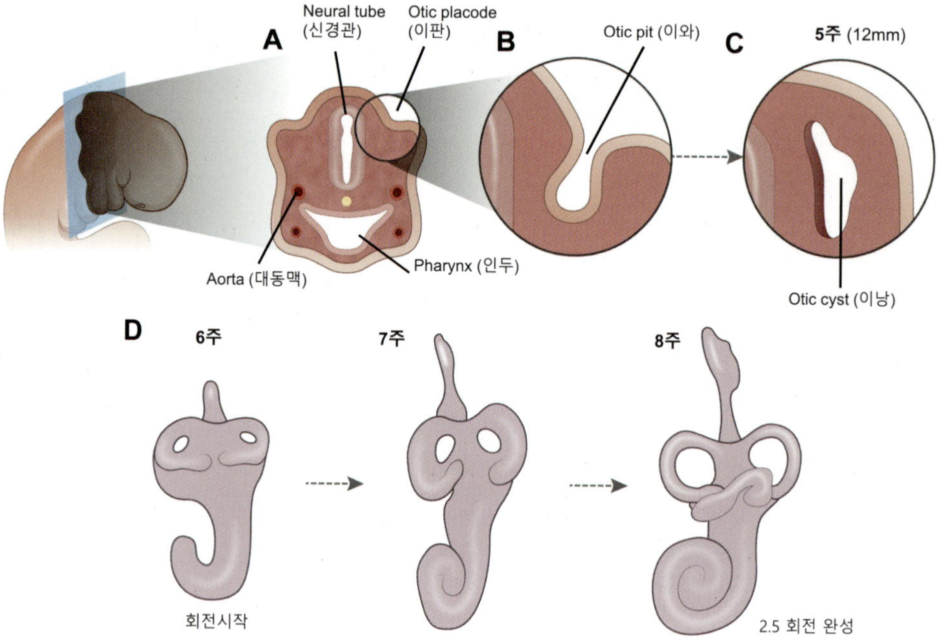

그림 1.1 내이 발생 과정 (A) 이판 (B) 이와 (C) 이낭 (D) 와우전정미로 형성

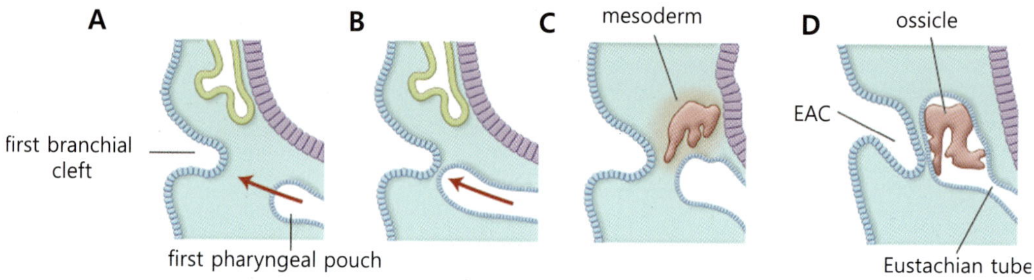

그림 1.2 중이강의 발생

이소골 중 추골의 두부, 침골의 체부는 제1 새궁(branchial arch)의 간엽조직으로부터 발생하고, 추골병, 침골의 장돌기, 등골의 두부, 전후각, 족판의 외측은 제2 새궁으로부터, 그리고 족판의 내측과 윤상인대는 이낭으로부터 발생한다(그림 1.3). 이소골의 발생은 4주에서 시작하여 6주에 형태가 만들어지고, 15주에 연골형태의 이소골들이 완성되고 침골로부터 골화가 시작된다. 27주경에는 주위 간엽조직이 흡수되면서 완성된 모양을 갖춘다.

3 외이의 발생

이개의 발생은 태생 4주에 제1 새궁(branchial groove) 주변의 제1 새궁과 제2 새궁에서 생긴 간엽조직들이 응축되면서 시작되며, 6주경에 6개의 이개융기(hillock)를 만든다.

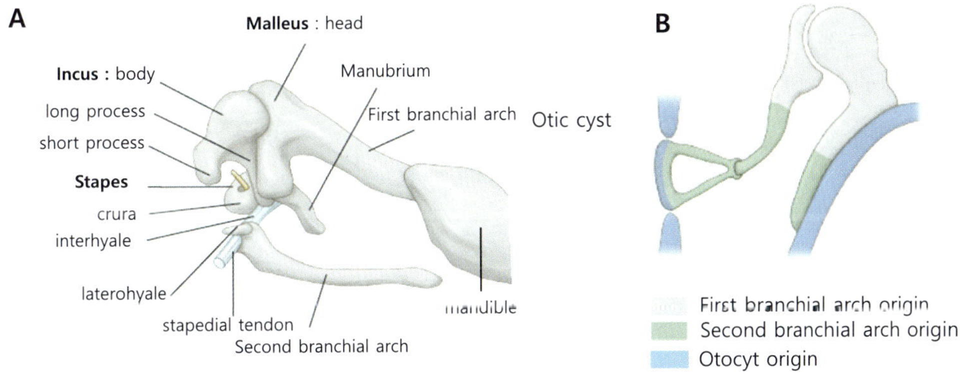

그림 1.3 이소골의 발생

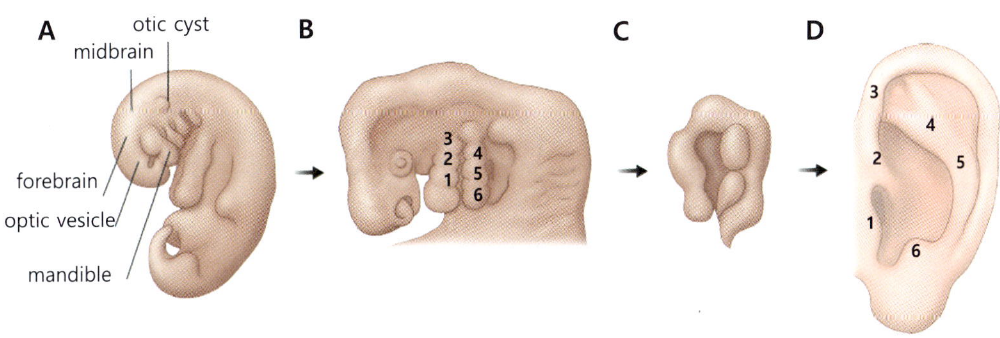

그림 1.4 외이의 발생

12주에 서로 융합되거나 분리되어 20주경에는 성인 이개모양이 된다(그림 1.4).

외이도도 태생 4주에 시작되는데, 제1 새열이 넓어지고 외배엽이 증식하면서 제1 인두낭으로 쪽으로 진행하면서 관을 형성하게 된다. 8주에 형태가 뚜렷해 지고, 18주에 외이도를 채운 외배엽세포들이 흡수되며서 21~28주에 완전한 외이도를 갖추게 된다.

2. 귀의 해부학적 구조

귀는 크게 외이, 중이, 내이로 구분된다. 외이와 중이의 경계는 고막이며, 중이와 내이의 경계는 난원창이 된다(그림 1.5).

1 외이

외이는 이개(auricle)와 외이도(external auditory canal)로 이루어진다.

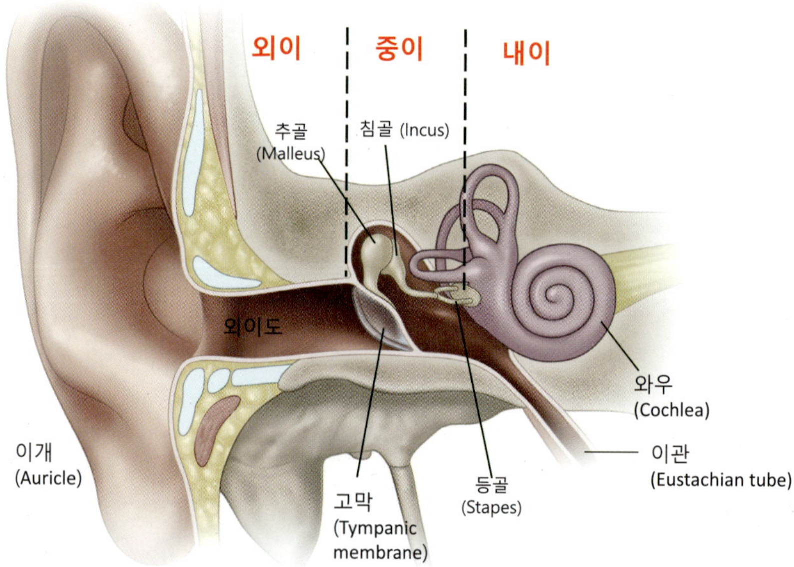

그림 1.5 귀의 구조 외이, 중이, 내이

이개*(Auricle)*

이개는 0.5~1mm 두께의 탄성연골로 골격을 이루고, 연골막, 피하조직, 피부로 덮혀있다. 하지만 이개외부측은 피하조직이 거의 없다(그림 1.6).

사람의 이개는 안면신경의 측두분지 지배를 받는 전이개근(anterior auricular muscle)과 상이개근(superior auricular muscle), 안면신경의 후이개분지의 지배를 받는 후이개근(posterior auricular muscle)이 붙어있다. 이개는 소리를 모으는 역할을 하는데,

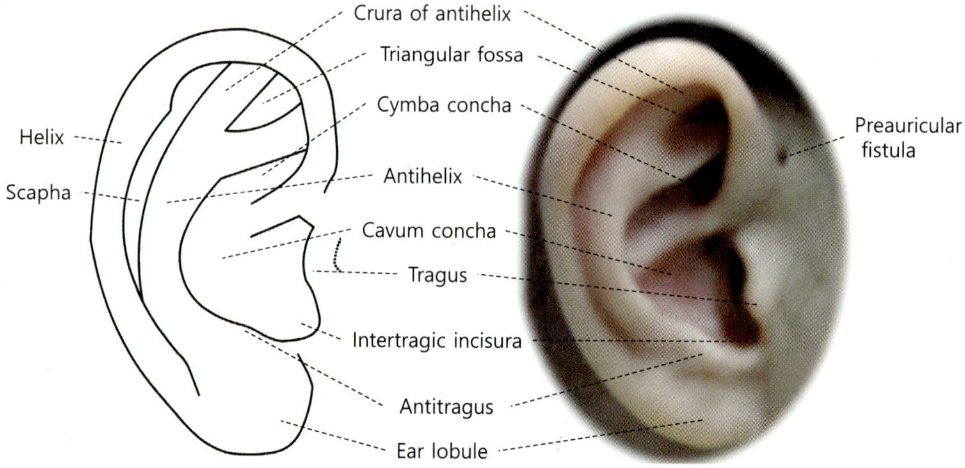

그림 1.6 이개의 구조

소리에 반사적으로 귓바퀴가 움직이는 Preyer 반사는 사람에게는 근육이 많이 퇴화되어 발견하기 어렵다.

외이도*(External auditory canal)*

외이도는 성인에서 약 2.5~3 cm 길이이며, 지름은 7~9 mm이다. 외측 1/3은 연골부와 내측 2/3는 골부로 이루어 지며, 고막은 전하방으로 경사져 있어서 외이도의 전하방이 후상부보다 약 5~6 mm가 길다.

외이도의 연골부의 피부는 두꺼워 모낭, 피지선(sebaceous gland), 이구선(cerumen-producing gland) 등이 있으나 골부 피부는 얇아 피부부속기가 없다. 이구선은 귀지를 형성하는데, pH 6.5~6.8의 산성이고 lysozyme이 있어 항균성이다.

외이도는 전벽과 상벽이 삼차신경의 auriculotemporal branch, 후벽과 하벽은 미주신경의 auricular branch, Arnold's nerve의 지배를 받으며, 외이도 후벽은 안면신과 설인신경이 일부 분포하는 것으로 알려져 있다.

외이도는 공명음을 일으켜 소리를 더 증폭시키는 기능을 하는데, 2500~4000 Hz에서 약 10dB 증폭된다.

2 중이

중이는 육면체의 공간으로 외측은 고막, 내측은 와우의 기저회전부에 해당되며 난원창과 정원창이 존재한다. 중이는 외이에서 전달된 소리진동을 고막, 이소골(추골, 침골, 등골)을 통해 내이의 달팽이관 림프액으로 전달하는 기능을 하게 된다.

고막*(Tympanic membrane)*

고막(tympanic membrane)은 지름이 약 8~9mm인 타원형으로, 두께가 약 0.1 mm인 얇은 막이다. 추골병의 끝부분인 umbo가 가장 많이 함몰된 곳으로, 고막은 깔대기 모양을 하고 있으며 음을 모으게 된다. 고막은 전하방으로 기울어져 있어 외이도 상벽과는 약 140°, 하벽과는 약 27°의 경사를 이루고 있다(그림 1.7).

고막은 세 층으로 구성되는데 가장 바깥쪽의 피부층, 가운데의 고유층(lamina propria) (또는 섬유층 fibrous layer), 그리고 내측인 점막층으로 구성된다. 고막은 긴장부(pars tensa)와 이완부(pars flaccida)로 나뉘는데, 이완부는 추골의 lateral process 상방 attic space로 연결되는 부위의 고막으로, 방사선상과 윤상의 교원섬유(collagen fiber)가 없어 더 얇고 쉽게 retraction 된다.

고막은 추골병에 수직으로 선을 그어 전상부(anterior superior quadrant), 전하부(anterior inferior quadrant), 후상부(posterior superior quadrant), 후하부(posterior

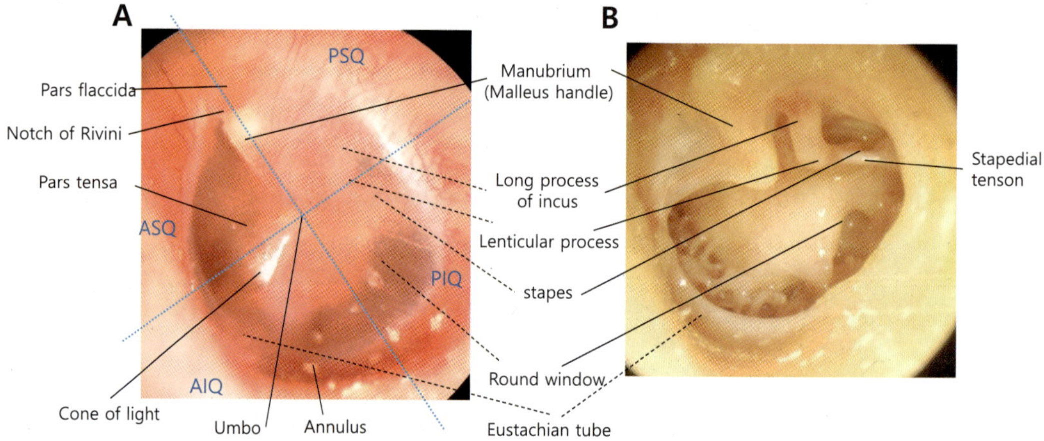

그림 1.7 고막 (A) 이경으로 관찰되는 고막 (B) 고막천공으로 관찰되는 중이강 구조물

inferior quadrant)로 구별하여 부른다(그림 1.7).

이소골*(Ossicle)*

이소골은 인체에서 가장 작은 뼈로 추골(malleus), 침골(incus), 등골(stapes)로 구성된다(그림 1.8).

① 추골*(Malleus)*

추골은 약 7~8mm로 두부(head), 경부(neck), 병(handle)으로 구성되며, 전돌기(anterior, long process0, 단돌기(lateral, short process)가 있다. 추골에는 전추골인대(anterior malleolar ligament), 상추골인대(superior malleolar ligament), 외추골인대(lateral malleolar ligament) 등 3개의 인대와 1개의 근육, 고막장근(tensor tympani muscle)에 부착되어 있다.

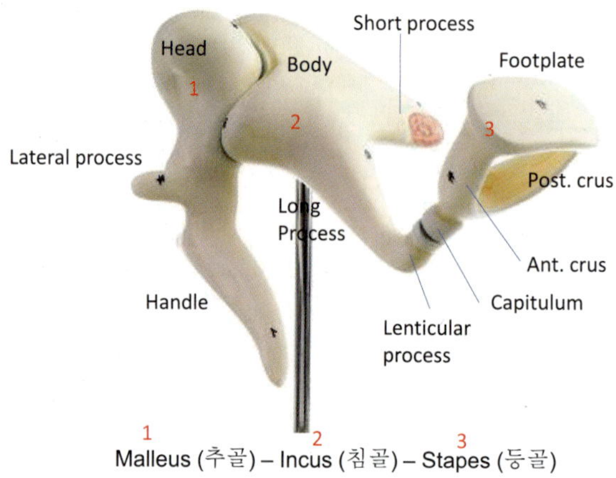

그림 1.8 이소골

② **침골**(*Incus*)

침골은 체부(body), 장돌기(long process), 단돌기(short process), 두상돌기(lenticular process)로 구성되며, 추골과 등골 사이에 관절을 형성한다. 후침골인대(posterior incudal ligament)와 상침골인대(superior incudal ligament)가 붙어 있다.

③ **등골**(*Stapes*)

등골은 두부(head), 전/후각(anterior and posterior crura), 족판(footplate)으로 구성되며, 윤상인대에 의해 난원창에 부착된다. 등골은 약 2.5~3.5 mm 높이이며, 등골족판은 약 2.5~3.0 mm × 1.0~1.5 mm 크기이다. 후각부에 등골근의 건(stapedial muscle의 tendon)이 부착되고 등골근반사를 일으키게 된다.

이관(*Eustachian tube*)

이관은 중이와 비강을 연결하는 관으로 중이강의 압력을 조절하는 기관이다(그림 1.1).

이관의 비인상쪽은 닫혀 있다가 하품이나 침을 삼킬 때 구개범장근(tensor veli palatini muscle) 등이 작용하여 열림으로써 공기가 통하게 된다. 이관의 길이는 성인에서 약 3.5 cm이며 유아에서는 길이가 더 짧고 직경이 크고 수평으로 위치하여 비인강 염증이 쉽게 중이강으로 파급된다.

3 내이

내이는 측두골(temporal bone)의 petrous portion에 위치한 내이기관으로 bony structure에 둘러 싸여 있으며 미로(labyrinth)라고도 불리운다. 와우(cochlea), 전정(vestibule), 반고리관(semicircular canal)들로 구성되며, 와우는 청각, 전정과 반고리관은 전정(평형)기능을 담당한다(그림 1.9).

와우(*cochlea*)

와우의 base부터 apex까지 2.5회전으로 이루어져 있고 와우는 약 35 mm 길이의 나선형 관구조 기관으로 중심부에 와우축(modiolus)이 존재한다. 단면은 3개의 구획, 즉, 전정계(scala vestibuli), 와우관(cochlear duct, 중간계 scala media), 고실계(scala tympani)로 구성되어 있다. 기저막(basilar membrane)이 고실계와 중간계, Reissner's membrane이 전정계와 중간계의 경계를 이룬다(그림 1.10).

① **와우축**(*Modiolus*)

와우축은 cochlea의 중심부로써 porous bone으로 이루어져 있고 내이도(internal auditory meatus)에서 나와 hair cell과 synapse를 형성하는 청각신경 섬유(auditory nerve fibers)의 통로이다. modiolus에는 골나선판(osseous spiral lamina)이 있어 축에서 바깥

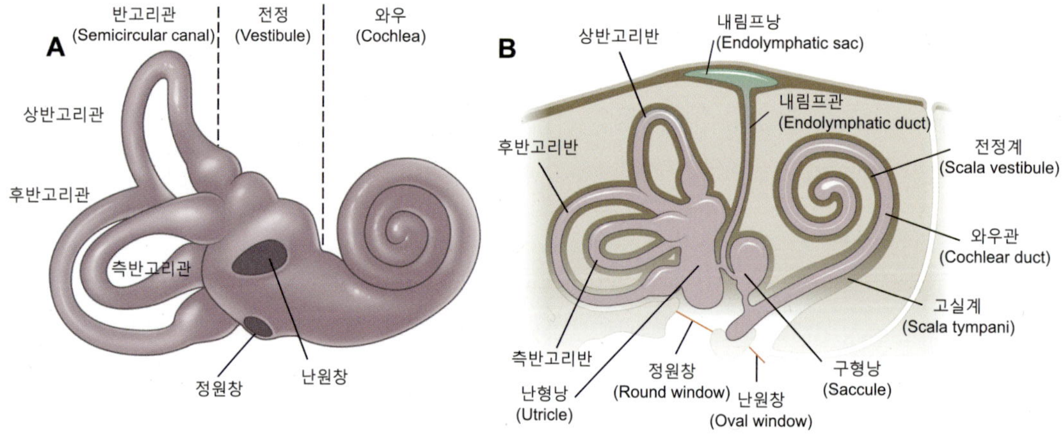

그림 1.9 내이의 구조

쪽을 향하여 기저막(basilar membrane)을 통하여 나선인대(spiral ligament)에 연결된다(그림 1.10A).

② **기저막***(Basilar membrane)*

기저막은 고실계와 중간계의 경계를 이루는 구조물로 organ of Corti가 있어 소리를 전달하는 역할을 한다(그림 1.10B). 내이로 전달된 에너지는 난원창을 움직여 기저막을 진동하게 되고, 이 움직임은 진행파로서 기저부에서 첨부쪽으로 진행된다.

기저막은 섬유결체조직으로 기저부에서는 폭이 약 0.12 mm로 좁고 두꺼우며, 첨단부에서는 폭이 0.5 mm로 넓고 얇아진다. 이는 기저부에서 고주파수에 반응하고, 첨단부

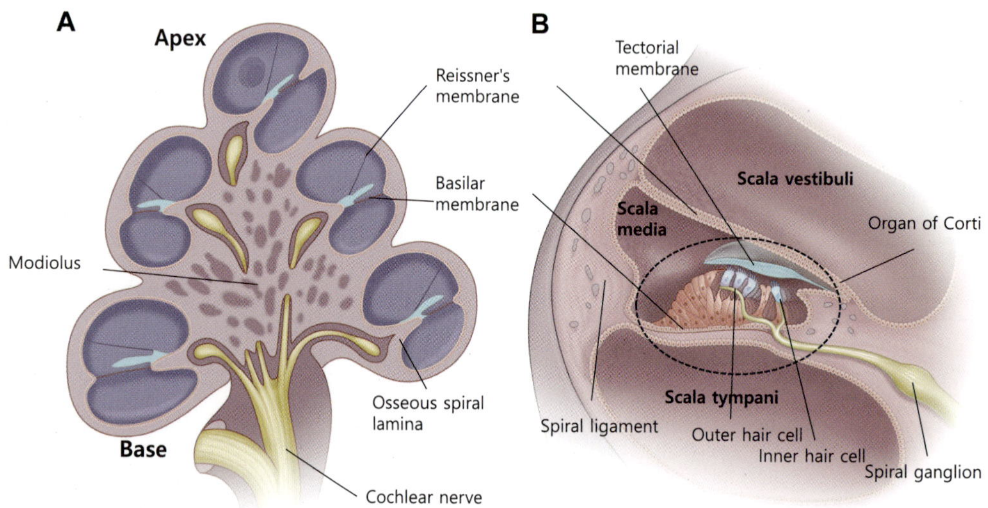

그림 1.10 와우의 구조

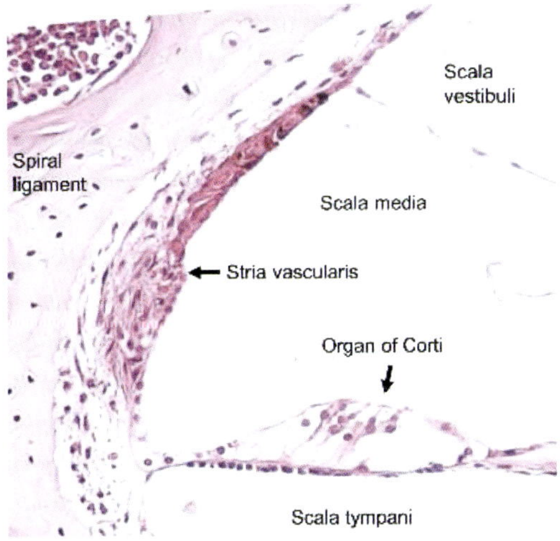

그림 1.11 **와우의 중간계(Scala media)**

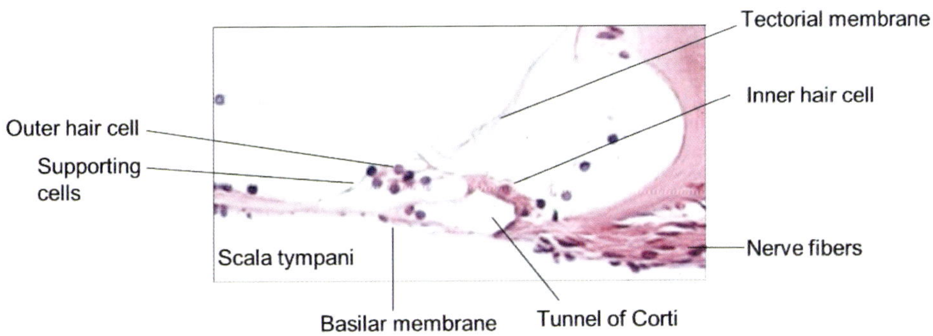

그림 1.12 **코르티 기관(Organ of Corti)**

에서는 저주파수에 반응하게 된다. 이러한 구조적 특성으로 인해 주파수 특이성을 보인다(그림 1.11).

③ **코르티기관***(Organ of Corti)* (그림 1.12)

와우관 내의 organ of Corti는 기저막과 골나선판 위에 위치하며, 외유모세포, 내유모세포, 지지세포, 개마(tectorial membrane)으로 구성된다. Organ of Corti는 내이로 전달된 소리의 진동을 전기 신호로 변환하는 역할을 한다.

- **외유모세포(Outer hair cell)** (그림 1.13)

외유모세포는 약 12,000개로 세 줄로 배열되어 있고, 능동적 메커니즘을 통해 소리 신호를 증폭시키는 역할을 한다. 외유모세포는 실린더 형태로 바닥과 윗부분이 좁고, 운동구조물(motile structures)의 농도가 높다. 외유모세포는 첨단회전쪽으로 갈수록 더 길어진다. 외유모세포의 섬모(stereocilia)는 V자 또는 W자 모양으로 약 50~150개의 부동섬모가 나와서 개막을 향하고 있고 modiolus 방향으로 열려 있다.

외유모세포는 음자극에 의해서 자체 길이가 수축하는 등의 변화를 보일 수 있어 기저막의 진동을 증폭하거나 억제할 수 있으며, 이음향방사(otoacoustic Emission)가 생성되어 측정될 수 있다. 외유모세포는 내유모세포에 비해 이독성 약물이나 물리적 자극에 대해 약한 편이다.

- **내유모세포(Inner hair cell)** (그림 1.13)

내유모세포는 약 3,500개로 한줄로 배열되어 있으며, 코르티 기관에서 소리 자극을 받아들이는 주요 세포이다. 이들은 플라스크 모양으로 바닥이 넓고 윗부분이 좁으며, 기저부나 첨부나 길이의 변화가 없다.

내유모세포는 약 70~80개의 부동섬모가 U자 모양으로 개막쪽을 향하여 나와 있다. 그러나 그 끝은 개막에 삽입되어 있지 않고 외유모세포처럼 직접 능동적으로 기저막의 진동에 기여하지 않는다.

- **지지세포(supporting cell)**

지지세포로는 Deiters 세포, Hensen 세포, Claudius 세포가 있다. 이 지지세포들은 유모세포를 지지하고 안정화하는 역할을 한다. Deiters 세포의 지골돌기(phlangeal process)

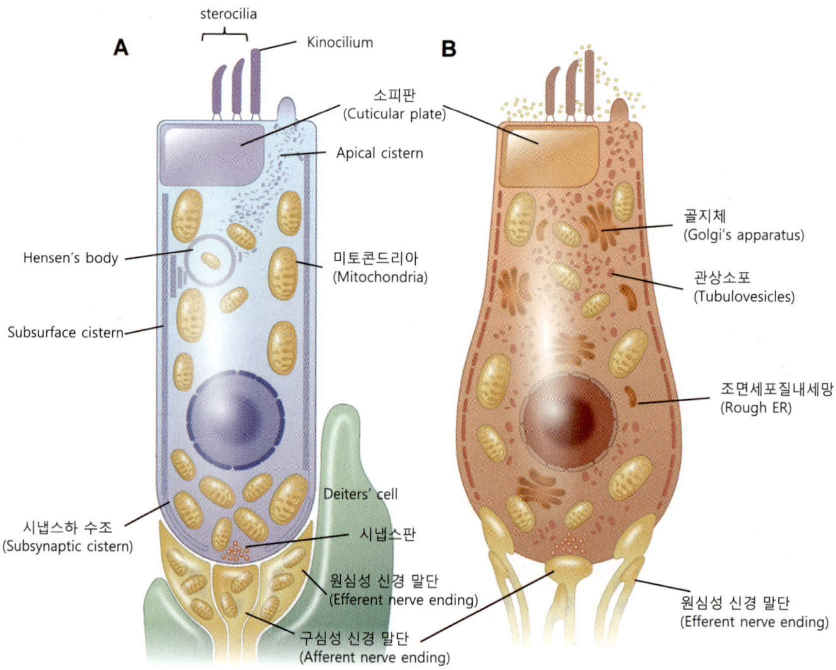

그림 1.13 A. 외유모세포 B. 내유모세포

는 망상판(reticular lamina)과 폐쇄연접(tight junction)을 형성한다.

- **개막(Tectorial Membrane)**

개막은 유모세포의 섬모 위에 위치한 젤라틴성 구조물로, 기저막의 진동에 따라 움직이며 유모세포의 섬모를 자극한다.

④ **신경***(Nerve)*

코르티 기관의 신경 섬유는 구심성(afferent)과 원심성(efferent) 신경 섬유로 구성되어 있다. 구심성 신경 섬유는 소리 정보를 뇌로 전달하며, 원심성 신경 섬유는 뇌로부터의 신호를 코르티 기관으로 전달하여 유모세포의 활동을 조절한다.

신경 분포 측면에서 보면, I형 청신경은 양극성이고 수초가 있으며, 전체 섬유의 95%를 차지한다. 이들은 단일 내유모세포와 직접 시냅스를 형성하는데, 1개의 내유모세포에 약 15~20개의 1형 청신경이 분포한다. 반면, II형 섬유는 5~10%로 양극성이고 수초가 있거나 없으며, 약 10개의 외유모세포에 분지한다.

3. 동물 귀의 발생과 해부학적 구조

1 발달과정*(Development)*

마우스*(Mouse)*

- **발달 시기:**
  - 임신 10일(E10.5): 외이 구조가 형성되기 시작하며, 이 시기에 귓바퀴(ear pinna)와 외이도(external auditory canal)가 분화된다.
  - 임신 12-14일(E12.5-E14.5): 중이와 내이의 초기 형성이 진행되며, 달팽이관(cochlea)과 반고리관(semicircular canals)이 발달하기 시작한다.
  - 출생 전후(E18.5-P0): 대부분의 외이와 중이 구조가 완성된다. 청각 세포가 분화되며, 청각 기능을 갖추게 된다.
  - 출생 후 2주(P14): 완전히 성숙한 청각 구조를 가지며, 성체와 비슷한 청각 기능을 가진다.

랫*(Rat)*

- **발달 시기:**
  - 임신 10-11일(E10.5-E11.5): 외이와 중이의 초기 구조가 형성되기 시작한다.

- 임신 13-15일(E13.5-E15.5): 내이의 구조, 특히 달팽이관과 반고리관이 발달하며, 청각 세포가 분화된다.
- 임신 18-19일(E18.5-E19.5): 대부분의 청각 구조가 형성되며, 외이도와 중이의 구조가 완성된다.
- 출생 후 10-14일(P10-P14): 성숙한 청각 기능을 가지게 되며, 외이도도 완전히 열리게 된다.

기니피그*(Guinea Pig)*

- **발달 시기:**
  - 임신 14-18일(E14-E18): 외이와 중이 구조가 형성되기 시작한다.
  - 임신 20-30일(E20-E30): 내이의 발달이 급격히 진행되며, 달팽이관 및 반고리관이 완성된다.
  - 임신 40-50일(E40-E50): 대부분의 청각 구조가 완성되며, 청각 기능이 활성화되기 시작한다.
  - 출생 시(P0): 기니피그는 출생 시 이미 완전히 발달된 청각 구조를 가지고 있으며, 성체와 유사한 청각 능력을 지닌다.

표 1.1 마우스의 측두골 계측.

	Length (mm)
Whole temporal bone	
Anterior – superior direction	7.528
Superior – inferior direction	3.579
Lateral – medial direction	3.227
Bony labyrinthine	
Range of thickness	0.041 – 0.137
Membranous labyrinthine	
Width of basal turn	0.567
Ossicles	
Center portion thickness of malleus head	0.027
Height of stapedial crus	0.249
Angle between malleus head and manubrium	103.6°
Angle between malleus manubrium and incus long process	91.8°
Angle between incus long process and stapes suprastructure	89.0°

(Lee J, Park K, Kang T, Choung Y. Three-dimensional anatomy of the temporal bone in normal mice. Anatomia, histologia, embryologia 2009; 38:311-315.)

2 해부학적 구조(Anatomy)

Mouse 측두골

표 1.1은 Lee JH 등이 2009년도에 발표한 BALB/C mice의 측두골 구조물의 해부학적 길이 및 각도를 기술한 것이다.

그림 1.14는 mouse의 skull base의 구조를 보여주는데 auditory bulla를 확인할 수 있다. Bulla 내부로 중이 구조물을 볼 수 있으며 그림에서는 malleus, incus, stapes의 연

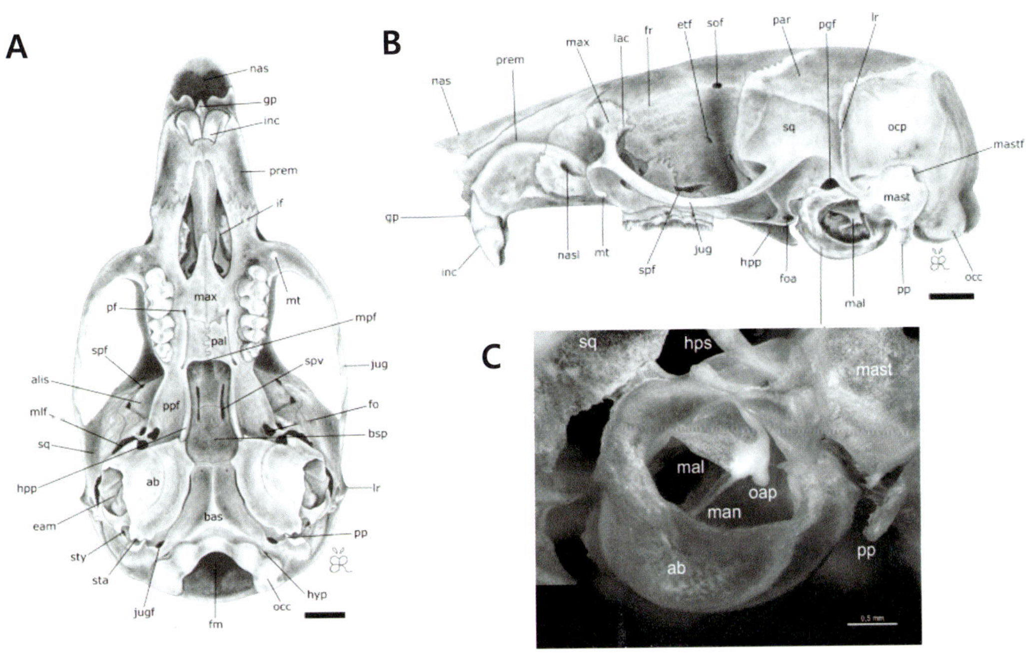

그림 1.14 마우스(Blarinomys breviceps)의 두개골 A: Ventral view. ab: auditory bulla; alis: alisphenoid; bas: basioccipital; bsp: basisphenoid; eam: external auditory meatus; fm: foramen magnum; fo: foramen ovale; gp: gnathic process; hpp: hamular process of the pterygoid; hyp: hypoglossal foramen; if: incisive foramina; inc: incisive tooth; jug: jugal; jugf: jugular foramen; lr: lambdoidal ridge; nas: nasal; max: maxillary; mlf: middle lacerate foramen; mpf: mesopterygoid fossa; mt: masseteric tubercle; occ: occipital condyle; pal: palatine; par: parietal; ppf: parapterygoid fossa; prem: premaxilla; psp: presphenoid; spf: sphenofrontal foramen; sq: squamosal; spv: sphenopalatine vacuities; sta: stapedial foramen; sty: stylomastoid foramen. B. Lateral view. etf: ethmoid foramen; foa: foramen ovale accessorius; fr: frontal; inc: incisive tooth; jug: jugal; lac: lacrimal; nasl: nasolacrimal foramen; mal: malleolus; mast: mastoid; mastf: mastoid fenestra; mt: masseteric tubercle; occ: occipital condyle; ocp: occipital plate; pgf: postglenoid foramen; pp: paraoccipital process; sof: supraorbital foramen; Scale bar: 25 mm. C. Lateral view of bullar and middle ear region. ab: auditory bulla; hps: hamular process of the squamosal mal: malleolus; man: manubrium; mast: mastoid; oap: orbicular apophysis; pp: paraoccipital process; sq: squamosal. Scale bar: 0.05 mm. (출처: Missagia RV, Perini FA. Skull morphology of the Brazilian shrew mouse Blarinomys breviceps (Akodontini; Sigmodontinae), with comparative notes on Akodontini rodents. Zoologischer Anzeiger 2018; 277:148-161.)

결을 확인할 수 있다.

Mouse의 외이, 중이

그림 1.15는 마우스의 외이와 고막, 이소골을 보여주고 있는 그림으로 사람의 외이와 같이 helix, anti-helix, tragus의 구조가 연골로 이루어져 있으며 외이는 소리를 모아 전달하게 된다. 특히 mouse의 외이도는 사람보다 짧고 직선적이며, 외이도 내 털과 더 적은 양의 귀지를 통해 보호 메커니즘이 강화된 기능을 수행한다.

이소골의 경우, 추골(malleus)에서 manubrium은 전체적으로 mouse의 전체 두개골이나 귀 구조에 비해 비율적으로 더 긴 편으로, 이는 쥐의 작은 두개골과 외이 구조에 맞춰 고막과 연결되는 부분이 더 확장된 형태를 가지도록 한다. 이는 소리 진동을 효율적으로 전달할 수 있도록 한다. 마우스는 10,000 Hz 이상의 고주파 소리를 감지하는 데 특화되어 있는데, 침골(incus)은 이런 고주파 소리의 전달을 위해 경량화되고 긴 형태로 이루어져 있다. 이 구조는 빠르고 민감한 진동 전달을 가능하게 한다. 등골(stapes)의 경우 footplate가 얇아서 고주파 대역 감지에 더욱 효과적이다.

Mouse의 내이

그림 1.16에서 내이를 포함하는 측두골의 영역(빨간 상자)이 표시되어 있다. 와우와 전정으로 구성된 내이는 소뇌 천막(tentorium cerebelli)과 인접한 측두골에 부착되어 있다. 청신경과 전정 신경은 각각 와우와 전정에서 나와 합쳐져 전정와우신경(CNVIII)을 형성한다.

그림 1.17은 BALB/C mice를 micro-CT로 촬영하여 3D reconstruction한 이미지로서 membranous labyrinth를 보여주고 있다. 인간의 2.5 회전 와우와 달리 2회전 와우를

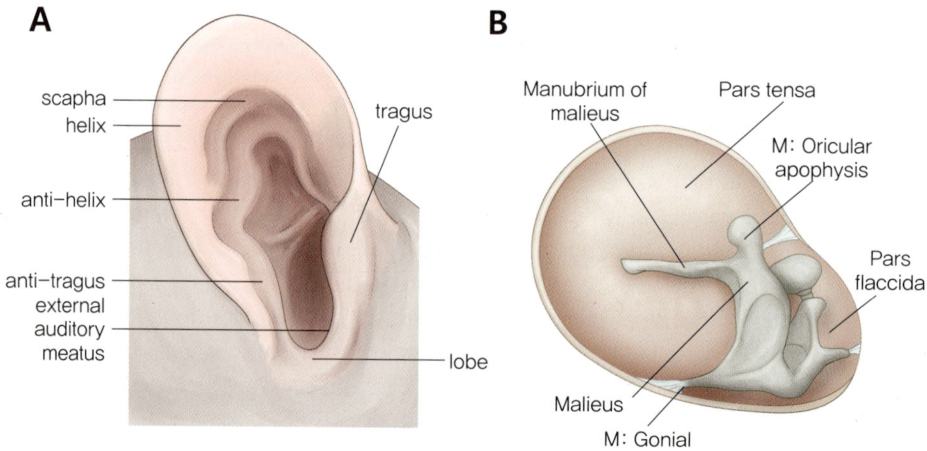

그림 1.15 마우스의 외이, 고막, 이소골의 구조

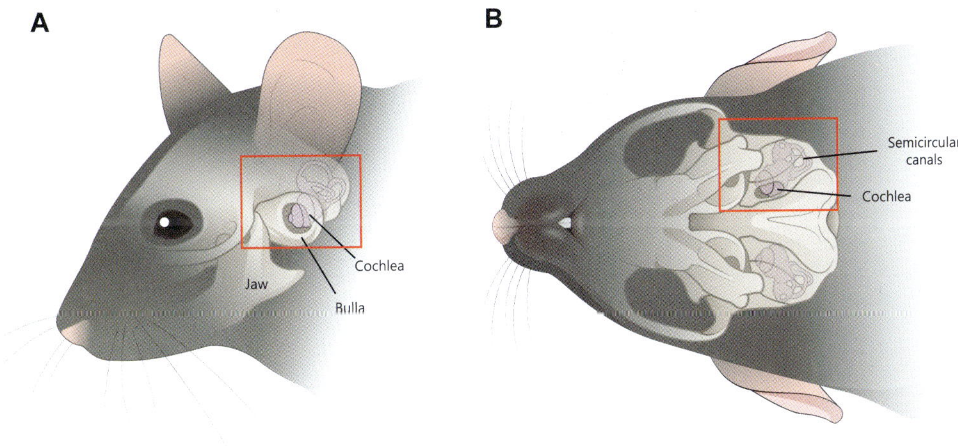

그림 1.16 Mouse의 내이구조

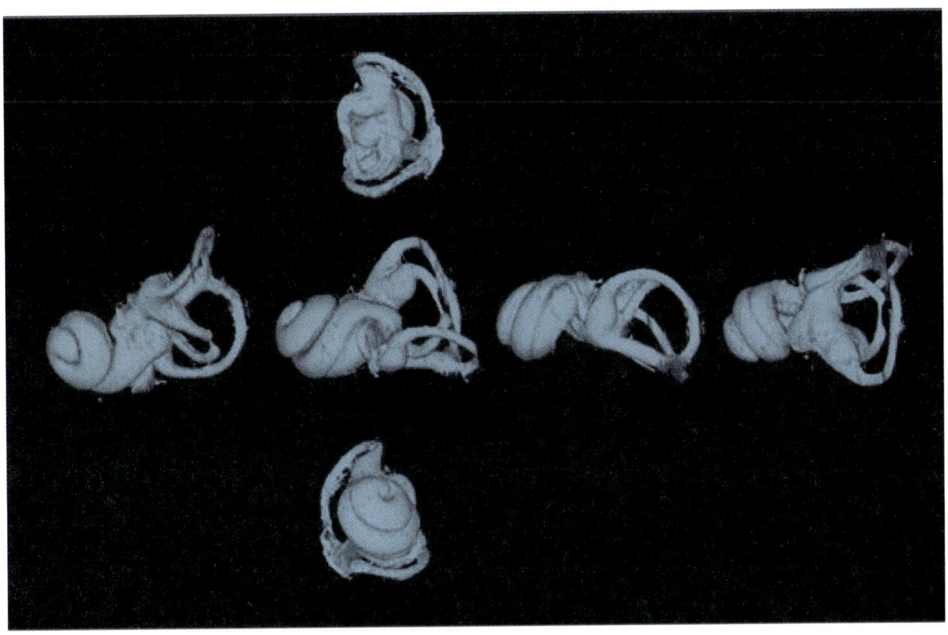

그림 1.17 Mouse의 membranous labyrinth.
(출처; Lee JH, Park K, Kang TC, Choung YH. Three-dimensional anatomy of the temporal bone in normal mice. Anat. Histol. Embryol 2009;38:311-315).

보이고 있고, 상반고리관과 후반고리관의 crus가 보다 더 뒤쪽으로 위치하고, medial쪽을 향하고 있으며, 그 모양도 사람의 것보다 좀 더 구부러져 있다.

그림 1.18에서 보듯이 분리된 내이의 와우는 원형창(RW)과 난원창(OW)을 포함한 여러 해부학적 특징을 가진다. 와우의 apical turn 부분은 가장 낮은 주파수의 소리에 반

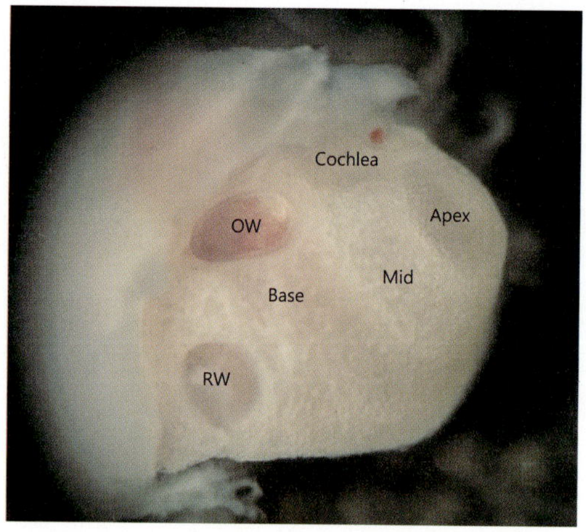

그림 1.18 Cochlear ex-plantation 위해 분리된 rat의 cochlea

응하는 부분이며 Basal turn은 높은 주파수에 반응하게 된다.

그림 1.19에서 보이듯이 중이강을 둘러싸고 있는 골낭(bullae)이 시야에 보이면, 작은 구멍을 쉽게 만들 수 있으며 이를 통해 통해 정원창(round window) (하얀색 화살표)으로 접근할 수 있다. 또한 그림 1.20과 같이 round window membrane을 incision 후 electrode를 삽입할 수 있으며 micro needle을 통한 약물주입도 가능할 수 있다.

표 1.2에서는 각 동물의 내유모세포와 외유모세포의 개수의 차이를 확인할 수 있다. 사람의 outer hair cell의 개수는 12,000~15,000개로 쥐, 랫, 기니피그보다는 많이 발생한다.

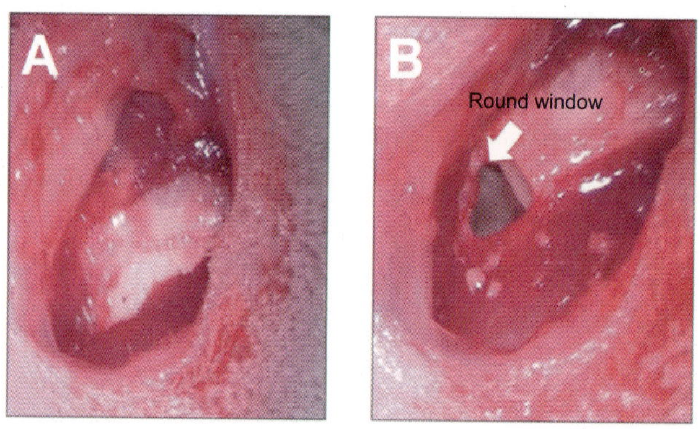

그림 1.19 Bullar approach in a guinea pig
(출처: Lee MY, Kim YC, Jang J et al. Dexamethasone delivery for hearing preservation in animal cochlear implant model: continuity, long-term release, and fast release rate. Acta Oto-Laryngologica. 2020; 140:705-714.)

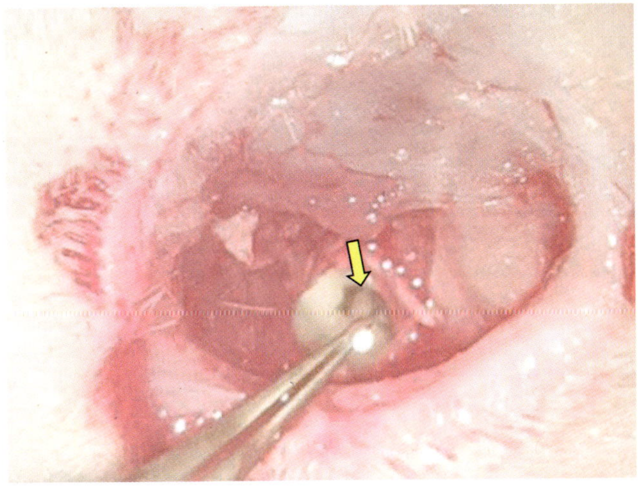

그림 1.20 Bullar approach를 통한 round window(화살표)로 electrode insertion하는 모습.
(출처: Lee MY, Jung S-K, Jang J et al. Sialyllactose preserves residual hearing after cochlear implantation. Scientific Reports. 2024; 14:13376.)

표 1.2 종별 inner hair cell과 outer hair cell 수의 차이.

Species	Inner hair cells	Outer hair cells
Mouse	3,400 ~ 3,500	11,000 ~ 12,000
Rat	3,000 ~ 3,500	10,000 ~ 12,000
Guinea pig	3,500	12,000 ~ 13,000
Human	3,500 ~ 3,600	12,000 ~ 15,000

참 고 문 헌

1. Choi SJ, Choung YH, Park K, Bae J, Park HY. The variant type of preauricular sinus: postauricular sinus. Laryngoscope 2007;117:1798-1802.
2. Choung YH, Park K, PH Choung, JH Oh. Simple compressive method for treatment of auricular haematoma using dental silicone material. J Laryngol Otol 2005;119:27-31.
3. Fritzsch B, Beisel KW, Bermingham NA. Development and evolution of the inner ear sensory epithelia and their innervation. J Neurobiol. 2000;53(2):143-156.
4. Kim SW, Kim J, Seonwoo H, Jang KJ, Kim YJ, Lim HJ, Lim KT, Tian C, Chung JH, Choung YH. Latent progenitor cells as potential regulators for tympanic membrane regeneration. Sci Rep. 2015;5:11542.
5. Lee MY, Jung S-K, Jang J et al. Sialyllactose preserves residual hearing after cochlear implantation. Scientific Reports. 2024; 14:13376.
6. Lee MY, Kim YC, Jang J, et al. Dexamethasone delivery for hearing preservation in animal cochlear implant model: continuity, long-term release, and fast release rate. Acta Otolaryngol. 2020;140(9):705-714.
7. Lee JH, Park K, Kang TC, Choung YH. Three-dimensional anatomy of the temporal

bone in normal mice. Anat Histol Embryol 2009;38(4):311-315.

8. Munnamalai V, Fekete DM. Wnt signaling during cochlear development. Semin Cell Dev Biol. 2016;65:96-105.
9. Park K, Choung YH. Isolated congenital ossicular anomalies. Acta Otolaryngol 2009 Apr;129:419-422.
10. Park HY, Han DH, Lee JB, Han NS, Choung YH, Park K. Congenital stapes anomalies with normal eardrum. Clin Exp Otorhinolaryngol 2009;2:33-38.
11. Pujol R, Lavigne-Rebillard M, Uziel A. Development of sensory and neural structures in the mammalian cochlea. In: Development of the auditory and vestibular systems. 1998:146-192.
12. Reijntjes DO, Breitzler JL, Persic D, Pyott SJ. Preparation of the intact rodent organ of Corti for RNAscope and immunolabeling, confocal microscopy, and quantitative analysis. STAR Protoc. 2021;2(2):100544.
13. Romand R, Romand R. Development of the rat inner ear. Brain Res Bull. 1997;44(4):431-433.
14. Ross MD. The spatial organization of the otolithic membrane in the saccule of the guinea pig. Hear Res. 1982;7(3):319-333.
15. Seonwoo H, Kim SW, Kim J, Chunjie T, Lim KT, Kim YJ, Pandey S, Choung PH, Choung YH, Chung JH. Regeneration of Chronic Tympanic Membrane Perforation Using an EGF-Releasing Chitosan Patch. Tissue Eng Part A. 2013 Sep;19(17-18):2097-2107.
16. Wysocki J. Topographical anatomy and dimensions of the guinea pig temporal bone. Hear Res. 2005;199(1-2):41-47.

CHAPTER 02

청각기관의 생리

Physiology of the auditory system

청각기관(auditory system)은 우리가 소리를 듣는 데 핵심적인 역할을 수행하는 기관이다. 소리(sound)는 공기나 물과 같은 매질의 진동을 통해 전달되는 파동이며, 따라서 음파(sound wave 또는 acoustic wave)가 소리를 의미하는 정확한 물리학적 표현이다. 소리를 듣는 과정에서 청각기관의 역할은, 공기를 매질로 하여 이동하는 음파의 물리적 에너지를 와우(달팽이관, cochlea)의 세포들이 전기적 에너지로 변환하도록 하는 것이다.

외이와 중이는 음파의 물리적 에너지를 증폭하는 역할을 하며, 내이는 이 에너지를 전기적 신호로 변환해 뇌 피실로 선날하게 된다.

1. 소리의 특성

소리의 특성으로는 주파수(frequency), 주파수역(spectrum), 강도/진폭(intensity/amplitude), 크기(loudness), 음조(pitch), 음색(timbre) 등이 있다. 이 장에서는 청력검사에서 주로 사용되는 특성인 주파수와 강도/진폭에 대해 설명한다.

1 주파수*(frequency)*

주파수를 이해하기 위해서는 먼저 주기(period)에 대한 이해가 필요하다. 소리는 결국 파동인데, 매질이 압축되고 확장되는 과정을 한 주기라고 부르며, 주파수는 1초 동안 발생하는 주기의 수를 의미한다. 예를 들어, 이러한 주기가 1초에 100번 발생하면 100 Hz, 1초에 1000번 발생하면 1000 Hz가 된다. 주파수가 높아질수록 (고주파, high frequency) 소리는 흔히 '삐~'하는 높은 음으로 들리고, 주파수가 낮아질수록 (저주파, low frequency) 소리는 '웅~'하는 낮은 음에 가깝게 들린다.

2 강도/진폭(intensity/amplitude)

파동은 결국 매질을 통해 에너지를 전달하게 되며, 이때 전해지는 에너지의 크기를 강도 또는 진폭이라고 부른다. 음향학에서 데시벨(decibel; dB)을 사용하는데, 이는 두 소리 간의 강도 혹은 음압의 비율로 표현된다. 음향학에서의 음압은 dB SPL(sound pressure level) 단위를 사용한다.

$$\text{dB SPL} = 20 \log(P/P0) \ (P\text{: 측정음압, } P0\text{: 기준음압})$$

기준음압은 단위면적(1 cm^2)에 0.0002 dynes (1 dyne = 10^{-5} N) 크기의 음압(sound pressure)이 가해지는 경우이며, 0 dB SPL로 정의한다. 음압이 두 배가 되면 dB SPL은 6 dB 증가하고, 10배 증가하면 dB SPL은 20 dB 증가한다.

임상에서는 dB HL(hearing level)이라는 단위를 사용하며, 0 dB HL은 "정상 청력을 가진 젊은이가 감지할 수 있는 가장 작은 소리의 평균 역치"로 정의된다. 같은 0 dB라고 하더라도 dB SPL과 dB HL은 물리적으로 동일한 음압이 아니므로 구분이 필요하다. 실제 임상 또는 실험에서는 청력 측정 기기를 사용하게 되며, 각 기기에서 청력을 표기할 때 dB의 단위도 함께 제공하므로 데이터를 사용할 때 이를 보고 명확히 표기해주어야 한다.

사람 혹은 동물의 청력 수준을 측정할 때 사용되는 dB는 청력역치(hearing threshold)를 의미한다. 각 주파수별로 청력역치는 다르기 때문에, 주파수별로 각각의 청력역치를 dB로 표기하는 방식으로 청력 수준을 나타낸다. 예를 들어, 어떤 사람에게 1000 Hz의 소리를 들려주었을 때 10 dB 크기에서는 소리를 듣지 못했고, 20 dB에서도 듣지 못하다가 30 dB에서부터 소리를 듣기 시작했다면 이 사람의 1000 Hz에 대한 청력역치는 30 dB이다. 그림 2.1은 순음청력검사 결과이다. 우측 귀 순음청력검사에서 500 Hz의

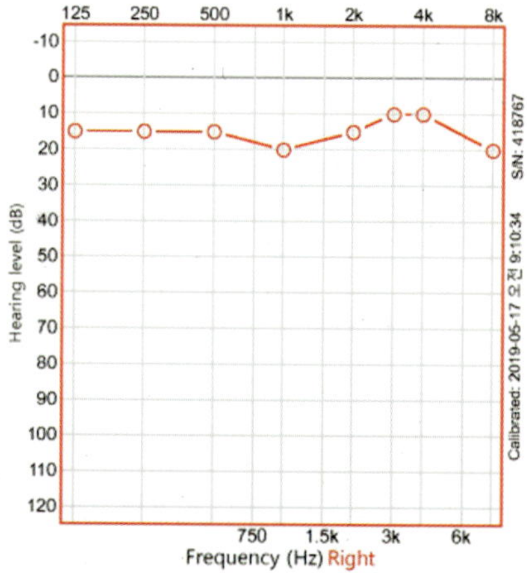

그림 2.1 순음청력검사

소리는 15 dB HL부터 인지할 수 있었고, 4000 Hz의 소리는 10 dB부터 인지할 수 있었다는 것을 의미한다.

우리가 실제 듣는 소리는 여러 주파수가 혼합된 상태이기 때문에, 순음청력검사에서는 단 하나의 주파수음(순음, pure tone sound)을 사용하여 각각의 주파수에 따라 측정한다. 보통 125 Hz부터 8000 Hz까지 측정하는 것이 보통이나 때때로 10000 Hz 이상의 고주파음에 대한 청력역치를 측정하기도 한다.

2. 외이(external ear)와 중이(middle ear)

청각 생리학의 측면에서 외이와 중이의 가장 중요한 기능은 소리의 증폭이다.

1 외이의 소리 증폭

외이는 이개(auricle)의 특이한 구조로 소리를 외이도 입구 쪽으로 모아주는 기능을 한다. 이때 4000-6000 Hz 영역의 소리를 6 dB SPL 정도 더 증폭시킬 수 있다고 알려져 있다. 외이도(external auditory canal, EAC)는 이개를 통해 모아진 소리를 고막으로 도입시키는 역할을 하게 된다. 사람의 외이도의 길이는 약 2.5~3.5 cm 정도로 외이도의 공명효과로 1500-8000 Hz의 소리를 15-20 dB 정도 증폭시킬 수 있다.

2 중이의 소리 증폭

이렇게 증폭된 소리 에너지는 고막(tympanic membrane)을 진동하고, 고막의 진동은 이소골(ossicles)을 통하여 난원창(oval window)으로 전달되어 달팽이관(와우)으로 에너지를 전달한다.

중이의 소리 증폭 기전(middle ear mechanics)은 크게 세가지로 나뉘다.

1. **Hydraulic lever**(표면적 비율): stapes foot plate와 고막의 진동부의 면적 비가 1:17로 17배 증폭 효과가 있다.
2. **Lever effect:** 추골(malleus)와 침골(Incus)의 길이의 비 1.3:1로 1.3배 증폭효과가 있다.
3. **Catenary effect:** 고막은 오목한 모양으로 소리를 모아주는 효과가 있어 약 2배 증폭 효과가 있다.

세가지 기전으로 총 약 45배 증폭 즉, 30-35dB의 음압 증가 효과를 볼 수 있다.

- 임상에서는 외이와 중이의 문제로 인해 소리의 증폭이 충분히 되지 않아 발생하는 난청을 '전음성 난청(conductive hearing loss)'으로 분류한다. 그러나 대부분의 난청은 내이(inner ear)의 청각유모세포(auditory hair cells)와 청신경의 손상으로 발생하며, 이 손상은 극히 일부 경우를 제외하면 영구적이다. 임상에서는 이러한 난청을 '감각신경성 난청(sensorineural hearing loss)'으로 구분하며, 내이 기초 연구에서 주된 타겟이 되는 난청은 바로 이 감각신경성 난청이다.

3. 내이*(inner ear)*

1 와우(달팽이관)의 나선형 구조와 주파수 특이성

와우는 특정 주파수에 따라 소리를 인지하는 위치가 달라지며, 이를 주파수 특이성이라고 한다. 기저부는 고주파(high frequency) 소리를 인지하는 역할을 하고, 첨부는 저주파(low frequency) 소리를 인지한다(그림 2.2).

따라서 기저부(base)에 손상이 발생하면 고음역대 소리를 듣기 어렵게 되며, 반면 첨부(apex)에 손상이 생기면 저음역대의 소리 청취에 문제가 발생한다.

노화, 소음, 이독성 약물 등에 의한 감각신경성 난청은 기저부 손상이 먼저 발생하여 고음역 청력 소실이 더 크게 나타난다.

2 칼륨 재순환*(K^+ recycling)*

와우의 나선형 구조를 자세히 살펴보면, 세개의 구획(compartment)으로 구분된다(그림

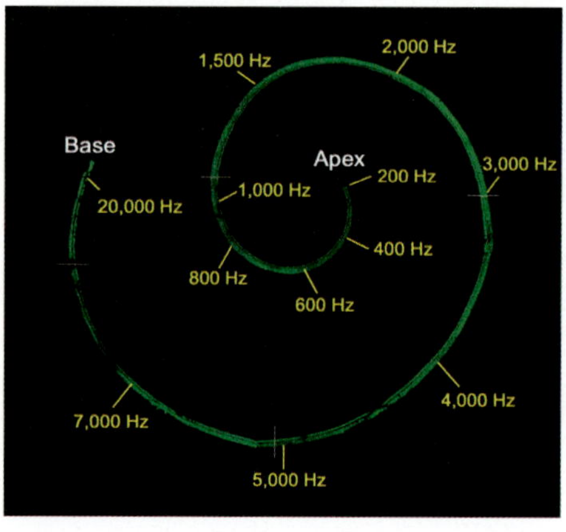

그림 2.2 와우의 주파수 특이성

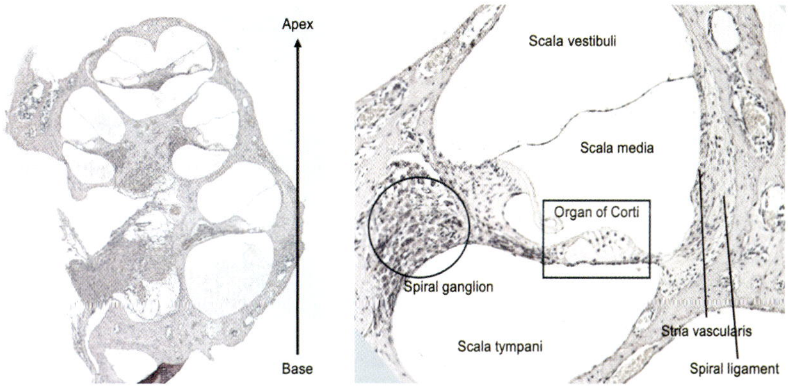

그림 2.3 와우의 조직 단면(H&E staining. Postnatal day 14의 SD-rat)

2.3). 이를 각각 *scala vestibuli, scala media* (cochlear duct), *scala tympani*로 불린다.

*Scala vestibuli*와 *scala tympani*는 내부가 perilymph로 채워져 있으며, 이는 세포 외액(extracellular fluid)과 유사한 조성을 가진다(Na^+의 농도가 높고, K^+의 농도가 낮음). 반면, *scala media*는 endolymph로 구성되어 있는데, 이는 세포 내액(intracellular fluid)과 유사한 조성으로, Na^+의 농도가 낮고 K^+의 농도가 높다.

*Scala media*의 독특한 전해질 조성은 endocochlear potential이라고 불리는 전기화학적 농도 기울기(electrochemical gradient)를 형성하며, *scala tympani*의 perilymph에 비해 +60에서 +100 mV의 전위 차이를 만든다. 이 높은 K^+ 농도와 전위 차이는 이후 설명할 청각 유모세포의 탈분극 과정에서 매우 중요한 역할을 한다.

이러한 전위차를 유지하는 기능을 담당하는 곳이 와우의 외측벽에 있는 *stria vascularis*이다. *Stria vascularis*는 다양한 이온 통로를 가지고 있으며, K^+를 지속적으로 공급하여 *scala media*의 높은 K^+ 농도를 유지한다(그림 2.4).

소리의 전달로 인한 기계적 에너지는 코르티 기관(organ of Corti)의 tectorial membrane의 움직임을 유발하여(그림 2.5), 막 아래에 있는 유모세포(hair cells)의 섬모(stereocilia)를 한쪽으로 기울어지게 한다.

이 과정에서 섬모 안에 있는 기계-전기 변환 채널(mechanoelectrical transduction, MET)이 열리게 된다(positive displacement)(그림 2.7B). MET 채널은 tip link라는 구조를 통해 섬모와 연결되어 있으며, 섬모의 움직임에 따라 수동적으로 열린다.

*Scala media*의 endolymph는 K^+ 농도가 높기 때문에, 이 농도 차에 의해 K^+가 유모세포 안으로 유입된다. 이때, K^+의 유입이 유모세포의 탈분극(depolarization)을 유도하며, 이로 인해 Ca^{2+} 채널이 열리고, 신경전달물질이 분비되어 나선신경절(spiral ganglion)로 전기화학적 신호를 전달하게 된다.

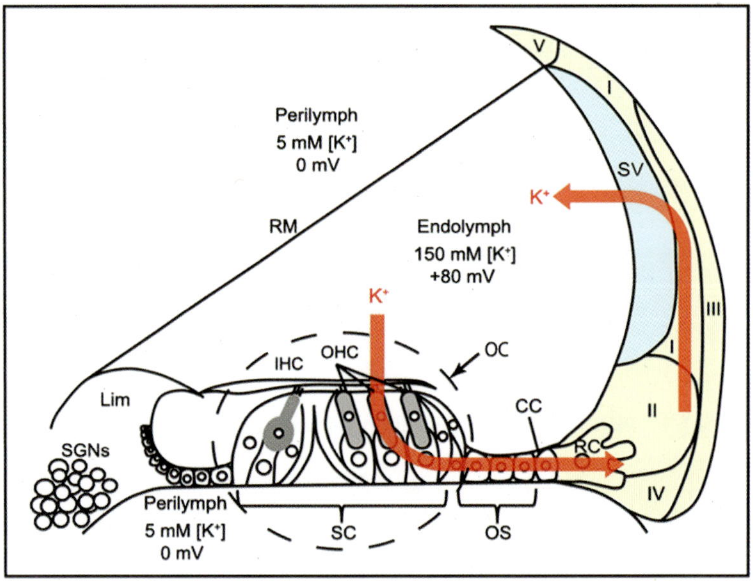

그림 2.4 와우 내의 K⁺ recycling

(출처: Watabe T, et al. Time-controllable Nkcc1 knockdown replicates reversible hearing loss in postnatal mice. Sci Rep. 2017;7(1):13605.)

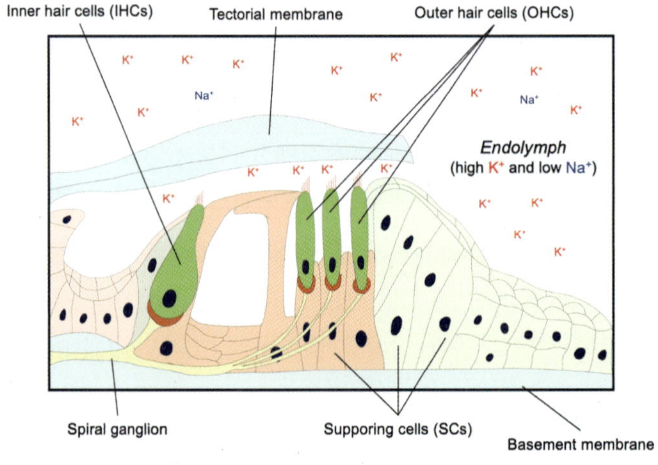

그림 2.5 코르티 기관의 구조.

(출처: Kim H, Kim YS, Kim YJ, et al. Development of otic organoids and their current status. Organoid. 2023;3:e7).

유모세포의 탈분극을 유도한 K+은 유모세포의 측면부에 위치하는 다양한 K^+채널들을 통해 세포 밖으로 방출되어, *Stria vascularis*로 이동되고 결국 *scala media*에 재공급되어 endocochlear potential을 유지한다(K^+ recycling). 와우에서 칼륨재순환에 관여하는 gap junction과 이온채널의 이상 또는 유전적 변이로 인해 난청이 발생할 수 있다.

3 내이의 유모세포와 코르티 기관*(Organ of Corti)*

코르티 기관은 외유모세포와 내유모세포 및 이 구조를 지지하는 여러 지지세포(supporting cells)로 이루어지며, 기저막 위에 놓여 있다. 유모세포는 외유모세포(outer hair cell)와 내유모세포(inner hair cell)로 구분되는데, 외유모세포 3열, 내유모세포 1열의 특이적인 구조를 갖고 있다(그림 2.5, 2.6).

이들 유모세포는 각각 형태와 모양이 약간씩 다르고, 섬모의 형태도 차이가 있으며, 구심성 뉴런(afferent neuron)과 원심성 뉴런(efferent neuron)이 붙는 방식에서도 차이를 보인다(그림 2.7A).

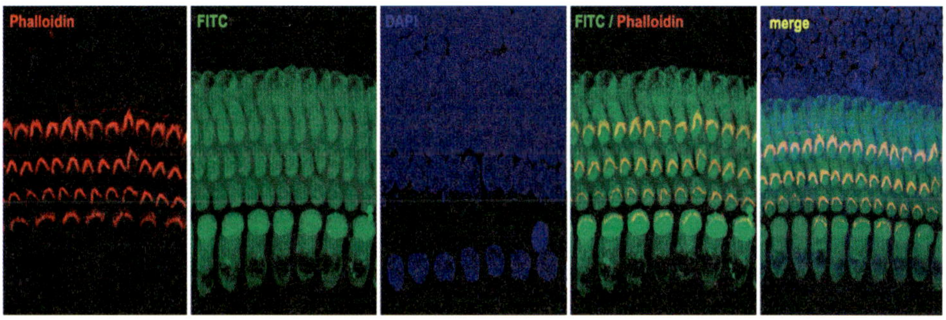

그림 2.6 3열의 외유모세포와 1열의 내유모세포(면역화학염색) Phalloidin 염색을 통해 유모세포의 첨부의 섬모(stereocilia) 구조도 볼 수 있음.

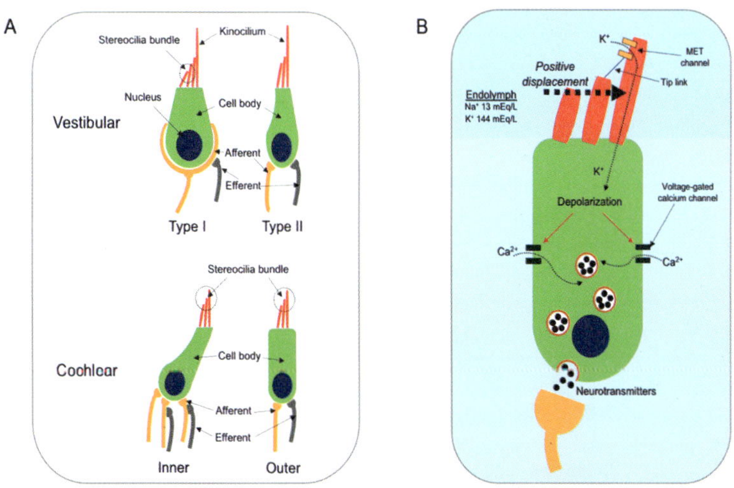

그림 2.7 **A)** 4가지 종류의 내이 유모세포. **B)** 섬모의 움직임으로부터 K^+ 유입이 유도되고 탈분극(depolarization)이 일어나는 과정
(출처: Kim H, Kim YS, Kim YJ, et al. Development of otic organoids and their current status. Organoid. 2023;3:e7)

소리자극을 받아들이는 주세포는 내유모세포(inner hair cells, IHCs)이며, 외유모세포(outer hair cells, OHCs)는 '와우 증폭(cochlear amplifier)' 기능을 담당한다.

외유모세포는 특징적으로 프레스틴(prestin)이라는 전압의존성 막단백질(voltage-dependent membrane protein)을 가지고 있으며, 외유모세포의 길이를 변화시켜 추가적인 증폭을 가능하게 만든다. 프레스틴은 외유모세포에서만 특징적으로 발현되기 때문에 외유모세포의 표지자로 사용되며, 와우의 주파수 특이성도 이 과정과 관련이 있다.

외유모세포의 길이 변화는 코르티 기관의 기저부에 있는 기저막(basilar membrane)의 움직임을 유발하며, 이 움직임은 특정 주파수에 대해 특이적으로 조정되어(tonotopically tuned to specific frequencies) 소리를 정확하게 인지할 수 있도록 한다. 이러한 과정에서 발생하는 움직임이 오히려 외이도에서 음압의 형태로 감지되어 기록될 수 있는데, 이것을 이음향방사(otoacoustic emission; OAE)라고 한다.

임상에서는 일과성 음자극 후 일정한 잠복기를 보이며 측정되는 일과성음 유발 이음향방사(transient evoked otoacoustic emission; TEOAE)와 2개의 다른 주파수의 순음 자극 후 측정하는 변조 이음향방사(distorsion product otoacoustic emission; DPOAE)가 주로 이용된다(그림 2.8).

또한, 음자극에 대해 와우에서 발생하는 유발전위를 측정하여 와우와 청신경에 대

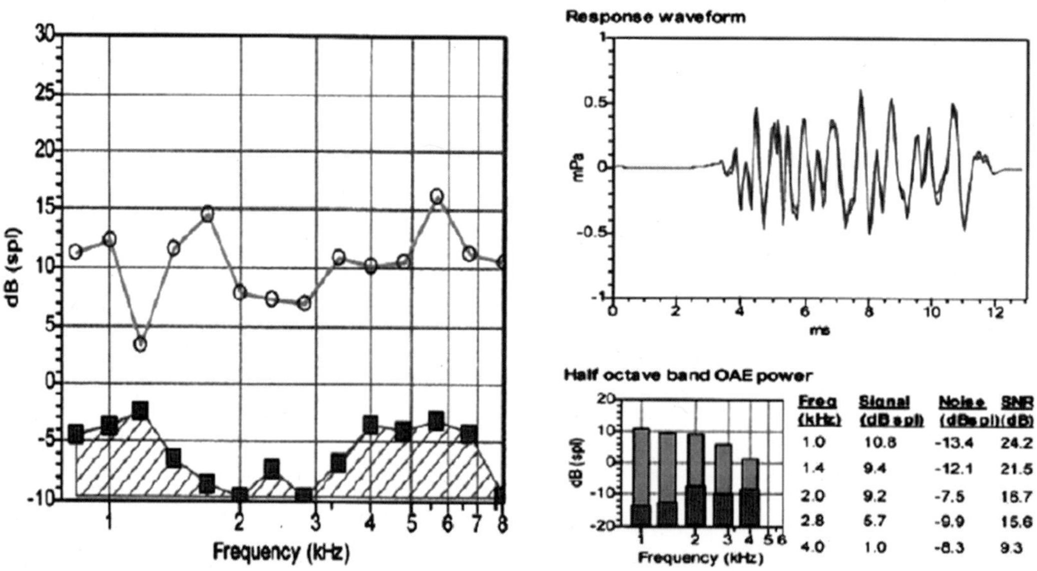

그림 2.8 정상 이음향방사(DPOAE & TEOAE). Left: Normal DPOAE (circles). Filled square boxes indicate ambient noise floor. Right: Normal TEOAE (light bars). Darker bars indicate ambient noise floor (출처: Durisala N, Beng YS. Auditory Neuropathy Findings Following Microvascular Decompression Surgery for Trigeminal Nerve Neuralgia: A Case Report. International Journal 2013; 1:3.)

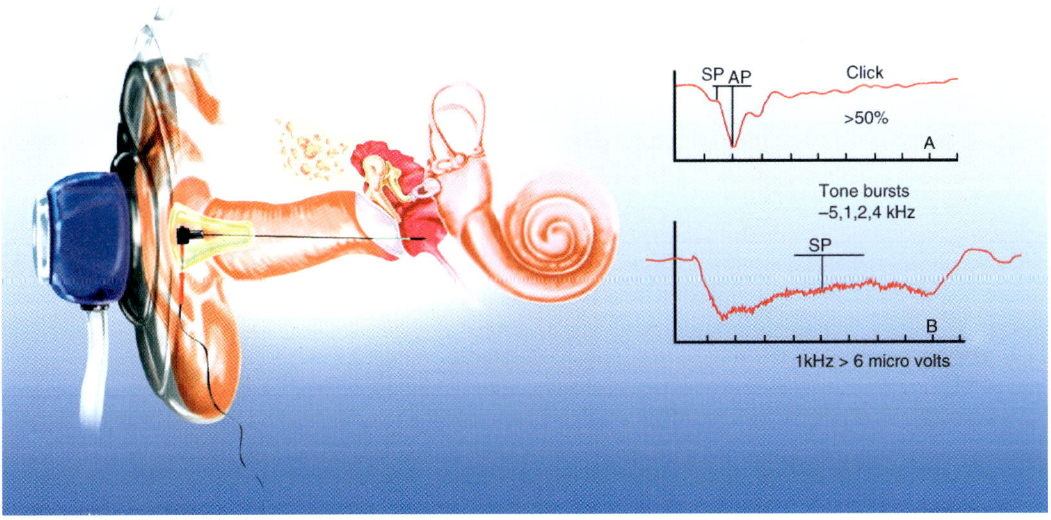

그림 2.9 전기와우도검사 A typical response for a click stimulus and for a 1 kHz tone burst (출처: Hornibrook J, George P, Gourley J. Vasopressin in definite Meniere's disease with positive electrocochleographic findings. Acta Oto-laryngologica. 2011; 131:613-617.)

한 정보를 얻는 방법으로 전기와우도(electrocochleography; ECoG) 검사가 있다. 와우 근처에 전극을 위치시켜 와우음전기 전위(cochlear microphonic potential; CM), 가중 전위(summating potential; SP), 복합활동전위(compound action potential; CAP) 또는 활동전위(action potential; AP)를 측정한다. CM은 자극음과 같은 교류전위로 기저막의 변위를 반영하고, SP는 자극음의 지속시간과 일치하는 직류전위로 유모세포의 탈분극을 반영하며, AP는 청신경섬유의 집합이 동시에 나타나는 활동전위를 반영한다(그림 2.9).

4 중추 청각 경로

유모세포와 청신경은 시냅스로 연결되며 구심성(afferent)신경과 원심성(efferent)신경 연결을 모두 가지고 있다. 구심성 경로에서 청신경은 와우신경핵(cochlear nucleus)로 들어가고, 이후 대부분(약 70%)의 신경섬유는 반대측 상올리브핵(superior olivary nucleus)으로 가고, 나머지는 동측 상올리브핵으로 간다. 상올리브핵은 양측 귀에서 오는 신호 보누 받아 흥분성 또는 억제성 신호를 위쪽으로 전달한다. 흥분성은 수로 반대측 와우에서 오는 자극을 전달하며, 억제성은 주로 동측 와우에서 오는 자극을 전달한다. 이후 신호가 전달되는 하구(inferior colliculus)는 주파수, 강도, 음량, 양이청 등 모든 형태의 청각 활동과 관련되어 있다. 하구에서 동측 및 반대측의 내측 슬상체(medial geniculate body)로 연결된다. 이 구조의 세부기능은 아직 알려지지 않았다. 내측슬상체에서 대뇌피질 청각영역에 신호가 전달된다(그림 2.10).

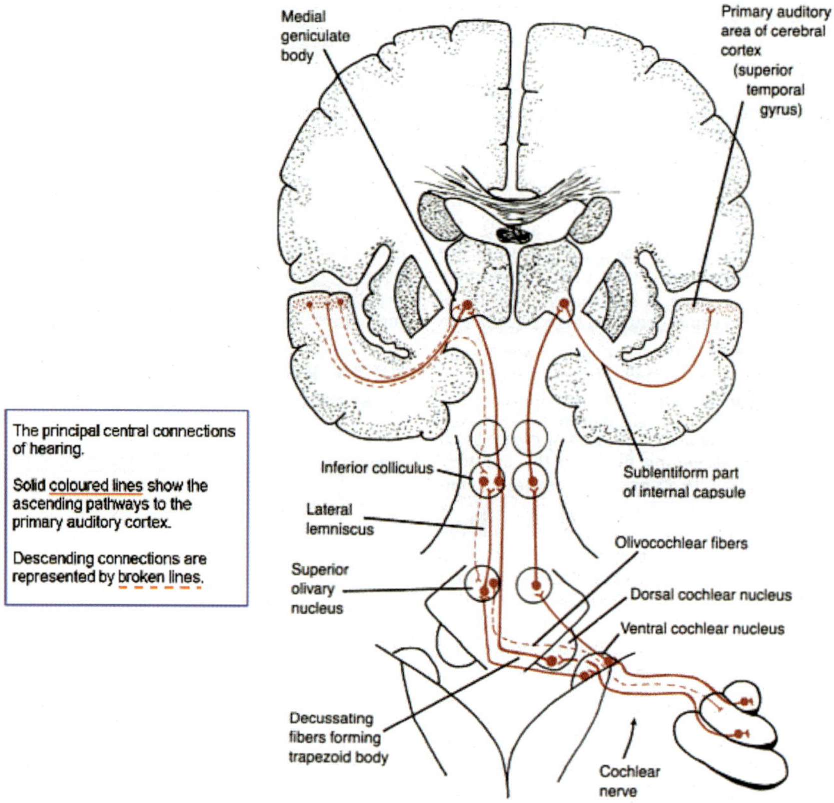

그림 2.10 중추 청각 경로
(출처: Kiernan JA. Introduction to human neuroscience. 1987)

원심성 경로는 내유모세포와 외유모세포 모두 존재하는데, 주로 외유모세포에 연결된다. 내유모세포와는 내유모세포와 시냅스후 연결으로 동측의 외측 상올리브복합체와 연결된다. 외유모세포와는 동측의 내측 상올리브복합체와 직접 연결된다(그림 2.7A). 교차음 자극에 의한 OAE의 진폭감소는 내측 상올리브복합체에 의한 외유모세포의 억제 효과로 생각되고, 청각신경계 기능을 평가하는 도구로 연구되고 있다(그림 2.8).

중추 청각경로의 검사는 유발전위의 해석을 이용한다. 반복으로 자극하여 평균가감을 하면 잡음신호는 상쇄되고, 일정한 신호는 적체된다. 소리 자극 후 반응시간에 따라서 나타나는 뇌파의 반응을 초기반응, 중기반응, 후기반응으로 분류할 수 있다.

청성뇌간반응(auditory brainstem respose; ABR)은 음자극 후 1-10 ms 사이에 발생하는 초기반응으로 비교적 마취, 수면 등의 영향을 받지 않아 임상에서 널리 이용된다. 정상적으로 5-7개의 파를 보이며, Ⅰ파는 청신경의 말단부, Ⅱ파는 청신경의 근위부, Ⅲ 파는 와우핵, Ⅳ 파는 상올리브핵/외측융대, Ⅴ파는 외측융대/하구에서 발생한다고 추측된다(그림 2.11).

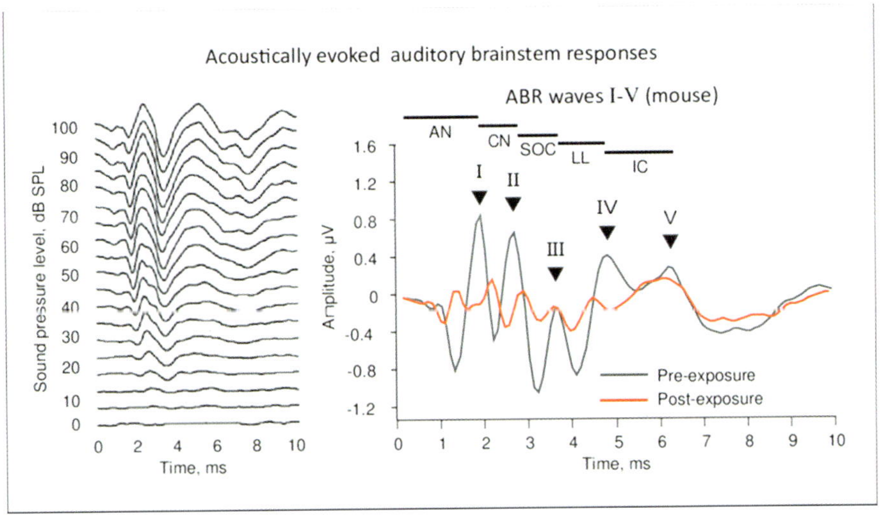

그림 2.11 마우스에서의 청성뇌간반응. After an acoustic trauma (post-exposure, red), all amplitudes of ABR waves are reduced compared with nontraumatized control animals (pre-exposure, gray).
(출처: Rüttiger L, Zimmermann U, Knipper M. Biomarkers for hearing dysfunction: facts and outlook. *ORL* J Otorhinolaryngol Relat Spec. 2017;79:93-111.)

중기반응은 지연시간이 8-60 ms 정도로 대부분 여러 청신경 경로의 반응이며, 피질하 각성, 망상활성계(reticular activating system)도 관련된다.

후기반응은 지연시간이 약 70-300 ms로 일차청각피질을 주 발생원으로 추정하고 있다.

참 고 문 헌

1. Berlin CI. Electrocochleography: an historical overview. Sem Hear. 1986;7:241-246.
2. Gates GA, Cooper JC Jr, Kannel WB, Miller NJ. Hearing in the elderly: the Framingham cohort, 1983-1985. Part I. Basic audiometric test results. Ear Hear. 1990;11(4):247-256.
3. Hornibrook J, George P, Gourley J. Vasopressin in definite Meniere's disease with positive electrocochleographic findings. Acta Oto-laryngologica. 2011; 131:613-617
4. Hudspeth AJ, Lewis RS. A model for electrical resonance and frequency tuning in saccular hair cells of the bullfrog, Rana catesbeiana. J Physiol. 1988;400:275-297.
5. Katz J. Handbook of Clinical Audiology. 5th ed. Maryland: Lippincott Williams & Wilkins; 2002.
6. Kiernan JA. Introduction to human neuroscience. 1987.
7. Patuzzi R, Robertson D. Tuning in the mammalian cochlea. Physiol Rev. 1988;68(4):1009 – 1082.
8. Roberts WM, Jacobs RA, Hudspeth AJ. Colocalization of ion channels involved in frequency selectivity and synaptic transmission at presynaptic active zones of hair cells. J Neurosci. 1990;10(11):3664-3684.

9. Rüttiger L, Zimmermann U, Knipper M. Biomarkers for hearing dysfunction: facts and outlook. ORL J Otorhinolaryngol Relat Spec. 2017;79:93-111.

10. Russell IJ, Kossl M, Murugasu E. A comparison between tone-evoked voltage responses of hair cells and basilar membrane displacements recorded in the basal turn of the guinea pig cochlea. In: Manley GA, et al, editors. Advances in hearing research. Singapore: World Scientific; 1995. pp. 136 – 144.

11. Salt AN, Melichar I, Thalmann R. Mechanisms of endocochlear potential generation by stria vascularis. Laryngoscope. 1987;97(8 Pt 1):984-991.

12. Sellick PM, Johnstone BM. Production and role of inner ear fluid. Prog Neurobiol. 1975;5(4):337-362.

13. Sewell WF. Neurotransmitters and synaptic transmission. In: Dallos P, Popper AN, Fay RR, editors. The cochlea. New York: Springer-Verlag; 1996.

14. Von Békésy G. Experiments in hearing. McGraw-Hill Series in Psychology, New York: McGraw-Hill; 1960. p. 745.

15. Watabe T, Xu M, Watanabe M, Nabekura J, Higuchi T, Hori K, Sato MP, Nin F, Hibino H, Ogawa K, Masatsugu Masuda M, Tanaka KF. Time-controllable Nkcc1 knockdown replicates reversible hearing loss in postnatal mice Springer Nature Scientific Reports. 2017;7(1):13605.

16. Wu PZ, O'Malley JT, de Gruttola V, Liberman MC. Age-related hearing loss is dominated by damage to inner ear sensory cells, not the cellular battery that powers them. J Neurosci. 2020;40(33):6357-6366.

17. Zheng J, Shen W, He DZ, Long KB, Madison LD, Dallos P. Prestin is the motor protein of cochlear outer hair cells. Nature. 2000;405(6783):149-155.

CHAPTER 03

난청의 종류 및 치료

Hearing loss and treatment

난청은 일반적으로 전도성(외이 또는 중이의 손상) 또는 감각신경성(달팽이관 또는 나선 신경절의 기능 장애) 난청으로 분류되며, 전도성과 감각신경성 요소를 모두 포함하는 청력 손실은 혼합성 난청으로 분류된다(그림 3.1). 전도성 난정(conductive hearing loss)은 외이 또는 중이의 병변이나 질환으로 인해 소리 에너지가 내이로 전달되는 것을 방해할 때 발생한다. 전도성 청력 손실의 원인은 막힌 귀지, 중이염에서부터 이경화증으로 인한 등골의 고정에 이르기까지 다양하며 대부분의 전도성 난청은 수술적인 치료를 통해 청력을 완전히 회복할 수 있는 경우가 많다.

감각성 난청은 코르티 기관(organ of Corti) 또는 혈관조(stria vascularis)의 손상으로 발생할 수 있으며, 신경성 난청은 나선 신경절 뉴런(spiral ganglion neuron) 또는 중추 청각 구조의 손상으로 나타날 수 있다(그림 3.2). 청각신경병증(auditory neuropathy)의 경우 정상 유모세포와 비정상적인 신경 반응이 결합된 질환으로 청력의 손실은

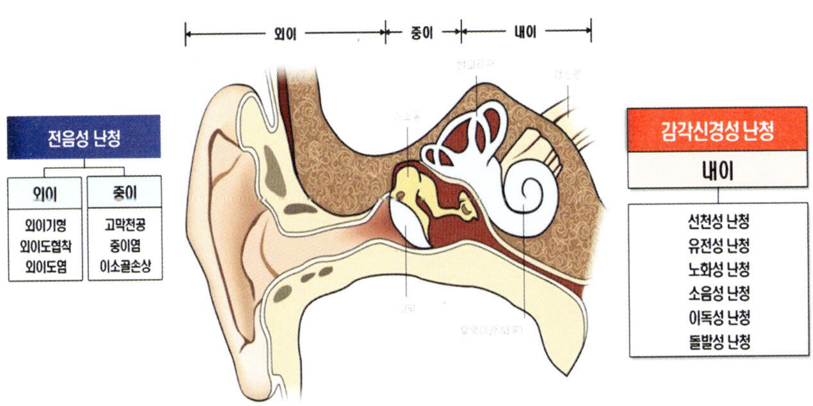

그림 3.1 난청의 분류

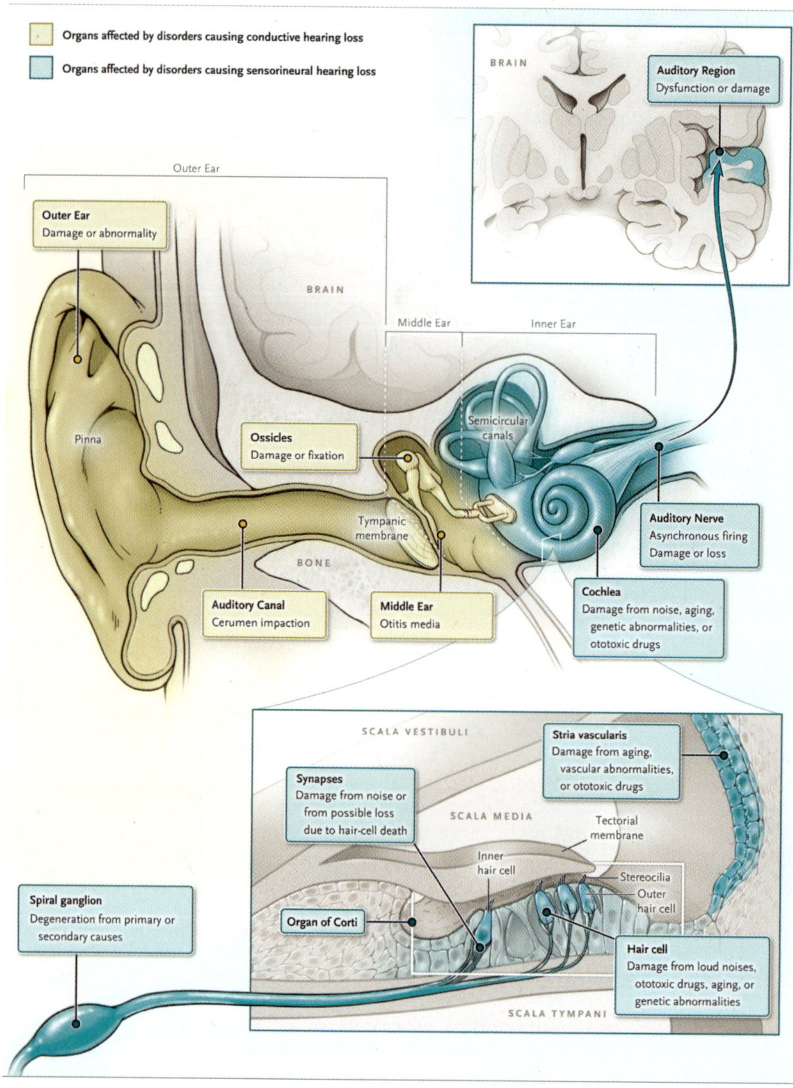

그림 3.2 청각기관에 영향을 미치는 원인 및 질환
(출처: Cunningham LL, Tucci DL. Hearing loss in adults. New England Journal of Medicine 2017; 377:2465-2473.)

유모세포에서 나선 신경절 뉴런으로 연결하는 시냅스의 손상 또는 청각신경 내 비동기 뉴런 발화(asynchronous neural firing) 로 인해 발생한다. 이로 인해 청력 손실보다 어음인식이 현저히 떨어지며 보청기의 착용 후에도 만족스러운 결과를 얻지 못하는 경우가 많다.

감각신경성 난청(sensorineural hearing loss)은 말초성 및 중추성 청각 기관에서 모두 발생할 수 있으며 청력 손실의 주요 원인으로 유전적 돌연변이, 노화에 따른 퇴행 과정, 소음 노출, 이독성 약물의 노출, 만성 질환에 의한 난청 등이 있다.

1. 유전성 난청(Genetic Hearing Loss)

선천성 난청을 진단받은 소아의 약 60%는 유전적 요인과 관련이 있으며 유전 패턴으로는 상염색체 열성(80%), 상염색체 우성(15% – 20%), 성염색체 연관(1%), 미토콘드리아 유전(1%)이 해당된다. 유전성 난청은 증후군성 난청(syndromic hearing loss, 30%)와 비증후군성 난청(non-syndromic hearing loss, 70%)으로 나뉠 수 있다. 돌연변이 검출 기술의 발전으로 현재까지 약 400개 이상이 증후군성 난청과 관련 유전자와 120개 이상의 비증후군성 관련 유전자가 발견되었다.

유전성 난청의 진단방법으로는 유전자 칩 검사, 차세대 염기서열 분석, 전장 엑솜 시퀀싱(whole-exome sequencing, WES) 등이 있다. 고속대량(high-throughput) 분석 기술을 통해 기존의 알려진 난청 관련 유전자를 탐지하고 새로운 유전자를 발견할 수 있게 되었으며 진단율은 33.5%에서 56.67%까지 이른다.

유전성 난청은 광범위한 유전적 이질성(genetic heterogeneity)를 가지고 있어 난청 관련 유전자를 가진 환자와 보균자(carrier)를 위한 정밀한 치료법을 찾는 것이 시급한 상황이다.

최근 몇년간 유전성 난청의 잠재적 치료법 및 중재 연구에 관한 문헌이 매년 증가하고 있다. 현재 임상에서는 보청기나 인공 와우와 같은 보조 기기를 사용하여 청력을 개선하고 있으나 음향적 측면을 보완하여 청력 수준을 향상시키는 데 도움을 줄 뿐이며, 생물학적 치료 효과를 달성하지는 못하고 있다. 반면, 표적 유전자 치료 접근법을 통해 청각 기능 회복을 입증하는 등의 최근 여러 연구들은 유전성 난청을 위한 새로운 치료방법을 모색하고 있다.

유전성 난청의 주된 원인 유전자 발현 위치는 다음 그림 3.3과 같다.

1 유전성 난청의 치료(그림 3.4)

검증된 치료방법

- **인공와우수술**

현재 임상에서는 *MYO15A*, *GJB2*, PDS (*SLC26A4*), 청각 신경병증 스펙트럼 질환(auditory neuropathy spectrum disorder; *DFNB9*) 유전자 돌연변이 등을 포함한 유전성 난청의 치료로 인공 와우(cochlear implant)와 같은 청각보조기기를 가장 널리 사용하고 있다. 그 외에도 중이 이식 보청기, 전기 음향 자극 등의 청각기기가 사용되며 고압 산소 치료 및 기타 보조 치료법도 소개되고 있다.

청각보조기기를 이용한 치료법은 돌연변이의 종류에 따라 청력개선의 결과가 다르

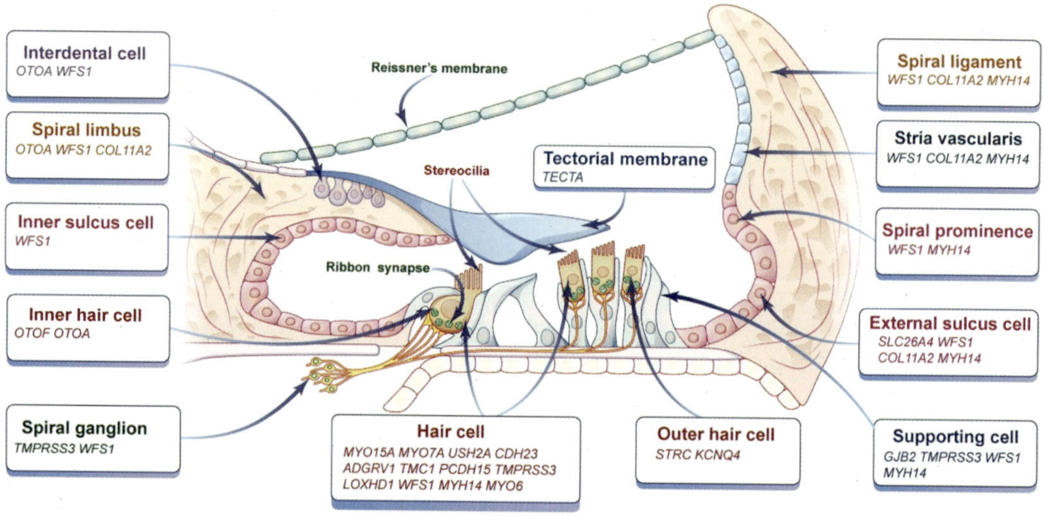

그림 3.3 유전성 난청의 주된 원인 유전자와 발현 위치

(출처: Jiang L, Wang D, He Y, Shu Y. Advances in gene therapy hold promise for treating hereditary hearing loss. Molecular Therapy 2023; 31:934-950.)

게 나타나는 경우가 있다. *MYO15A* 돌연변이의 경우 언어발달과 어음지각에 영향을 미치는 저주파수의 잔존 청력이 유지되는 경우가 많으며, 2013년 Yoshida 등의 연구에 따르면 *GJB2* 돌연변이 환자군이 *PDS(SLC26A4)* 돌연변이 환자군에 비해 인공 와우 수술 이후 어음지각검사와 영유아 청각 통합 능력 척도(IT-MAIS)에서 더 나은 결과를 보였다고 밝혔다. DFNB1 locus (GJB2/GJB6 유전자)에 열성 변이를 가진 선천적 난청 아동에서도 조기 (<12개월) 인공 와우 수술 후 청각 발달이 확인되었다.

2015년 Chang 등의 연구에 따르면 청각 신경병증 스펙트럼 질환*(DFNB9)* 유전자 돌연변이 환자의 이명치료로 인공 와우 수술의 효과가 우수하다고 보고했으며, 한국인을 포함하여 아시아인의 유전성 난청 중 가장 흔한 원인으로 알려진 *SLC26A4* 유전자 돌연변이를 가진 환자에서도 인공 와우 수술 이후 언어 인지 능력 발달이 확인되었다. 따라서, 정상적인 달팽이관 구조를 가진 전정 수로 확장 환자에서도 인공 와우 수술이 비교적 안전하고 효과적인 치료방법으로 시행되고 있다. 2016년 Battelino 등과 2021년 A. M. Tekin 등의 보고에 따르면 *TMPRSS3* 유전자와 *TRIOBP* 유전자 돌연변이로 인한 유전성 난청에서도 인공 와우 수술의 효과를 입증한 바 있다.

반면, 2019년 Kitano 등은 DFNB29 Claudin-14 변이로 인한 난청의 경우 인공 와우 수술 이후에도 낮은 어음 인식 및 어음 명료도를 나타낸다고 보고하였다. 하지만 인공 와우 수술은 현재까지도 LEOPARD 증후군(*PTPN11* 또는 *RAF1* 돌연변이), Waardenburg 증후군(제1형: PAX3; 제2형: *MITF*, *SOX10*, *EDNRB*, *EDN3*, *SNAI2* 돌

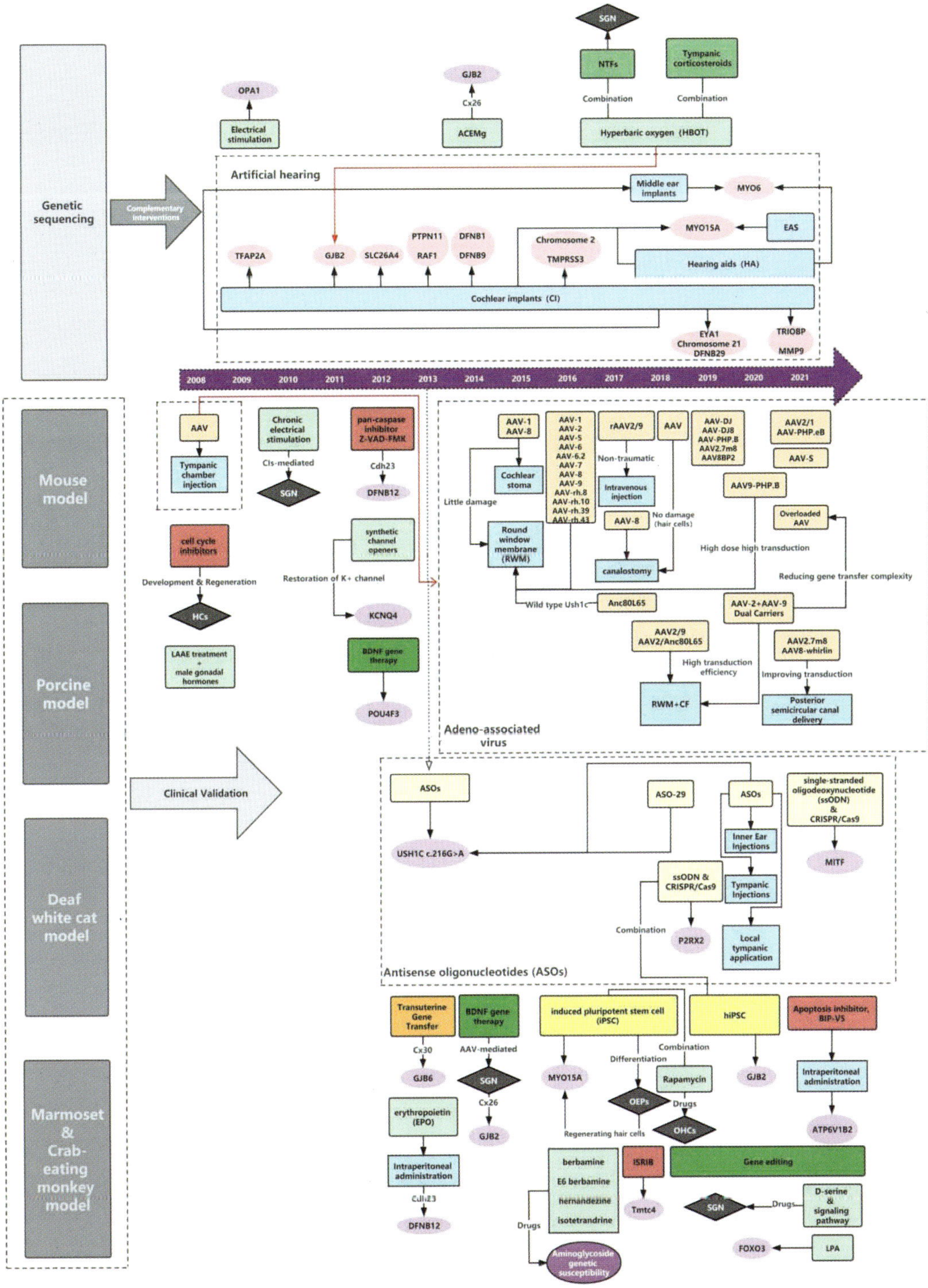

그림 3.4 유전성 난청의 연구 및 잠재적 치료법의 발전

(출처: Lu Y, Hu Y, Wang Set al. Hereditary Hearing Loss: A Systematic Review of Potential Treatments and Interventions. Am J Audiol 2023; 32:972-989.)

연변이), Pendred 증후군(SLC26A4 돌연변이), Branchio-oto-renal (BOR) 증후군(*EYA1* 돌연변이) 등의 증후군성 유전성 난청에서 유일하게 검증된 치료방법으로 검증된 치료방법으로 알려져 있다. 즉, *GJB2*, *SLC26A4*, *MYO7A*, *TMC1*, *COCH* 유전자 등과 같이 주로 달팽이관에서 발현되는 돌연변이 유전성 난청의 경우 조기의 인공 와우 수술을 통해 비교적 우수한 청력 개선 및 언어의 발달의 효과를 기대할 수 있으나, *TIMM8A*, *OPA1*, *DIAPH3*와 같이 나선 신경절을 포함한 청각신경 전달 경로에서 발현되는 돌연변이의 경우 상대적으로 인공 와우 수술의 효과가 떨어진다. 이러한 경우 청각 중추 임플란트(청각 뇌간 임플란트 및 청각 중뇌 임플란트)가 더 나은 결과를 보일 수 있다. 따라서, 인공 와우는 청각 발달을 촉진하고 언어 인지 능력을 향상시키는 안전하고 효과적인 치료법으로 여겨지고 있으며, 특히 청각 구조가 정상인 환자에서 좋은 결과를 기대해 볼 수 있다.

- **기타 치료방법**

고압산소치료, 고막내 스테로이드 주입술, 스테로이드 또는 신경 안정제의 정맥 내 약물 투여와 같은 치료법들도 특정 유형의 유전성 난청에서 청각 세포와 나선 신경절의 기능을 회복시키는 목적으로 사용되고 있다. 2009년 Huang 등의 연구에 따르면, 청각 신경 말단부위의 무수신경(unmyelinated nerve)의 기능 변화로 인해 발생하는 *OPA1* 돌연변이 유전성 난청에서 전기 자극을 통해 청력 개선 효과를 밝힌 바 있다. 또한, 2014년 Thatcher 등이 시행한 연구에서 ACEMg(비타민 A, C, E와 Mg^{2+})를 포함한 항산화제 요법으로 진행성 *GJB2*(Connexin 26) 돌연변이 유전성 난청에서 청력 개선의 효과를 보였다.

검증단계의 치료방법

- **아데노 관련 바이러스(adeno-associated virus, AAV) (그림 3.5)**
  - 현재 아데노 관련 바이러스(adeno-associated virus, AAV)가 인체내 유전자 전달 벡터로 효율적인 유전성 난청의 치료법 중 하나로 주목받고 있으며, 주로 녹아웃 마우스 (knockout mouse), 원숭이, 돼지(porcine) 와 같은 동물 모델에서 시행되고 있다. AAV는 다양한 세포를 감염시킬 수 있으며, 역말단 반복 서열(inverted terminal repeat sequence)의 rep 유전자 산물이 있는 경우 바이러스 DNA가 쉽게 인간 염색체 19에 통합된다. 이에 따라 AAV를 유전자 표적 치료로 사용할 때에는 일반적으로 유모세포와 지지세포를 포함하는 내이의 와우 감각 상피가 유전자 전달의 표적이 된다.
  - 내이 유모세포로의 AAV 유전자 전달을 위해 정맥주사와 수술적 방법 등 다양한 방법이 사용되고 있다. 실험 쥐 동물 모델에서 와우개창술(cochleostomy)과 정원창

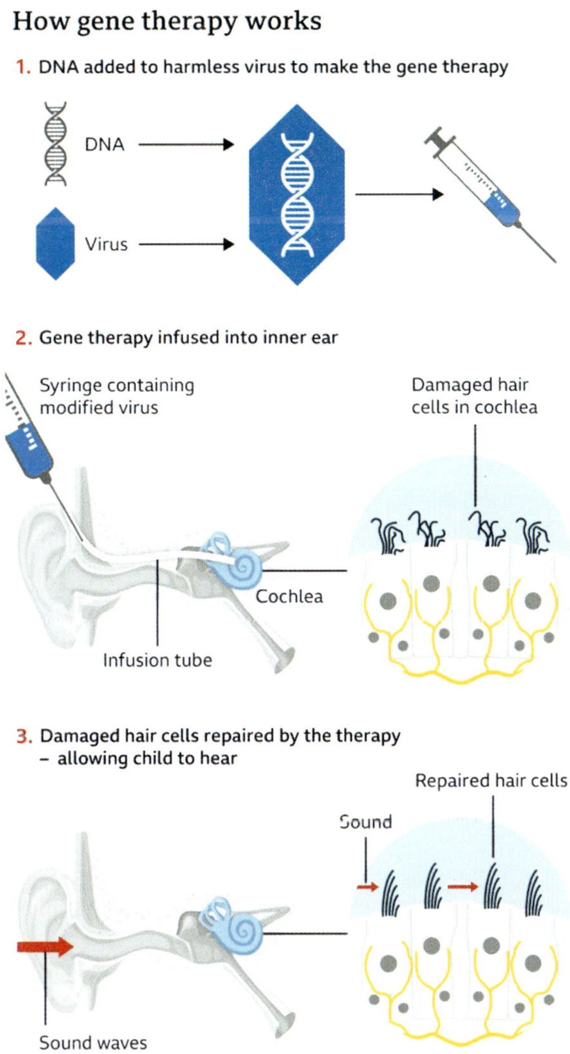

그림 3.5 아데노 관련 바이러스 (adeno-associated virus, AAV)를 인체내 유전자 전달 벡터로 이용한 유전성 난청의 치료법
(출처: https://www.bbc.com/news/health-68921561)

접근방법(round window membrane approach)의 수술적 방법을 비교해 보았을 때 정원창 접근방법에서 유전자 전달이 빠르고 지접적일 뿐만 아니라 출혈이 감소하고 내이, 중이, 목 근육 구조의 손상 최소화하면서 청력이 보존됨을 확인되었다. 2017년 Guo 등은 후반고리관 개창술(posterior semicircular canal fenestration)로 출생 직후(P0) 실험 쥐 모델에서 AAV-8을 벡터로 사용한 유전자를 전달한 후 출생 8일(P8)에 평가한 결과 전정 기능 장애 없이 효과적으로 와우와 전정에서 유모세포와 지지세포로 전달된 것을 확인하였다. 이에 최근 관련 연구에서는 AVV 전달 방법으로 정원창 접근 방법과 후반고리관 개창술을 함께 시행하는 주사 기법이 각광받고 있다.

- 현재 100개 이상의 AAV 혈청형이 성공적으로 유모세포, 지지세포, Reissner 막 세포, 치간세포(interdental cell), 근부세포(root cell)를 변형시켰다. 와우의 감각 상피에서 유모세포의 형질 전환이 가장 많았으며 그 외 세포는 상대적으로 형질 전환의 효율이 낮은 것으로 나타났다. AAV 중 합성 AAV(AAV2.7 m8)가 실험 쥐 내이에서 효율적으로 형질 감염되는 것으로 확인되었고, 이중 벡터를 사용하는 AAV2-2는 단일 벡터보다 내유모세포와 외유모세포의 동시 형질전환율과 형질전환효율이 높은 것으로 나타났다. 이러한 연구들의 결과로 유전성 난청에서 AAV의 사용 범위가 지속적으로 확장하고 있다.
- Usher 증후군에서도 AAV 유전자 치료 벡터로 사용된 연구들이 보고되었으며 대부분 AAV를 표적 유전자 치료를 이용한 Usher 증후군 실험 쥐 모델에서 청각 및 전정기능의 회복되었다. Ush1c.216G>A 실험 쥐 내이에 합성 AAV Anc80L65을 주입한 결과 유모세포의 80%-90%가 형질 전환된 것으로 나타났다. Usher 증후군의 동물 모델인 Deaf whirler 신생 실험 쥐를 이용한 연구에서도 일측 내이에 AAV 혈청형 2/8(AAV8 whirlin)을 후반고리관에 주사하여 정상형 whirlin cDNA를 전달한 결과 4개월 내에 전정 기능이 개선되고 청각기능이 회복되었다.

• Antisense oligonucleotides (ASO) (그림 3.6)

Antisense oligonucleotides (ASO)는 mRNA를 방해하고 단백질 발현을 조절할 수 있는 특성을 가지고 있다. 2020년 Lentz 등은 c.216G>A 돌연변이가 있는 *USH1C* 유전자의 pre-mRNA splicing 결함을 교정하고 내이 조직에서 정상적인 *USH1C* 발현을 목적으로 제1형 Usher 증후군 실험 쥐 모델의 내이에 ASO를 직접 전달하였다. 그 결과, 유모세포 형질전환 전류가 개선되었고, USH1C 실험 쥐에서 청력 역치와 균형 감각이 효과적으로 복원되었다. 그러나 ASO에 의해 매개된 내유모세포와 외유모세포 기능의 회복은 연령에 따라 다르며, 세포의 종류에 따라 최적용량이 각기 다르게 나타났다. 이러한 연구 결과들을 토대로 Usher 증후군 및 기타 유전성 질환과 관련된 청각 및 전정 장애를 치료하는 생물학적 실험에서 ASO를 사용한 치료법의 가능성을 열어두고 있다.

• 기타

또다른 검증 단계의 치료법 중 methionine sufoxide reductase β-3을 표적으로 한 자궁내 유전자 치료법이 Cx30 결함으로 인한 귀 낭종의 치료법으로 소개된 바가 있다. 또한 몇몇 bisbenzylisoquinolone 유도체(berbamine, E6 berbamine, hernithazine, isotetrazepine)는 aminoglycoside에 유전적으로 취약한 난청 치료에 사용된 바가 있다. 그

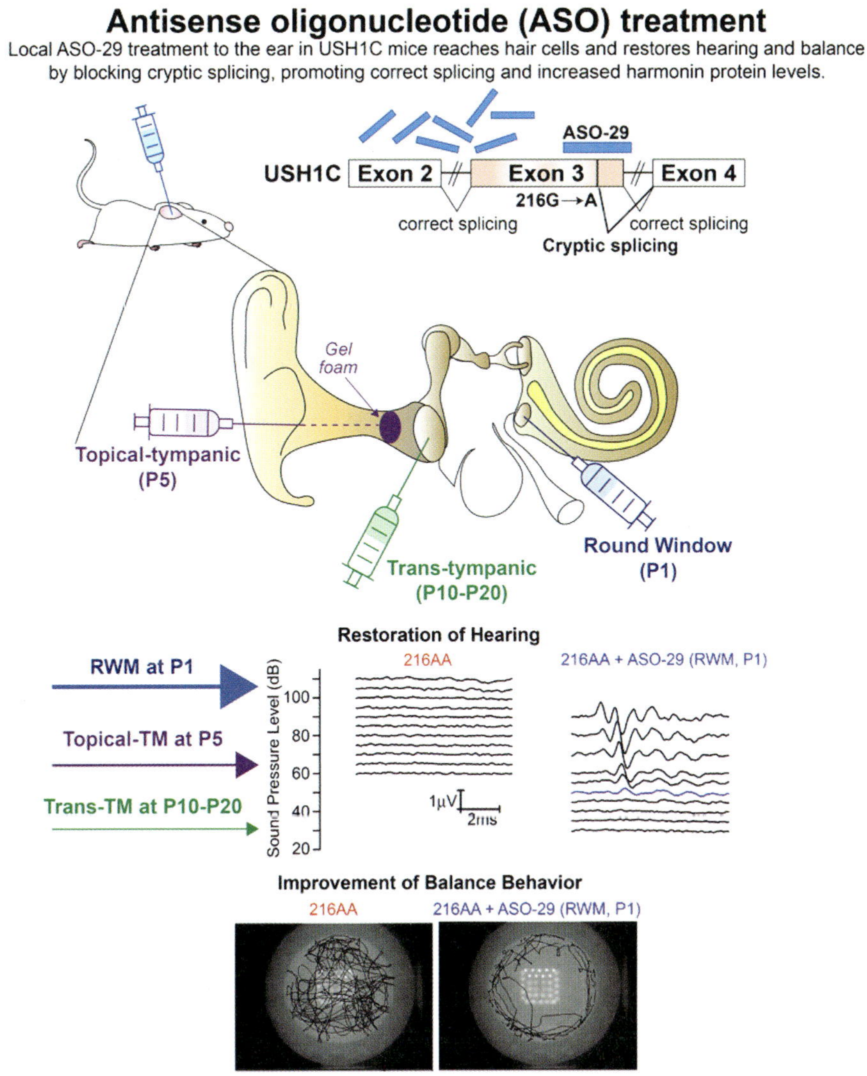

그림 3.6 Antisense oligonucleotide (ASO) treatment
(출처: Lentz JJ, Pan B, Ponnath Aet al. Direct delivery of antisense oligonucleotides to the middle and inner ear improves hearing and balance in Usher mice. Molecular Therapy. 2020; 28:2662-2676.)

외에도 *Cdh23* 결함으로 인해 *DFNB12* 유전자 돌연변이가 발생한 실험 쥐 모델에서 적혈구형성인자 (Erythropoietin, EPO) 와 Z-VAD-FMK (pancysteine aspartate protease 억제제)가 귀 보호제로 사용되었다.

세포 자멸 억제제인 BIP-V5의 복강 내 주사는 청각 신경절 세포의 기능을 회복시키고 청력을 증진시키는 방법이 될 수 있으며, 이는 향후 유전성 난청 치료에 새로운 방향을 제시할 수 있다. 또한, *MYO15A*와 *GJB2*와 같은 유전자의 돌연변이를 치료하기 위해 유전자 편집 기술을 사용하여 실험 쥐 와우에서 유도된 다기능성 줄기세포 유래 청각 상피 전구세포를 분화 및 이식하는 방법도 소개되고 있다.

설계 단계의 치료방법

유전성 난청의 잠재적인 치료방법과 관련된 다양한 연구가 등장하고 있다. 2017년 Walter 등은 성인 실험 쥐에서 *p27 (Kip1)*, *GATA3*, *ATOH1*, *POU4F3*의 인체 내 상호작용하는 기법을 설계하여 비감각세포를 유모세포로 전환하는 연구를 진행하였다. 이를 통해 임상 검증 기간을 단축시키고 정밀 치료의 효과를 높일 수 있는 동시에 유모세포의 재생을 중재할 수 있는 추가적인 치료 표적을 발견하였다. 최근 연구들은 *CX26* 유전자 돌연변이에 의해 발생한 유전성 난청을 가진 실험 쥐를 대상으로 줄기세포 이동 경로를 활성화하는 전략을 사용하고 있다. 2014년 Stawicki 등은 산성화된 세포 외 환경을 이용하여 와우의 내유모세포를 조절하는 새로운 개념을 제시하였으며, 유전자 돌연변이를 예방하는 데 연구의 중점을 두고 있다. 뿐만 아니라 최근 로봇 공학을 활용한 유전자 치료와 선천적 와우 기형을 가진 환자에서 인공 와우 수술의 성공률을 향상시키는 연구도 계속 진행되고 있다.

2. 노화성 난청(*Age-related Hearing Loss*)

노화성 난청은 노인 인구의 약 30% 정도에서 발견되는 흔한 질환으로 2019년 기준 국내에 약 230만 명 이상의 환자가 있을 것으로 추정된다. 노화성 난청의 병태생리는 아직 명확하게 밝혀지지 않았으나, 말초 및 중추 청각기관의 노화 과정에서 많은 기능적 및 구조적 변화가 발생하는 것으로 여겨진다. 이러한 변화는 청각 기능의 저하를 일으키며 청력역치의 증가, 소리의 방향성 감소, 소음하 환경에서의 언어 이해의 어려움, 언어정보 처리 능력 저하 등으로 이어지게 된다. 말초성 청각기관 중 와우의 노화 과정이 노화성 난청과 관련이 높으며, 이 과정에서 혈관조, 유모세포 및 나선신경절 뉴런의 퇴행이 동반되고, 중추 청각 기관에서도 병리학적 변화가 발생한다. 노화성 난청은 모든 사람에게 동일하게 나타나지 않으며, 환경, 이독성 물질, 소음 노출과 같은 외부 요인과 유전적 소인 등과 같은 내부 요인이 노화성 난청의 발생과 및 진행에 영향을 미칠 수 있다.

노화성 난청의 치료로 승인된 FDA 약물은 아직까지 존재하지 않는다. 현재까지는 노화성 난청의 예방 방법으로 소음 노출을 줄이고 스트레스를 감소시키며 건강한 영양 섭취를 포함한 생활 습관의 변화를 권장하고 있다. 노화성 난청과 생활 습관, 염증반응 및 유전적 요인 등의 상관관계를 분석한 여러 연구를 바탕으로, 최근 몇 년간 노화성 난청 예방 및 치료 방법을 확립하기 위한 연구들이 시행되어 왔다. 또한, 노화성 난청은 다인성 복합 질환으로 산화 스트레스, 염증 반응, 세포 사멸사, 세포 보호를 위한 자가포식 작용 등 여러 병리기전이 관여하는 것으로 여겨지며 노화성 난청을 예방하고 치료하기 위해 다방면으로 연구가 진행되고 있다(그림 3.7).

A

B

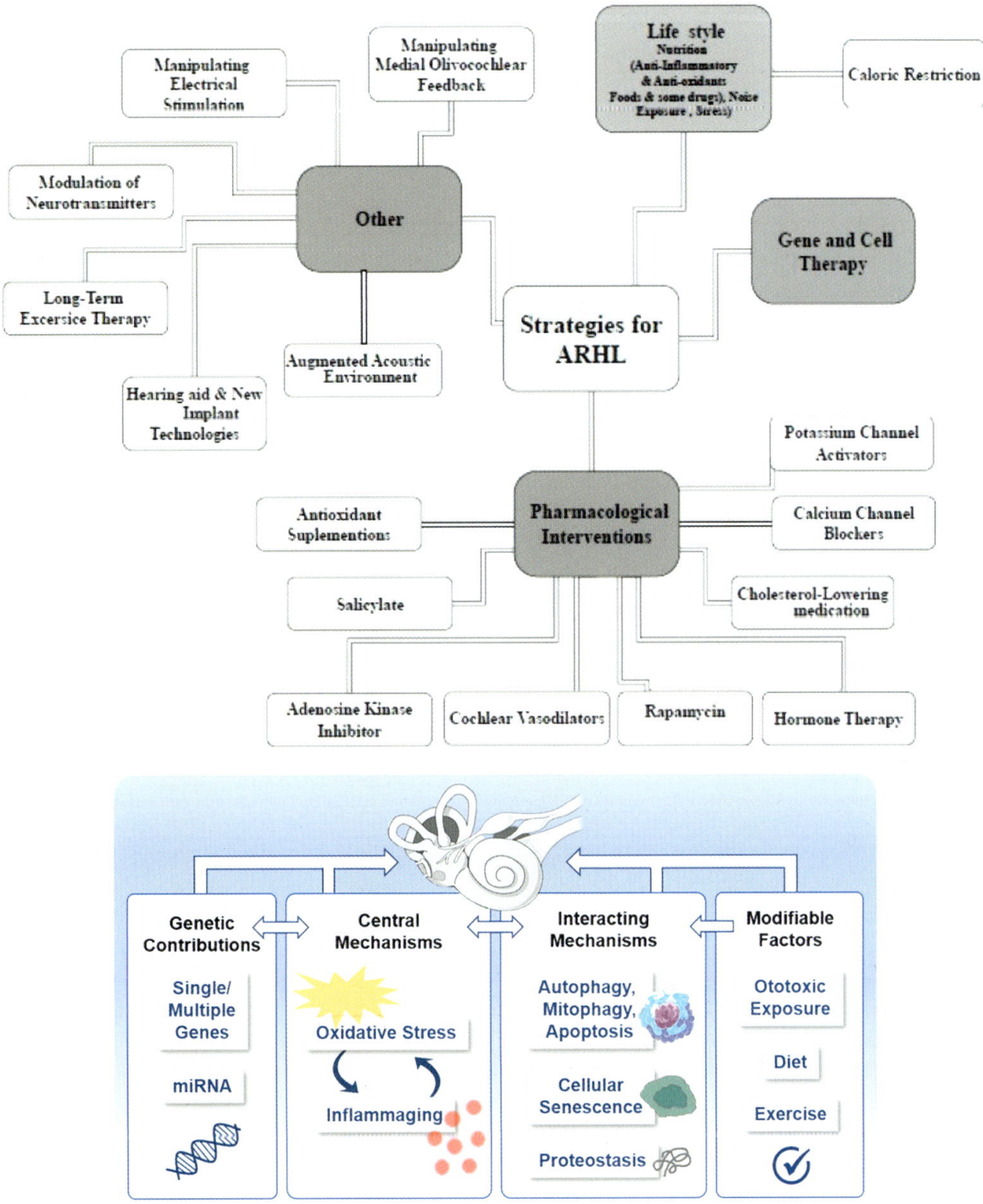

그림 3.7 노화성 난청의 잠재적인 치료방법(A) 및 관련 기전(B)
(출처: A: Tavanai E, Rahimi V, Khalili ME, Falahzadeh S, Zarandy MM, Mohammadkhani G. Age-related hearing loss: An updated and comprehensive review of the interventions. Iranian Journal of Basic Medical Sciences 2024; 27:256, B: Paplou V, Schubert NM, Pyott SJ. Age-related changes in the cochlea and vestibule: shared patterns and processes. Frontiers in neuroscience 2021; 15:680856.)

1 노화성 난청의 치료

칼로리 제한 요법

- 현재 노화성 난청의 치료 또는 예방방법으로 칼로리 제한과 항산화제에 대한 연구가 많이 이루어지고 있다. 장기적인 칼로리 섭취 감소는 노화와 관련된 퇴행을 지연시키고 최대 수명을 연장하는 것으로 나타났다. 이와 관련된 연구에 따르면 미토콘드리아 Sirtuin인 Sirt3는 NADPH 생성을 증가시켜 주로 미토콘드리아 글루타티온(glutathione) 항산화 방어작용을 강화하고, 산화 스트레스로 인한 세포 사멸을 감소시켜 노화성 난청을 예방할 수 있다고 보고하였다.
- 최근 2021년 Miwa 등은 N1-methyl nicotinamide(MNAM)와 같은 신호전달 분자를 통해 와우에서 SIRT1과 SIRT3의 발현을 상향 조절할 수 있으며, 칼로리 제한은 MNAM의 증가시켜 노화성 난청을 지연시키는 반면 고지방 식단은 노화성 난청을 가속화한다고 밝혔다. 이와 반대로 2015년 Fujita 등은 C57BL/6J 실험 쥐에서는 고지방 섭취가 내이에서 비타민 E의 항산화 효과에 기여하여 C57BL/6J 실험 쥐에서 칼로리 제한보다 노화성 난청의 진행을 늦출 수 있다고 보고하였다. 이처럼 노화성 난청에서 칼로리 제한의 효과에 대한 다양한 결과가 나오고 있지만 다수의 횡단 연구(cross-sectional study)를 통해 칼로리 제한의 유의미한 효과가 입증되고 있다.

항산화제 요법

비타민을 복용하는 사람에서 노화성 난청의 유병률이 낮다는 보고와 노화성 난청에서 산화 스트레스가 중요한 역할을 한다는 주장을 기반으로 하여 항산화제가 노화성 난청에 미치는 영향에 대한 연구들이 시행되고 있다. 이와 관련된 연구에서도 상반된 결과가 보고되기도 하며 이는 실험 쥐의 품종, 약물의 비율, 복용기간, 치료 시작 시기, 단일 또는 복합 제제 사용 등 여러 요인에 따라 항산화제의 효과가 다르게 나타날 수 있기 때문이다. 항산화제가 풍부한 많은 천연물도 노화성 난청의 연구에 이용되며 여기에는 실리마린(silymarin), 은행나무 추출물(ginko biloba), 폴리페놀(polyphenol) 및 플라보노이드(flavonoid), 티모퀴논(thymoquione), Yi-qi Cong-ming(ginseng, astragalus & pueraria 혼합 제제), Ninjin'yoeito(kampo제제), Erlong Zuoci(허브 제제) 콩, 홍삼, 우롱차 등이 있으며 천연물과 관련된 연구도 상반된 결과가 나오고 있다.

유전자 치료

- 다양한 유전자 발현을 통하여 신체의 항산화 능력을 강화하는 치료법들도 소개되고 있다. 청각기관을 보존하고 유모세포를 재생하기 위해 유전자 치료를 이용한 혁신적

인 전략들이 개발되고 있다. 유전자 치료는 유모세포와 신경절 세포를 보호하고, 유전적 돌연변이를 교정하며, 유모세포의 재생을 촉진하는 등 다양한 이과질환의 치료 목적으로 연구되고 있다.

- 노화성 난청과 기타 비증후군성 감각신경성 난청은 유모세포의 비가역적인 손상과 직접적으로 관련이 있다. 이에 많은 연구에서 유모세포의 보존 및 재생을 통한 노화성 난청의 치료법에 관심을 보이고 있으며 유모세포 재생에 관한 광범위한 연구를 통해 여러 유전자 정보가 밝혀졌다. 특정 유전자의 돌연변이가 노화성 난청의 원인인자로 제시되고 있으며 현재까지 *DFNA5*, *MYO6*, *GRM7*, *GRHL2*, *KCNQ4*, *SLC26A4*, *CDH23* 등의 유전자가 노화성 난청과의 연관이 있는 것으로 확인되었다.
- 노화성 난청과 관련된 유전자는 내이 구조 또는 내이 세포와 관련된 유전자(전압 개폐 K^+ 채널을 인코딩하는 *KCNQ4* 유전자, 음이온 막 수송체를 인코딩하는 *SLC26A4* 유전자 등)와 내이 산화 스트레스와 관련된 유전자(*mtDNA4977*) 등에서 찾을 수 있다. 그 밖의 유전자도 노화성 난청 치료의 잠재적인 표적 인자로 고려될 수 있으며, 일부는 노화성 난청 모델이나 새로운 치료법으로 사용된다. 한 예시로 *CDH23* 유전자 돌연변이로 인한 조기 난청의 특성을 지닌 변종 실험 쥐의 등장으로 *CDH23* 유전자 돌연변이와 관련된 내이 질환의 치료 후보약물을 평가하는데 이용되고 있다. 관련 유전자의 하향 또는 상향 조절을 통해 노화성 난청을 중재하는 여러 유전자 치료 전략들이 소개되고 있으며, 바이러스 및 비바이러스, 유전자 편집, 유전자 조절 전략을 포함하여 비증후군성 감각신경성 청력 손실에 대해 유망한 치료 결과를 보여주고 있다.

항세포사멸 치료

- 노화성 난청을 치료를 위한 방법 중에는 와우에서 세포 사멸(apoptosis)을 감소시켜 노화에 따른 손상을 예방하는 방법이 있다. 세포 사멸이 노화성 난청의 발병기전 중 하나로 알려져 있으며 Bak와 Caspase-3와 같은 세포 사멸 관련 유전자의 과발현이 노화성 난청 치료법으로 사용될 수 있다. 또한, Caspase 억제제와 BCL2-길항제 같은 항세포사멸 치료법이 세포 사멸 관련 유전자 발현을 억제하여 와우의 노화와 진행성 퇴화를 방지할 수 있다.

- **Erythropoietin (EPO)**

Cdh23 돌연변이 실험 쥐 모델을 이용한 노화성 난청 연구에서 적혈구생성촉진인자(erythropoietin, EPO)의 청각 보존 효과를 분석하였다. 적혈구생성 촉진인자는 항세포사멸 및 신경보호의 특성을 가진 다기능성 사이토카인 호르몬으로 적혈구 전구세포에서 세포사멸을 억제하는 기전을 통해 청각세포를 보호하는 것으로 여겨진다. 2015년 Naldi 등의 연구에서 C57BL6 실험 쥐 대조군과 비교를 해보았을 때 적혈구 생성 촉진인자 유전자 유전자 변형 실험 쥐에서 나선 신경절 세포와 유모세포가 유의미하게 보존되었다. 즉, 적혈구 생성 촉진인자가 나선 신경절 및 유모세포의 손실을 효과적으로 억제하며 동물실험 모델에서 노화성 난청을 예방할 수 있다고 주장하였다. 이와 마찬가지로, Cdh23 돌연변이 실험 쥐 모델에서 Z-VAD-FMK와 TUDCA와 같은 광범위한 카스파제 (pan-caspase) 억제제를 통하여 와우 조직의 세포 사멸을 효과적으로 줄일 수 있다는 것이 밝혀졌다. Z-VAD-FMK는 외유모세포의 손실을 크게 감소시켜 청력이 10 dB SPL 이상 향상되었고, 청성뇌간유발반응 역치가 최대 35 dB SPL까지 보존되었다.

- **Tauroursodeoxycholic acid (TUDCA)**

2016년 Hu 등은 세포 사멸 유전자와 caspase-3의 활성화를 억제하는 Tauroursodeoxycholic acid (TUDCA)가 CDH23 돌연변이 실험 쥐의 와우에서 청력 손실을 현저히 줄이고 유모세포 사멸을 억제할 수 있다고 보고하였다. 저자는 TUDCA의 청력 보존의 효과가 적혈구생성촉진인자나 Z-VAD-FMK와 비슷하거나 더 우수하다고 주장하였다. TUDCA는 우르소데옥시콜산(Ursodeoxycholic acid, UDCA)에서 유래한 타우린 결합 담즙산으로 중국 전통의학에서 다양한 질환을 치료하는 데 사용되어 왔으며 간질환, 당뇨병, 신경 질환을 치료하는 임상 및 실험 연구에서 광범위하게 사용되고 있다.

- **Efr3a 유전자 조절**

또 다른 연구에서는 여러 구조의 퇴화와 관련된 Efr3a 유전자가 노화성 난청에서 중요한 역할을 한다고 주장하였다. Efr3a의 하향 조절이 청각 기능을 개선하고, 세포 사멸을 억제함으로써 초기 노화 단계에서 나선 신경절 세포의 퇴화를 억제한다고 밝혔다.

- **항산화제**

  - 그 외의 항산화제 치료 방법은 산화 스트레스 및 세포 사멸을 줄이기 위해 특정 유전자의 발현을 선택적으로 감소 또는 증가시키거나, 와우에서 항산화제 발현을 증가시키는 데 초점을 두고 있다. 최근 한 연구는 청각 흥분성 경로(auditory excitatory pathway)에서 산화환원반응(redox reaction) 및 NADPH 산화효소(NOX)가 활성화되면 흥분성 독성 와우의 손상을 초래하고 결과적으로 노화성 난청으로 이어질 수 있음을 보여주었다. 이 연구에서는 청각 신경에서 NOX 하위 단위 p22phox의 하향 조절을 통해 청력과 와우 형태를 보존할 수 있다고 밝혔다. NOX는 와우에서 활성산소종(reactive oxygen species, ROS)의 주요 생성원으로 노화성 난청 발병원인의 주요 요인 중 하나로 여겨지며 향후 노화성 난청 치료 표적으로 고려할 수 있다.

- NADPH의 생합성은 주로 포도당-6-인산 탈수소효소(Glucose-6-hosphate dehydrogenase, G6PD)에 의해 이루어지며 최근 노화성 난청에서 G6PD의 역할에 대한 연구가 이루어졌다. G6PD 변형 실험 쥐에서 항산화 효소 유전자 발현이 대조군에 비해 크게 증가했으며 노화가 진행된 후에도 대조군보다 청력 역치가 낮고, 유모세포가 보존되었으며, 외유모세포내 신경분포와 내유모세포의 시냅스가 유지되었다. 뿐만 아니라 G6PD 변형 실험 쥐에서 단백질 질산화, 미토콘드리아 손상, 세포 사멸 또한 크게 감소하였다. 저자들은 G6PD의 과발현이 NADPH 합성을 증가시켜 활성 산소 생산과 세포 해독 간의 균형을 유지함으로써 청력 손실의 진행을 줄일 수 있다고 결론지었다.

- **전사인자**

산화 스트레스를 억제하는 중요한 전사인자(master transcription factor) NRF2는 다양한 항산화 단백질을 조절하며, 2020년 Oishi 등의 연구에서 KEAP1 억제를 통해 NRF2 활성화를 촉진시킬 경우 와우의 첨부와 중간부의 노화에 의한 산화 손상을 감소시킨다고 보고하였다. 2011년 Hoshino 등은 NRF2가 항산화 효소와 해독 단백질을 상향 조절하여 노화성 난청과 젠타마이신(gentamicin)에 의한 이독성 난청으로부터 내이를 보호할 수 있다고 주장하였다.

- **미토콘드리아 기능 조절**
  - 산화 스트레스는 미토콘드리아 기능 장애와 세포 사멸을 초래한다. 미토콘드리아는 세포의 대사작용과 동화(anabolic) 작용에 관여하며 세포 퇴화 및 노화성 난청의 발생을 예방하는 중요한 인자이다. 미토콘드리아의 자가포식 과정과 생합성 과정은 세포 사멸의 두 주요 기전으로 작용하며 노화 및 산화 스트레스시 활성화된다. 이 두 기전은 서로 상반된 작용을 하며 mitochondria RNA-34(miR-34a)와 Sirtuin 1(SIRT1)에 의해 직접 조절된다. 이 두 조절 인자의 균형이 이루어지면 미토콘드리아 자가포식 및 생합성 기전 또한 균형이 유지되어 노화를 예방할 수 있다.
  - SIRT1의 발현은 노화성 난청에서 칼로리 제한 효과의 작용기전 중 하나로 밝혀졌다. SIRT1의 발현은 세포 사멸을 활성화하고 유모세포 손상과 청력 손실을 최소화하며, 동물 모델에서 노화성 난청을 발병을 방지한다고 알려져 있다. 2019년 Xiong 등 연구에서 miR-34a/SIRT1 신호 전달을 억제할 경우 미토콘드리아의 자가포식 및 생합성 작용이 활성화되어 산화 스트레스로 인한 와우 세포 사멸이 감소하였다. 또한, SIRT1 활성제인 resveratrol을 장기적으로 사용할 경우 노화의 진행동안 유모세포 사멸의 속도, 나선 신경절 세포의 손실, 혈관조 수축 위축을 줄여 청력 소실을 감소시켰다.

- **열충격 단백질**

열충격 단백질(heat-shock proteins, HSPs)은 미토콘드리아를 거쳐 세포 사멸 작용을 억제하는 특징이 있으며 HSP의 상향 조절을 통해 노화성 난청을 예방할 수 있다. 2018년 Mikuriya 등은 DBA/2J 실험 쥐에서 열충격 단백질 유도제인 geranylgeranylacetone을 통해 HSP70과 HSP110의 발현이 증가시켰으며 이 기전으로 노화성 난청이 완화되었으나 그 효과는 와우의 첨부에서만 나타났다. 2021년 Lee 등의 HSF1이 노화된 와우에서 ER 스트레스 의존적 세포사멸을 감소시켜 노화성 난청을 예방하는 매개체로 작용할 수 있다고 보고한 바 있다(그림 3.8).

- **뇌유래 신경영양인자**

뇌유래 신경영양인자(Brain-derived neurotrophic factor, BDNF), 신경영양인자-3(Neutrophin -3, NT-3) 및 글리아세포 유래 신경영양인자(glial cell line-derived neurotrophic factor, GDNF)와 같이 나선 신경절 세포의 생존에 관여하는 특정 지원 인자를 암호화하는 다양한 유전자들이 존재한다. 최근 연구에서는 노화모델에서 NT-3 수치를 증가시키면 노화와 관련된 청력 손실을 예방하고 내유모세포 및 나선 신경절 시냅스와 그 기능을 유지할 수 있다는 결과가 나왔다.

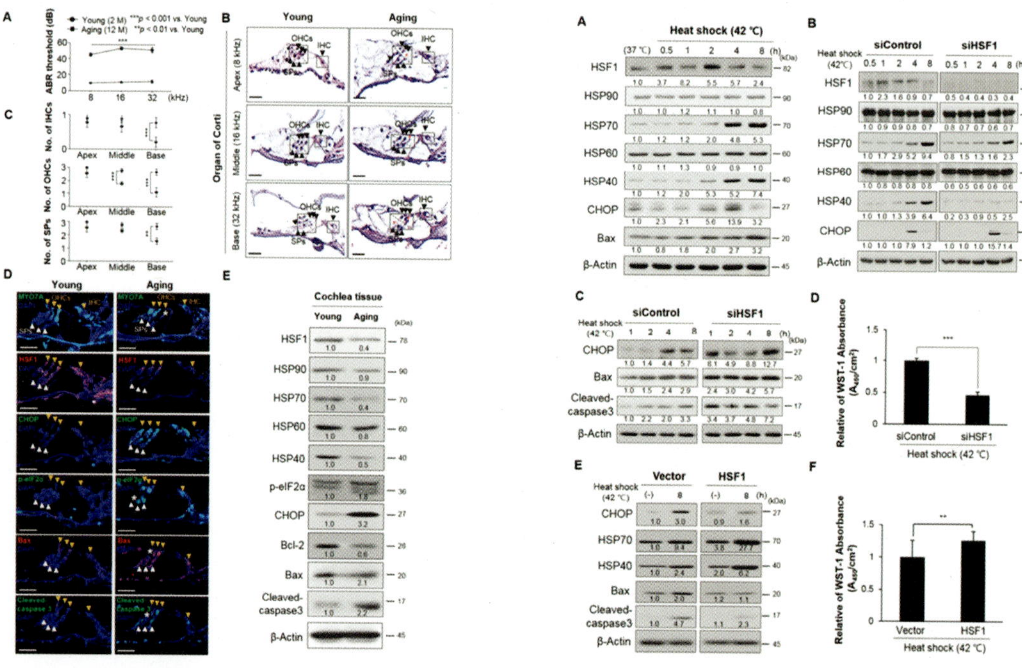

그림 3.8 노화 실험 쥐 모델의 와우(좌)에서 HSP1의 효과(우)

(출처: Lee YY, Gil ES, Jeong IH, Kim H, Jang JH, Choung Y-H. Heat shock factor 1 prevents age-related hearing loss by decreasing endoplasmic reticulum stress. Cells 2021; 10:2454.)

세포치료

- **유모세포 재생**
  - 감각신경성 난청 치료에 대한 또다른 다른 접근법으로 유모세포 재생의 방법이 있다. Atoh1과 같은 특정전사인자의 과발현을 통해 성인 포유류에서 유모세포 재생을 유도하려는 많은 시도가 시행되어 왔다. 실제로 유전적 및 약리학적 조작을 통하여 내이의 Atoh1 유전자의 과발현이 와우의 지지세포를 새로운 유모세포로 전환(trans-differentiation)하여 실험 동물 모델에서 청력을 회복시키는 것으로 나타났다. 많은 연구들이 Atoh1을 중심으로 유모세포 재생을 시도하여 감각신경성 난청, 특히 노화성 난청의 치료법으로 발전시키는데 초점을 두었으나 아직까지 논란의 여지가 있다. 최근 연구들은 Atoh1 단독 사용보다 다른 전사인자와 함께 조작하는 것이 청각회복을 증가시킬 수 있다고 주장하고 있다. 2017년 Walters 등의 연구에 따르면, Atoh1 외에도 p27Kip1, GATA3, POU4F3와 같은 인자들을 조작하는 것이 지지세포에서 유모세포로의 전환과 노화성 난청 및 소음성 난청 치료에 더 효과적이라고 제안하고 있다.
  - 유모세포 재생을 위해 줄기세포를 사용해볼 수 있으며, 여러 연구에서 내이 질환의 치료로 배아 줄기세포(Embryonic Stem Cells, ESC), 유도 다능성 줄기세포(induced pluripotent stem cells, iPSC), 중간엽 줄기세포(Mesenchymal Stem Cells, MSC) 등 줄기세포를 이용하여 그 효과를 분석하였다. 줄기세포는 신체의 모든 장기와 조직의 기초를 이루는 세포로 추출된 장소와 변형 가능한 세포의 종류에 따라 다양한 유형으로 나뉘게 되는데, 현재까지는 줄기세포를 이용한 노화성 난청에 관한 연구는 아주 제한적이다. 노화성 난청 동물 모델 C57BL/6J 실험 쥐에서 배아 신경 줄기세포(neural stem cells, NSCs) 이식 통해 청력이 회복되고, 신경 줄기세포 이식 통해 신경 세포사멸의 비율이 감소하는 것으로 나타났다. 또 다른 연구에서는 표적화 된 뉴클레오타이드(nucleotide)를 지니는 Cdh23 유전자와 배아 줄기세포를 혼합하여 실험한 결과 Cdh23c.753G 대립유전자가 특정한 유형의 실험 쥐 모델에서 고주파 청력 손실을 완화하였지만 모든 실험 쥐 모델에서 일관적으로 이러한 효과가 나타내지는 않았다고 밝혔다.
- 유전자 치료와 줄기세포 치료는 노화성 난청의 치료 또는 예방하기 위한 유망한 접근법으로 간주되고 있다. 그러나 치료 과정에서 발생할 수 있는 부작용과 안정성, 위험부담을 간과해서는 안 된다. 특히, 유전자 전달을 촉진하기 위해 벡터를 사용하는 경우 벡터가 표적세포 외의 세포에도 영향을 미칠 수 있으며, 파괴적인 세포 성장을 방지하기 위해 적절히 통제되어야 한다. 또 다른 문제는 치료 비용이 매우 높다는 점과

이러한 치료방법의 효과가 여전히 의문이라는 점이다. 여러 어려움이 있음에도 불구하고 유전자치료와 줄기세포는 와우의 유모세포를 재생할 수 있어 감각신경성 난청의 효과적인 치료방법으로 기대가 모아지고 있다. 뿐만 아니라, 기타 전략들은 연구가 제한적이기 때문에 여전히 이론적인 수준에 머물러 있다.

약물치료

- **칼슘 채널 차단제(Calcium canal blockers)**

칼슘 채널 차단제를 복용하는 여성에서 노화성 난청의 발병률이 낮은 것으로 보고된 바 있다. 이에 따라, 중재 연구들은 T형 칼슘 채널 차단제가 노화성 난청을 효과적으로 예방할 수 있다는 추가적인 증거를 제공했다. 2016년 Yu 등의 연구에서 4주 동안 T형 칼슘 채널 차단제를 투여한 결과, 변조이음향방사의 진폭과 24 kHz 청성뇌간유발반응 역치에서 유의미한 차이가 보였고, 외유모세포의 기능과 형태가 보존되었다. 칼슘 채널 차단제는 와우에서 L형, T형 또는 다른 이온 채널에 영향을 미칠 수 있다. 이들은 나선신경절 세포에서 칼슘 과부하를 완화하여 신경 세포를 보호하는 것으로 나타났다.

- **칼륨 채널 활성화제(Potassium channel activators)**

청각기관과 유모세포의 기능은 다양한 채널에 의존하며 이 중 하나가 외유모세포에 발현되는 Kv7.4(전압 개폐 칼륨 채널) 채널이다. 2022년 Pinheiro 등의 연구에서 SAMP8 실험 쥐 모델에서 ACOU085(신규 소분자 Kv7.4 작용제)를 사용하여 이 칼륨 채널을 활성화시킨 결과 청성뇌간반응역치 변화와 외유모세포 손실을 크게 감소하였다. 외유모세포의 보존은 칼륨의 기능적인 회로에 의존하며 Kv7.4 작용제의 보호 효과로 외유모세포의 손실과 퇴화를 방지하는 것으로 생각된다. 이렇게 코르티 기관의 중요한 채널을 표적으로 하는 약물이 노화성 난청의 잠재적인 치료 방법이 될 수 있으며 이에 대한 추가적인 연구가 필요하다.

- **콜레스테롤 저하 약물(Cholesterol-lowering medication)**

문헌에 따르면, 스타틴과 오메가-3 지방산과 같은 콜레스테롤 저하 약물과 노화성 난청에서의 효과가 보고된 바 있다. 스타틴은 혈관 염증을 억제하고 노화성 진행을 늦추며 외유모세포의 생존을 개선하고, 변조이음향방사의 진폭을 증가시킬 수 있다고 주장되어 왔다.

현재까지 오메가-3 보충제의 장기적 복용에 대하여 분석한 결과, 와우를 보존하고 청력 손실을 예방하는 데 효과가 있는 것으로 입증되었다. 2015년 Martinez-Vega 등의 연구에서 오메가 지방산이 와우의 노화가 진행되는 동안 친염증성 사이토카인의 불균형

발현을 예방하고 청력 손실 진행을 부분적으로 억제할 수 있음을 밝혔다. 대조군과 비교했을 때, 오메가-3 실험군은 청성뇌간유발반응의 역치가 유의미하게 낮았고, 중고주파수에서 변조이음향방사의 진폭이 유의미하게 큰 것으로 나타났다. 또한, 2019년 Honkura 등은 C57BL/6N 실험 쥐를 이용하여 내인성 Omega-3 polyunsaturated fatty acid (n-3 PUFA)가 증가하면 노화성 난청을 예방할 수 있다고 제시하였다.

2019년 Tang 등은 저지방 식이요법, 스타틴, 오메가-3 다불포화 지방산, 알파 리포신 등 비민과 동빈 질환에 대한 영양의 중재와 노화성 난청의 예방에 대하여 분석하였다. 저자는 고지방 식이요법이 산화 스트레스, 미토콘드리아 손상, 내이 세포 자멸사를 유발할 수 있음을 확인하였고, 스타틴은 지질을 개선하고, 산화 스트레스를 줄이며, 내피 염증을 억제하여 노화성 난청의 진행을 늦출수 있다고 제시하였다. 또한, 오메가-3 다불포화 지방산은 지질 이상증을 줄이고 염증반응을 예방함으로써 와우의 미세순환을 보호할 수 있다.

• 와우 혈관확장제(Cochlcar vasodilators)

노화의 과정 중 와우의 혈류와 혈관 전도가 감소하며, 혈관조의 변화가 노화 중 청력 손실의 주요 원인으로 여겨지고 있다. 혈관 확장제는 와우 혈류를 조절할 수 있다. 특히, 마그네슘과 같은 약물과 유기 혈관 확장제가 혈관조의 혈류를 회복시켜 와우의 전내이온 전위를 균형으로 되돌리고, 이온 균형이 안정하되어 수리 증폭을 개선할 수 있다고 한다. 연구자들은 와우 혈관확장제와 자연 항산화제를 함께 사용하면 상승효과를 내어 노화성 난청의 효과적인 치료 방법으로 사용될 수 있다고 제안하고 있다. 노인인구에서 순환계의 약화 및 장애, 와우 혈류 공급망의 구조로 인해 혈관확장제의 중요성이 더욱 명확해지고 있지만, 이와 관련된 추가적인 연구가 필요하다.

• 살리실산(Salicylate)

인간 면역 체계에서 염증반응은 다양한 질병, 감염 및 조직 손상에 대한 자연적인 방어 작용이다. 이는 노화성 난청을 포함한 많은 질병과 병태생리에서 가장 중요한 요소 중 하나로 언급되고 있다. 내이에서 염증 반응의 해소(resolution) 단계를 개선하면 와우에서 세포 보호가 이루어져 노화 과정에서 발생하는 청력 손실을 예방하고 치료할 수 있다고 보고되고 있다. 최근 노화성 난청과 염증 표지자인 C-반응성 단백질(C-reactive protein), IL-6, TNF-α와 같은 인자들 사이의 연관성이 발견되기도 하였다. 또한, CD^{4+} T 세포와 같은 백혈구 및 면역 세포가 노화성 난청에 미치는 영향을 조사한 결과, 림프구 성분 주입이 노화성 난청을 예방하고 와우의 퇴화를 방지하고 혈청 질소 산화물 수치를 억제할 수 있다는 사실이 밝혀졌다.

노화성 난청에서 항염증제의 효과에 대하여 상반된 결과가 나타나고 있다. 살리실산과 같은 비스테로이드성 항염증제(nonsteroidal anti-inflammatory drug, NSAID)는 소음성 난청 및 이독성 난청의 청력 손실을 보호하는 효과가 있다. 노화모델 실험 쥐에서 단기간 살리실산을 투여할 경우 와우의 일시적인 민감도 손실과 가역적인 외유모세포 기능 장애를 유발하기도 한다. 그러나 고용량 살리실산을 장기간 사용하면 외유모세포에서 프레스틴 단백질 유전자 발현이 증가하고, 유모세포의 전기적 운동성을 증가시키며 변조이음향방사를 향상시키는 반면, 복합활동전위(compound actional potential, CAP)와 청성뇌간유발반응에서 영구적인 진폭 감소를 일으킨다. 고용량 살리실산 투여 시 흥미로운 점은 투여 간격을 늘릴 경우 실험 쥐에서 청성뇌간유발반응과 복합활동전위의 부정적인 영향이 사라지고 변조이음향방사의 과만 남아 청각기관의 민감도를 증가시킨다는 것이다. 이처럼 살리실산의 효과에 대하여 더 자세한 검토가 필요하며 노화성 난청의 예방을 위한 면역 반응 조절의 효과 또한 추가적인 연구가 필요하다.

- **라파마이신(Rapamycin)**

라파마이신은 mammalian target of rapamycin (mTOR) 억제제로 대사, 증식, 면역 반응 및 세포 생존과 관련된 신호전달 경로에도 작용하며, 노화와 관련된 질환의 잠재적인 치료방법으로 제안되고 있다. 2021년 Altschuler 등은 노화모델 실험쥐에 라파마이신 투여시 mTOR 신호 경로를 조절하여 노화에 따른 외유모세포의 손상과 노화성 난청을 지연시킬 수 있다고 보고하였다. 라파마이신은 mTOR2 신호를 통해 p-Akt(S473) 생존 경로를 강화하여 와우의 산화 스트레스 경로를 차단하고 염증반응에도 영향을 미칠 수 있으며, mTOR 활성화를 억제하여 나선신경절 신경세포의 자가포식을 촉진함으로써 노화성 난청을 개선하는 데 기여할 수 있다. 그러나 면역억제 등의 부작용으로 라파마이신의 사용은 매우 제한적일 수 있다.

- **아데노신 억제제(Adenosine inhibitor)**

노화가 진행된 뇌에서 아데노신 신호가 감소한다고 알려져 있으며, 이러한 과정이 노화된 와우에서도 발생할 것으로 추정된다. 아데노신 억제제인 istradefylline은 파킨슨병 증상 치료를 FDA 승인 약물이며, 이 약물을 매주 6개월 동안 투여한 후 체중, 청성뇌간유발반응, 유모세포 생존율, 행동 반응의 네 가지 영역을 확인한 결과 청성뇌간유발반응에서 istradefylline 처치 시험군이 대조군에 비해 고주파(32 kHz) 및 중간 주파수(16 kHz)에서 유의미하게 낮은 역치 변화를 보였다. 시험군과 대조군 모두에서 외유모세포가 내유모세포보다 더 많이 감소했지만, istradefylline 처치 시험군에서는 중간부와 기저부에서 유모세포수의 감소가 대조군보다 훨씬 적었다. 2011년 Vlajkovic 등의 연구에서도 와우에서 아데노신 신호가 증가하면 C57BL/6J 실험 쥐에서 노화성 난청이 부분적으로 완화되고 와우 첨부에서 유모세포 생존율이 증가하는 것을 확인하였다.

Istradefylline은 A2A 수용체를 억제하는 것으로 추정된다. A2A 수용체 신호가 뇌와 귀에 미치는 영향은 아직 완전히 이해되지 않았으나, 혈류와 소리 전달과 같은 와우의 생리적 기능에 관여하는 것으로 보인다.

3. 이독성 난청

1940년대 aminoglycoside의 약물 중 하나인 streptomycin 도입 시기부터 이독성 약물에 대한 연구가 본격적으로 시작되었다. 이독성(ototoxicity)이란 병원에서 투여된 특정 약물에 노출된 후 내이 구조 및 기능에 손상주는 것을 의미하며 이는 환경적 또는 직업적 노출에 의해서도 발생할 수 있다. 이독성은 다양한 요인에 의해 발생할 수 있으며, 내이의 유모세포 뿐만 아니라 혈관조 등 유모세포 기능을 직접 조절하는 청각기관에도 손상을 줄 수 있다.

1 병인

와우에서 외림프는 다른 세포외액과 유사한 이온 구성을 가지고 있으며 (Na^+↑, K^+↓) 더 낮은 제액 루피를 지니고 있다. 내림프는 유모세포의 첨부 표면을 감싸며, 포유류 체내에서 독특하게 칼륨이 풍부하고 나트륨이 적은 세포외 이온 구성을 가지고 있다. 와우 내림프는 +80 mV의 매우 높은 와우내전위(endocochlear potential, EP)를 가지고 있으며, 이는 청력과 전정기능을 유지하는데 필수적이다.

내림프액에 둘러싸는 상피 세포들은 세밀한 결합을 형성하여 외림프와 섞이는 것을 방지한다. 이온 조성과 유발전위는 와우 측벽에 있는 혈관조를 통해 생성되며 이는 코르티 기관으로 혈액을 공급을 유발전위를 유지한다. 전신적으로 투여된 약물은 혈관조의 혈액 미로 장벽을 통과하여 나선 인대 혈류에서 외림프 영역으로 이동할 수 있으며 내이의 전정 유모세포도 이독성 약물에 의해 영향을 받을 수 있다. 또한 이독성은 주로 내이에 영향을 주지만 리본 시냅스(ribbon synapse) 와 나선 신경절에도 영향을 미칠 수 있다. a-amino-3-hydroxy-5-methyl-4-isoxazolepropionic acid(AMPA)와 N-methyl D-aspartate (NMDA) 시냅스후 수용체가 활성화되면 탈분극이 발생하고, 이는 중추 청각 신경 경로에 활동 전위를 생성한다.

이독성 난청과 미토콘드리아 기능 장애

최근 연구들은 감각신경성 난청의 기전 중 미토콘드리아 기능 장애와 산화 스트레스의 역할에 중점을 두고 있다. 즉, 미토콘드리아 기능 장애는 유전적으로 발생하는 미토콘드리아 DNA 돌연변이, 노화에 의해 축적된 돌연변이, 미토콘드리아의 과도한 활성화 및 칼슘 조절 이상, 또는 이독성 약물의 축적으로 인해 발생할 수 있다. 활성산소종(reactive oxygen species, ROS)는 superoxide dismutase, catalase, glutathione 같은 내인성 항산화 효소에 의해 조절된다. 세포 내 ROS 생성과 항산화반응 사이의 불균형은 산화 스트레스를 초래하며, 이는 비가역적 세포 손상으로 이어져 유모세포의 사멸과 청력 손실을 유발한다. 감각 유모세포, 혈관조, 나선 신경절은 ROS에 취약하며, 와우에서는 축적되는 독소의 속도에 비해 배출되는 속도가 떨어진다. 결과적으로 ROS가 과도하게 축적되어 항산화 작용이 부족하게 되며, 이는 지질 과산화를 증가시키고, 유모세포, 지지세포, 혈관조 세포 및 나선 신경절 세포의 사멸을 촉진한다.

이독성 약제 종류

이독성 난청을 예방하기 위해 이독성 위험이 있는 환자를 식별하고, 약물 농도를 모니터링하며, 연속적인 청력 평가를 시행하고, 가능한 경우 이독성 부작용이 적은 약물로 전환하는 방법 등이 있다. 여러 보고에 따르면 150~600개 이상의 약물이 이독성을 가지고 있으며, 이러한 부작용은 초기에 감지되지 않을 수 있다(그림 3.9). 이독성은 조기에 발

Anti-Bacterial

Aminoglycosides (amikacin, gentamicin, tobramycin)
Amphotericin B
Ampicillin

-Antihelminthics (Praziquantel, thiabendazole)

-Chloramphenicol

-Chlorhexidine (for topical use)
Chloroquine

-Colistin
Griseofulvin (antifungal)
Macrolides (azithromycin, erythromycin)
Metronidazole
Nalidixic acid
Sulfonamides
Tetracyclines (Minocycline, tetracycline)
Thiabenzazole (antihelmintic)
Vancomycin

Anti-inflammatory agents (NSAIDs, salicylates)

Aspirin (salicylic acid)
Ibuprofen
Naproxen
Fenoprofen
Indomethacin
Ketoprofen
Piroxicam
Sulindac

Antineoplastic agents

Bleomycin
Cisplatin
Cytarabine
Mechlorethamine
Methotrexate (also for RA)
Nitrogen mustard
Vinblastine
Vincristine

Cardiovascular agents

Enalapril
Captopril
Digitalis
Guanethidine
Guanfacine
Metroprolol
Minoxidil (also for alopecia)
Quinidine
Tocainide

Diuretics

Acetazolamide
Bumetanide
Ethacrynic acid
Furosemide
Mannitol

Tricyclic antidepressants

Amitriptyline
Amoxapine
Desipramine
Doxepin
Imipramine
Nortriptyline

Substances with abuse potential

Alcohol
Caffeine
Cocaine
Nicotine
Phencyclidine (PCP)

Miscellaneous agents

Albuterol
Antihistamines
Atropine
Bromates
Carbamazepine (anticonvulsant)
Haloperidol
Hydroquinone (antipigmentation agent)
Lithium
Local anesthetics (Bupivacaine, lidocaine, mepivacaine)
Metal chelators (Deferoxamine, penicillamine)

그림 3.9 이독성 난청을 유발하는 주요 약물

견하는 것이 매우 중요하며, 이를 통해 영구적인 감각신경난청 및 전정장애를 최소화하거나 예방하기 하는 것이 궁극적인 목적이다.

2 이독성 난청의 치료

2018년 Wang & Puel은 청력보존 및 회복을 위한 약리학적 접근과 유전자와 세포 치료법의 최신 지견과 잠재적인 임상적 응용에 대하여 검토하였다.

약물치료

- Cisplatin의 경우 이독성으로 이어지는 주요 기전은 세포내 유입과 DNA 결합 및 세포 반응으로 인한 세포 사멸사이다. *In vitro* 및 *in vivo* 모델을 사용한 연구에서는 cisplatin의 주요 운반체(CTR1, OCT2)를 조절하여 cisplatin의 항종양 효능을 방해하지 않고 선택적으로 이독성을 감소시킬수 있었다. Amifostine은 DNA 결합제를 포함한 화학요법에서 사용되는 세포보호 보조제로 cisplatin의 이독성을 예방하기 위한 약물로 제시되었으나 중증 이상의 청력 손실을 효과는 아직 밝혀지지 않았다. Diethyldithiocarbamate는 cisplatin에 의한 이독성을 방지하는 황화합물 보호제로 cisplatin과 결합할 경우 체내에 결합된 cisplatin을 제거하는 것으로 여겨진다. 2019년 Freyer 등은 성인 환자를 대상으로 한 무작위 임상시험을 통하여 diethyldithiocarbamate이 cisplatin에 의한 난청을 예방할 수 있을 거라고 가설을 세웠으나, 연구결과 청력은 보존되지 않았고, 반응률, 진행 시간, 또는 생존율에도 큰 차이가 나타나지 않았다.
- 일반적으로 약물로 유도된 유모세포 사멸은 카스파제(caspase) 활성화와 관련이 있다. P53은 미토콘드리아 사멸 경로의 상위에서 작용하며, p53 유전자의 하향 조절을 통하여 Bcl 전위, caspase-3 활성화, cytochrome-c 전위를 억제하고 궁극적으로 유모세포 사멸로부터 보호한다. 따라서 caspase 억제제, p53 억제제, 항사멸 단백질 Bcl-2의 과발현, signal transducer & activator of transcription-1(STAT1) 억제제 등이 cisplatin에 의한 사멸로부터 유모세포를 보호한다고 여겨진다. C-jun NH2-terminal kinases (JNK)는 세포 손상시 활성화하는 사멸작용의 주요 조절자로 알려져 있다. JNK 활성하는 cytochrome-c 재분포와 caspase 활성하 작용의 상위에서 작용한다. JNK 억제제는 aminoglycoside 투여 후 유모세포 손실을 감소시키는 효과가 나타났으나 cisplatin에서는 동일한 결과를 보이지 않았다.
- 사멸경로의 억제 외에도 항산화 작용은 이독성을 감소시키는 또 다른 주요 방법 중 하나이다. 미토콘드리아 기능 장애가 와우 손상에 중요한 역할을 한다는 점을 감안하여, 최근 미토콘드리아 기능 회복을 위해 ROS 생성 및 미토콘드리아 생합성 작용을

표적으로 하는 치료 방법이 개발되고 있다. 결함이 있는 mtDNA와 관련된 미토콘드리아 질환에서 항산화제와 생체에너지를 증진하는 분자(creatine, carnitine 등)를 포함한 혼합물이 경험적으로 사용되었으나 이러한 치료의 효과는 엄격하게 설계된 임상 시험을 수행하는 데 어려움이 있어 명확하지 않다.

ROS에 의한 와우 손상을 예방하기 위한 방법으로 Ginkgo biloba, curcumin, co-enzyme Q10, vita-mins E, C, D, beta-carotene 등과 같은 항산화 추출물이 제안되고 있다. 철분 킬레이터제(iron chelator)는 일반적으로 aminoglycoside 및 cisplatin에 의한 이독성 난청의 보호제로 연구되었으나, 임상 연구에서는 유의미한 효과를 도출하지 못하였다. 최근 새로운 항산화 요법(D-methionine, Ebse-len, MitoQ, astax-anthin 등)을 사용한 전임상 및 임상 연구가 진행되었으며, 이 중 항산화제인 sodium thiosulfate(상품명, Pedmark)은 cisplatin에 의한 이독성을 예방하기 위한 최초의 미국 FDA 승인 치료제로 어린이에게 승인되었다. Sodium thiosulfate은 cisplatin과 직접 반응하여 비활성종을 생성하고 세포내에서 glutathione를 증가시키고 산화스트레스 억제하여 이독성 청력손실을 감소시킨다.

- 2020년 Pham 등이 아보카도 오일을 이용하여 aminoglycoside로 치료받은 환자의 청력변화를 분석한 연구를 통해 아보카도 오일이 항산화의 활성, glutathione의 대사와 관련된 항산화 유전자 발현의 유도, 항염증 및 자가포식의 활성화에 기인하는 청각 보호 효과를 가지고 있다고 입증하였다. 자가포식은 산화된 단백질과 결함 있는 미토콘드리아를 제거할 수 있어 산화된 단백질과 세포 소기관을 제거함으로써 유모세포를 보존할 수 있다.
- Cisplatin은 STAT1과 p53 활성화와 같은 하위 표적과 연관된 mitogen-activated ki-nase경로를 활성화하는 것으로 알려져 있다. 2017년 Borse 등은 녹차 추출물에 풍부한 epigallocatechin-3-gallate(EGCG)가 이독성 난청에서 효과가 있다고 주장하였다. 폴리페놀의 한 종류인 EGCG는 항산화, 항염증, 항종양 및 STAT1 억제하는 특성을 지니고 있다. 한 *in vitro* 연구 결과에 따르면, EGCG는 cisplatin에 의한 난청을 치료하면서도 항종양 효능을 저해하지 않는 이상적인 청각 보호제가 사용될 수 있다고 될 수 있다고 시사하였다. 2022년 Febles 등은 *ex vivo* 연구에서 유모세포의 사멸과 청신경절 세포의 손실을 효과적으로 보호하는 복합 요법을 제시하였다. 사용된 세 가지 물질은 D-methionine(자유기(free radical) 제거기능), pifithrin-alpha(p53 억제제), neurotrophin-3이며, 이를 통해 DNA 단편화 및 세포 사멸의 활성화를 감소시켰다. 이 요법을 통해 cisplatin에 의해 발생하는 와우의 항산화 작용의 과부하, 신경영양 지원의 손실, 세포 사멸 활성화 등의 문제점을 극복하는 방법에 대해서도 설명하였으며

이러한 접근법이 향후 임상 감각신경성 난청의 예방에 중요한 역할을 할 수 있다고 주장하였다.

- **줄기 세포 및 유전자의 와우내 직접 전달**

최근 몇 년 동안 내이 유모 세포를 재생할 수 있는 치료방법들이 많은 주목을 받고 있다. 중간엽 줄기 세포(mesenchymal stem cells, MSC) 자가 재생, 다능성, 높은 증식 잠재력, 이동 및 분비 활동 등의 중요한 특성을 가지고 있으며 잠재적인 감각신경 난청의 치료방법으로 소개되고 있다. 2021년 Maharajan 등은 다양한 신경영양 또는 성장인자를 MSC로 유모세포, 청신경절 세포 또는 나선 인대 섬유아세포로 대체하는 연구를 하였다. 이러한 연구에서 주요 관건 MSC를 코르티 기관 내 내림프 공간에 성공적으로 전달하는 것이다. 2018년 Kanzaki는 내이 세포의 증식을 유도하고 손상된 세포를 재생하기 위해 유전자 치료를 사용하는 접근법을 고려한 연구들을 검토하였다. 이독성 난청의 청력 손실을 완화하기 위한 한 가지 치료 전략은 Atoh 1 유전자를 와우에 주입하여 유모세포 재생을 유도하는 것이다. *In vivo* 연구에서는 전구 세포의 직접 및 간접 전환을 통해 이러한 세포를 재생할 수 있는 능력이 확인되어 흥미로운 결과를 보여주었다. 일부 연구에서는 신경영양 성장 인자가 전기 자극과 결합하여 나선 신경절 뉴런의 퇴화를 방지할 수 있음을 입증했다.

- **와우내 약물 주입**

  - 혈액-뇌 장벽이 중추 신경계를 보호하는 것처럼, 혈액-미로 장벽은 와우를 보호하여 전신 투여 후 약물이 내이에 제한적으로 침투하게 만든다. 2018년 Kanzaki는 정원창의 위막이 있는 경우 이를 탐지하고 고막에 작은 구멍을 통해 내이를 관찰하며 치료 약물 또는 유전자를 투여할 수 있는 광 가이드와 카테터 채널을 갖춘 내시경을 소개하였다. 국소 고막 내 약물 투여는 내이 질환 치료에 상당한 이점을 제공하며, 정확한 용량 조절이 가능하고 전신 투여와 관련된 부작용을 피할 수 있다. hyaluronic acid, chi-tosan, poloxamer 407 등의 hydrogel을 사용한 새로운 약물 제형은 지속적인 약물 방출을 가능하게 한다. 내이는 대형 분자가 와우에 침투하는 것을 방지하는 원형창과 난형창을 가지고 있으며 전신적으로 투여된 약물은 혈액-미로 장벽을 상대적으로 잘 통과하지 못한다. 고막 내 직접 약물 주사는 원형창을 통해 내이에 약물을 직접 전달하여 혈액-미로 장벽을 우회할 수 있으며, 전신 약물 투여로 인한 많은 부작용을 피할 수 있다. 나노입자(polymeric, liposomal, nano-crystal 제형)는 1~1000 nm 크기 범위로, 약물을 와우로 전달하는 데 사용할 수 있다. 이들은 치료제를 캡슐화하여 정원창막을 통과할 수 있다(그림 3.10).

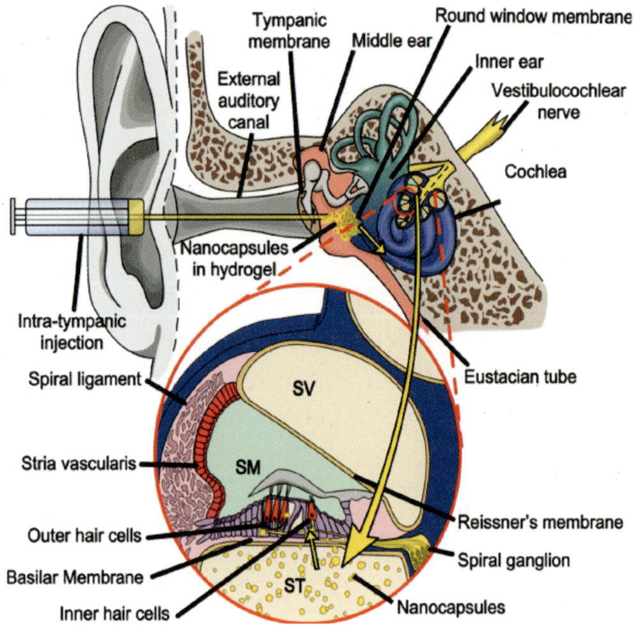

그림 3.10 Hydrogel 나노입자를 사용한 고실내 주입술
(출처: Chester J, Johnston E, Walker Det al. A review on recent advancement on age-related hearing loss: the applications of nanotechnology, drug pharmacology, and biotechnology. Pharmaceutics 2021; 13:1041.)

- 직접적인 와우 내 약물 전달을 위한 외과적 접근법에는 정원창을 통한 접근법과 와우 절개술을 통한 투여가 있다. 이러한 절차는 약물이 중이로 빠르게 제거되기 전에 와우 내로 효과적으로 전달되도록 하는 것이다. 예를 들어, 고막 내 N-acetylcysteine 주사는 cisplatin에 의한 이독성을 예방하는 데 효과적인 것으로 나타났다. 이 경로를 통한 N-acetylcysteine 주사의 최적 용량과 효과는 현재 두경부암 환자를 대상으로 한 2상 임상 시험(NCT04291209)에서 진행되고 있다. 무작위 임상 시험에서 연구된 두 번째 고막 내 약물은 dexamethasone이다. 이 약물은 cisplatin에 의한 ROS 생성을 제한하고 관련된 염증을 억제하는 데 효과적일 수 있다. 2019년 Freyer 등은 성인을 대상으로 한 dexamethasone 고막 내 주사 시험군과 대조대조 비교하였을 때 일관적인 결과를 확인할 수 없었다. Cisplatin 투여 전에 고농도의 thiosulfate을 와우에 전달할 수 있도록 한 고막 내 주사용 sodium thiosulfate pentahydrate (DB-020)의 새로운 제형도 현재 연구 중이다.

- 남아있는 내이세포의 상태는 환자마다 다르며 이를 확인하여 가장 적절한 치료방법을 선택하는 것이 중요하다. 유모세포만 손실되고 지지세포가 남아 있는 경우에는 유모세포 분화를 유도하는 물질로 치료하는 것이 적합하며, 유모세포와 지지 세포가 모

두 손실된 경우 세포 치료가 필요할 수 있다. 현재 내이의 세포 상태를 확인하는 적절한 방법이 부족하여 임상에서 사용가능한 세포 재생 및 대체 요법의 진행이 지연되고 있다.

4. 소음성 난청

소음성 난청은 일반적으로 장기간에 걸쳐 지속된 소음 노출로 인해 점차 악화되는 청력 손실을 뜻하며 직업, 환경, 또는 여가 등의 사회활동에서 소음원에 노출된 후 청각 구조에 가해지는 다요인적 손상의 결과이다(그림 3.11). 소음성 난청은 일측성 또는 양측성으로 나타날 수 있으며, 청력 손실은 일시적이거나 영구적일 수 있다. 소음성 난청의 중증도는 세포 손상의 정도와 위치에 따라 다르며, 이는 소음 노출의 강도와 지속 시간과 상관관계가 있다. 포유류의 청각 감각 상피인 코르티 기관의 감각 세포는 손실될 경우 재생되지 않기 때문에, 소음에 의한 청각 세포나 신경 퇴화는 영구적인 청력 손실을 초래할 수 있으며 반복적인 소음 노출 상황에서 더 그러하다.

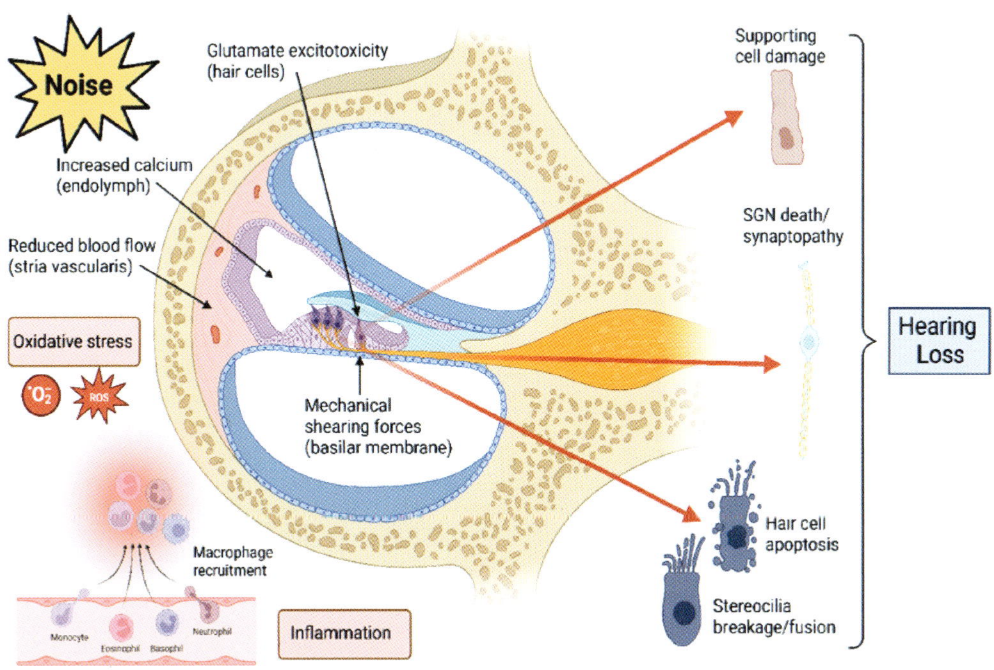

그림 3.11 소음성 난청의 발병기전
(출처: Natarajan N, Batts S, Stankovic KM. Noise-induced hearing loss. Journal of clinical medicine. 2023; 12:2347.)

1 소음성 난청의 치료

현재까지 소음성 난청을 위한 승인된 약물은 없으며 그 외 치료방법 또한 존재하지 않다. 임상에서는 소음 노출시 귀마개 등의 청력 보호하는 방법을 권장하며, 소음성 난청이 확인된 경우 보청기를 사용하거나, 난청이 진행될 시 인공 와우 수술을 시행해 볼 수 있다. 일부 급성 소음으로 인한 일시적 청력 손실의 경우 고막내 스테로이드 주입술을 사용할 수 있지만 아직까지 이를 뒷받침을 충분한 증거는 부족한 실정이며 만성적인 소음 노출에는 사용되지 않는다.

소음성 난청을 위한 새로운 치료방법으로 항염증, 항산화, 항흥분성, 항세포사멸 작용을 포함한 다양한 중재적 연구가 활발하게 진행 중이다. 2023년 1월을 기준으로 *ClinicalTrials.gov*에 등록된 소음성 난청과 관련된 임상시험은 21개 확인되었으며 종료 또는 중단된 12개의 임상시험 중 항산화 또는 항염증 효과가 입증된 임상시험은 단 5개에 불과하다(표 3.1). 미국 외에도 여러 국가에서 소음성 난청과 관련된 임상시험이 진행중이며 주로 일시적 역치 변동을 완화하는 데 그 초점을 맞추고 있다.

항산화 치료

- β-Carotene, 비타민 B, C, E, 아연, 마그네슘 등은 항산화 특성을 지니고 있으며, 이러한 제제들은 소음 노출 전 투여할 경우 동물 모델에서 혈관수축, 와우의 세포 사멸, 청력 손실을 감소시키는 것으로 나타났으며 복합 제제로 투여시 그 효과가 더 뚜렷하게 나타났다. 사람을 대상으로 한 2021년 Abbasi 등의 연구에 따르면, 특정 미량 영양소가 소음성 난청의 보호 효과를 보였으나 결과는 일관되게 나타나지 않았다. 젊은

표 3.1 완료된 소음성 난청 치료의 임상시험

ClinicalTrial.gov ID/Name	Intervention	Study Design	Population, N	Active Arm, N	Comparator Arm, N	Primary Outcome	Secondary Outcomes	Results	Publication	Sponsor
NCT02903355: Phase 3 Clinical Trial: D-methionine to Reduce Noise-Induced Hearing Loss (NIHL)	D-methionine to prevent NIHL or tinnitus in a military population	Phase 3 RCT	US drill sergeant instructor trainees (21–45 y) receiving weapons training, N = 266	18 days of oral D-methionine, n = 124	Placebo, n = 142	ASHA shift from baseline to day 29–36 post-drug (day 15–22 post-noise exposure)	Change in DOEHRS-HC, EWS STS, THI	D- methionine was not superior to placebo on any outcome in the interim analysis	None	Metamor, Inc., USA [discontinued development]
NCT00808470: Micronutrients to Prevent Noise-induced Hearing Loss	Micronutrients to reduce magnitude of TTS from 4 h of loud music in young adults	Phase 2 RCT	Adults (18–35 y) with normal hearing, N = 70	4 days of oral beta carotene, vitamins C and E, magnesium, n = 35	Placebo, n = 35	Mean threshold shift at 4 kHz in both ears 15 min post-music vs. baseline	Threshold shift at 0.25, 0.5, 1, 2, 3, 6, and 8 kHz post-music; change in DPOAE amplitude, PMTF thresholds, and tinnitus measures	Micronutrients were not superior to placebo on any outcome in the final analysis	LePrell et al., 2016 [291]	University of Michigan, USA
NCT00552786: Antioxidation Medication for Noise-induced Hearing Loss	NAC to prevent TTS in workers exposed to noise in Taiwan	Randomized Phase 2 crossover	Males (25–65 y) with known work noise exposure, N = 53	14 days of 1200 mg NAC	Glucose capsule	Threshold shift from baseline measured with PTA, four time-spaced assessments	Threshold shift from baseline measured with DPOAE, four time-spaced assessments	NAC significantly reduced TTS among men without any *GSTIM1* or *GSTT1* polymorphisms	Lin et al. (2010) [300]	National Taiwan University Hospital, Taiwan
NCT02951715: Improvement of Tinnitus After Oral Zinc on Patients With Noise-induced Hearing Loss	Zine to improve NIHL and tinnitus symptoms	Open label, single arm	Adults with confirmed NIHL-related tinnitus, N = 20	2 months of 40 mg oral zinc daily	None	THI change from baseline	Threshold shift, speech discrimination, DPOAE, tinnitus pitch/loudness from baseline	Zinc did not significantly improve hearing threshold but did improve THI score from baseline	Yeh et al. (2019) [296]	Chang Gung Memorial Hospital, China
NCT01444846: Otoprotection With SPI-1005 for Prevention of Temporary Auditory Threshold Shift	Ebselen to prevent TTS	Phase 2 RCT	Adults (18–31 y) with normal hearing, N = 83	4 days of oral 200, 400, or 600 mg ebselen, total n = 63	Placebo capsule, n = 20	Reduction in TTS from baseline (15 min post-sound exposure) at 4 kHz	N/A	Significant reduction in TTS at 4 kHz in 400 mg ebselen vs. placebo groups	Kil et al. (2017) [309]	Sound Pharmaceuticals, Inc., USA

(출처: Natarajan N, Batts S, Stankovic KM. Noise-induced hearing loss. Journal of clinical medicine 2023; 12:2347.)

성인들에게 4시간 동안의 큰 음악 소음 노출 전 β-Carotene, 비타민 C와 E, 마그네슘을 투여한 무작위 2상 임상시험(NCT00808470)에서는 이러한 미량 영양소가 소음으로 인한 일시적 청력 손실을 예방하는 데 있어 위약보다 우월하지 않다는 결과를 보고하였다. 그러나 이스라엘 군인을 대상으로 한 연구에서는 경구 마그네슘이 위약에 비해 소음으로 인한 일시적 및 영구 청력 손실의 정도를 유의미하게 줄였다. 마찬가지로, 별도의 전향적 무작위 시험에서는 비타민 B12와 비타민 E가 위약에 비해 소음으로 인한 일시적 청력 손실을 유의미하게 완화하였다. 하지만 소음성 난청과 관련된 이명을 가진 성인을 대상으로 한 경구 아연(NCT02951715) 개방형 연구에서는 2개월 후 치료가 이명 증상은 개선했으나 청력 역치에는 변화가 없는 것으로 나타났다.

- N-acetylcysteine은 glutathione 생합성을 위한 cysteine을 공급하며, 활성산소종(reactive oxygen species, ROS)과 활성 질소종(reactive nitrogen species, RNS)의 해독을 촉진하기 위해 과산화수소와 수소 라디칼을 제거하는 역할을 한다. 대만에서 시행된 연구 중 소음에 지속적으로 노출된 남성 노동자들에게 N-acetylcysteine을 투여한 무작위 2상 교차 임상시험(NCT00552786)에서는 일부 노동자들에게서 소음으로 인한 일시적 청력손실의 정도가 위약에 비해 유의미하게 감소했다고 보고하였다. 특히, 이러한 효과는 세포 해독과 발암물질의 무효화(nullification)에 관여하는 *GSTM1* 또는 *GSTT1* 유전자의 다형성이 없는 시험군에서만 나타났다. 따라서 N-acetylcysteine과 같은 항산화 요법은 특정 인구에서 소음으로 인한 일시적 청력손실의 정도를 줄이는 데 도움이 될 수 있으나, 개개인의 유전적 특성이 영향을 미치는 것으로 확인되었다.
- D-methionine은 조직 복구와 셀레늄/아연 흡수에 필요한 활성형 필수 아미노산 메티오닌 중 하나이다. 미국 사관 후보생을 대상으로 한 무작위 이중맹검 3상 임상시험(NCT02903355)에서는 화기 훈련 전과 훈련동안 D-methionine을 투여했으나, 이는 청력 역치 변화 예방에 있어 위약보다 우월하지 않다는 결과가 보고되었다. 이와 유사하게, N-acetylcysteine을 미국 해병대 실험군에 투여한 임상2상 유사 시험에서도 소음으로 인한 일시적 청력손실 예방에 있어 위약보다 우월하지 않았다.
- 소리 조건화(sound conditioning)는 강한 소음 전에 저강도 소음을 노출시키는 방법으로, 내이에서 항산화 활성을 증가시키는 것을 목표로 한다. 이러한 자극은 와우혈관조와 Corti기를 활성화하여 소음으로 인한 활성산소 피해로부터 보호하는 효소(glutathione reductase, gamma-glutamyl cysteine synthetase, catalase 등)를 활성화될 수 있도록 하는 준비과정으로 여겨진다. 영국의 젊은 성인들을 대상으로 소리 조건화가 일시적 청력 손실과 이명을 완화할 수 있는지를 조사한 완료된 전향적 임상시

험(NCT03878875)이 있었으나, 아직 결과가 게시 발표되지 않았으며 현재까지는 동물 모델에서만 소리 조건화의 효과가 입증되었다.

항염증 치료

- Ebselen은 합성 셀레늄을 포함한 분자로 항염증 특성을 지니며 감각신경성 난청 치료제로 여겨지고 있다. Ebselen은 소음 또는 독성으로 인한 손상 이후 억제되는 항산화효소인 과산화효소(glutathione peroxidase)을 모방하며, Keap1-Nrf2 세포 보호 작용을 활성화시킨다. 83명의 정상 청력을 가진 성인을 대상으로 한 무작위 2상 임상시험(NCT01444846)에서는, 위약과 200 mg, 400 mg, 600 mg의 Ebselen을 소음 노출 시험 전후로 2일씩 투여한 결과를 비교하였다. 그 결과는 400 mg Ebselen을 투여한 실험군에서 4kHz에서의 평균 일시적 청력 손실이 위약 대조군에 비해 68% 유의미하게 감소한 것으로 나타났다.
- 소음성 난청 치료제로 고압 산소 요법과 스테로이드에 대한 임상 시험이 주로 급성 음향 외상(acute acoustic trauma)에 초점을 맞춰 진행되었다. 스테로이드 치료는 급성 음향 외상과 관련된 내이 염증을 줄이는 데 사용되며, 동물 모델에서는 레이저를 이용한 고막 절개술을 통해 고막 내로 투여 시 체내 투여보다 더 높은 와우액 농도를 달성할 수 있었다. 치료의 효과는 난청 발병 이후 초기치료 시기에 따라 달라진다. 중국에서 시행한 한 연구 보고에 따르면 소음성 난청 발병 후 3일 이내에 고막 내 및 전신 스테로이드를 투여한 무작위 시험에서 고막 내로 투여를 받은 시험군에서 청각 결과와 어음 인식 능력이 전신 투여 시험군보다 유의미하게 개선되었지만 개인마다 큰 차이를 보였다. 한 전향적 시험에서는 그리스 군인들 중 급성 음향 외상에 대한 조기 치료로 정맥 스테로이드와 뇌기능 개선제인 피라세탐(piracetam)을 투여한 결과는 소음 노출 후 1시간 이내에 치료를 받은 시험군에서 16시간 또는 24시간 이후에 치료를 받은 시험군에 비해 유의미한 청각 회복이 확인되었다. 이스라엘 군인들이 참여한 급성 청각 손상 후 경구 스테로이드를 사용한 사례 대조 연구에서도 24시간 이내에 치료를 받았을 때 치료를 받지 않은 대조군보다 청력 결과가 유의미하게 회복되었다고 결과를 보고하였다.
- 고압 산소 요법은 돌발성 특발성 난청에서 와우 저산소증을 완화하기 위해 이전에 사용되었으며, 고막 내 스테로이드 요법과 함께 사용되기도 했다. 소음성 난청과 관련하여 여러 후향적 연구들은 스테로이드 요법을 사용하거나 사용하지 않은 고압산소치료가 급성 음향 외상 후 청력 회복에 도움이 되었음을 보여주었지만, 그 혜택은 제한적이고 일관되지 않았다. 또한, 급성 음향 외상 이후 벨기에 군인들을 대상으로 한 전

향적 무작위 임상 시험에서는 고압산소치료와 스테로이드 & 피라세탐 복합 투여를 포함한 3가지 요법을 비교하였다. (1) 10일간 경구투여, (2) 10일간 고압산소치료 (3일간 1일 2회, 그 후 일주일간 1일 1회)와 5일간 정맥투여 후 경구 투여, (3) 10일간 1일 1회 고압산소치료와 경구 투여한 결과 치료 열흘 후 고압산소치료를 받은 시험군에서 경구 투여만 받은 시험군보다 청력 결과가 우수했지만, 어느 고압산소치료 요법이 더 효과적인지는 명확하게 구분되지 않았다. 급성 음향 외상에서는 스테로이드 치료와 마찬가지로 고압산소치료도 조기에 이루어져야 효과가 나타나는 것으로 여겨진다.

참고문헌

1. Abbasi M, Pourrajab B, Tokhi MO. Protective effects of vitamins/antioxidants on occupational noise-induced hearing loss: a systematic review. J Occup Health. 2021;63(1):e12217.
2. Jiang L, Wang D, He Y, Shu Y. Advances in gene therapy hold promise for treating hereditary hearing loss. Molecular Therapy 2023; 31:934-950.
3. Altschuler RA, et al. Rapamycin added to diet in late mid-life delays age-related hearing loss in UMHET4 mice. Front Cell Neurosci. 2021;15:658972.
4. Battelino S, et al. TMPRSS3 mutations in autosomal recessive nonsyndromic hearing loss. Eur Arch Otorhinolaryngol. 2016;273:1151-1154.
5. Bermúdez-Muñoz JM, et al. G6PD overexpression protects from oxidative stress and age-related hearing loss. Aging Cell. 2020;19(12):e13275.
6. Borse V, et al. Epigallocatechin-3-gallate, a prototypic chemopreventative agent for protection against cisplatin-based ototoxicity. Cell Death Dis. 2017;8(7):e2921.
7. Chang MY, et al. Refinement of molecular diagnostic protocol of auditory neuropathy spectrum disorder: disclosure of significant level of etiologic homogeneity in Koreans and its clinical implications. Medicine. 2015;94(47):e1996.
8. Chester J, et al. A review on recent advancement on age-related hearing loss: the applications of nanotechnology, drug pharmacology, and biotechnology. Pharmaceutics. 2021;13(7):1041-1061.
9. Choi MJ, Kang H, Lee YY, Choo OS, Jang JH, Park SH, Moon JS, Choi SJ, Choung YH. Cisplatin-induced ototoxicity in rats is driven by RIP3-dependent necroptosis. Cells. 2019;8(5):409.
10. Choi SJ, Kim SW, Lee JB, Lim HJ, Kim YJ, Tian C, So HS, Park R, Choung YH. Gingko biloba extracts protect auditory hair cells from cisplatin-induced ototoxicity by inhibiting perturbation of gap junctional intercellular communication. Neuroscience. 2013;244:49-61.
11. Choo OS, Lee YY, Kim YS, Kim YJ, Lee DH, Kim H, Jang JH, Choung YH. Effect of statin on age-related hearing loss via drug repurposing. Biochim Biophys Acta – Mol Cell Res (BBA-MCR). 2022;1869(11):119331.
12. Choung YH, Taura A, Park K, Choi SJ, Masuda M. Ryan AF. Generation of highly-reactive oxygen species is closely related to hair cell damage in rat organ of Corti treated with gentamicin. Neuroscience 2009 Jun 16;161(1):214-226.

13. Febles NK, et al. A combinatorial approach to protect sensory tissue against cisplatin-induced ototoxicity. Hear Res. 2022;415:108430.

14. Freyer DR, et al. Interventions for cisplatin-induced hearing loss in children and adolescents with cancer. Lancet Child Adolesc Health. 2019;3(8):578-584.

15. Guo JY, et al. Cochleovestibular gene transfer in neonatal mice by canalostomy. Neuroreport. 2017;28(11):682-688.

16. Han JS, Kim YL, Yu HJ, Park JM, Kim YJ, Choung YH, Park SY, Park SN. Safety and efficacy of intratympanic histamine injection as an adjuvant to dexamethasone in a noise-induced murine model. Eur J Pharm Sci. 2022;106291.

17. Honkura Y, et al. Effects of enriched endogenous omega-3 fatty acids on age-related hearing loss in mice. BMC Res Notes. 2019;12:1-7.

18. Hoshino T, et al. Protective role of Nrf2 in age-related hearing loss and gentamicin ototoxicity. Biochem Biophys Res Commun. 2011;415(1):94-98.

19. Hu J, et al. Tauroursodeoxycholic acid prevents hearing loss and hair cell death in Cdh23erl/erl mice. Neuroscience. 2016;316:311-320.

20. Huang T, Santarelli R, Starr A. Mutation of OPA1 gene causes deafness by affecting function of auditory nerve terminals. Brain Res. 2009;1300:97-104.

21. Ibrahim I, et al. Mitochondrial mutations associated with hearing and balance disorders. Mutat Res. 2018;810:39-44.

22. Jang JH, Oh J, Han JH, Park HR, Kim BJ, Lee S, Kim MY, Lee S, Oh DY, Choung YH, Choi B. Identification of a novel frameshift variant of POU3F4 and genetic counseling of Korean incomplete partition type III subjects based on detailed genotypes. GTMB. 2019;23(6):423-427.

23. Jung JS, Lee JM, Kang H, Park K, Kim YS, Ha JH, So S, Sung S, Yun JH, Jang JH, Choi SJ, Choung YH. miR-409-3p regulates IFNG and p16 signaling in human blood of aging related hearing loss. Cells. 2024;13:1595.

24. Kanzaki S. Gene delivery into the inner ear and its clinical implications for hearing and balance. Molecules. 2018;23(10):2507.

25. Kil J, et al. Safety and efficacy of ebselen for the prevention of noise-induced hearing loss: a randomised, double-blind, placebo-controlled, phase 2 trial. Lancet. 2017;390(10098):969-979.

26. Kim BJ, Jang JH, Han JH, Park HR, Oh DY, Lee MY, Kim MY, Kim AR, Lee C, Kim N, Park WY, Choung YH, Choi BY. Mutational and phenotypic spectrum of OTOF-related auditory neuropathy in Koreans: eliciting reciprocal interaction between bench and clinics. J Translational Medicine. 2018;16(1):330.

27. Kim YJ, Choo OS, Lee JS, Jang JH, Woo HG, Choung YH. BCL2 interacting Protein 3-like/NIX-mediated mitophagy plays an important role in the process of age-related hearing loss. Neuroscience. 2021;455:39-51.

28. Kim YJ, Jeong IH, Ha JH, Kim YS, Sung S, Jang JH, Choung YH. The Suppression of Ubiquitin C-terminal Hydrolase L1 Promotes the Transdifferentiation of Auditory Supporting Cells into Hair Cells by Regulating the mTOR Pathway. Cells. 2024;13:737.

29. Kim YJ, Lee JS, Kim H, Jang JH, Choung YH. Gap junction-mediated intercellular communication of cAMP prevents CDDP-induced ototoxicity via cAMP/PKA/CREB pathway. Int J Mol Sci. 2021;22:6327.

30. Kim YJ, Kim J, Kim YS, Shin B, Choo OS, Lee JJ, Choung YH. Connexin 43 acts as a pro-apoptotic modulator in cisplatin-induced auditory cell death. Antioxid Redox Signal.

2016; 25(11):623-636.

31. Kim YJ, Kim J, Tian C, Lim HJ, Kim YS, Chung JH, Choung YH. Prevention of cisplatin-induced ototoxicity by the inhibition of gap junctional intercellular communication in auditory cells. Cell Mol Life Sci 2014;71(19):3859-3871.

32. Kim YJ, Kim K, Lee YY, Choo OS, Jang JH, Choung YH. Downregulated UCHL1 accelerates gentamicin-induced auditory cell death autophagy. Mol Neurobiol. 2019;56(11):7433-7447.

33. Kim YJ, Tian C, Kim J, Shin B, Choo OS, Kim YS, Choung YH. Autophagic flux, a possible mechanism for delayed gentamicin-induced ototoxicity. Sci Rep. 2017;7:41356.

34. Kitano T, et al. Detailed clinical features of deafness caused by a claudin-14 variant. Int J Mol Sci. 2019;20(18):4579.

35. Le Prell CG, et al. Dietary supplement comprised of β-carotene, vitamin C, vitamin E, and magnesium: failure to prevent music-induced temporary threshold shift. Audiol Neurotol Extr. 2016;6(2):20-39.

36. Lee JJ, Jang JH, Choo OS, Lim HJ, Choung YH. Steroid intracochlear distribution differs by administration method: systemic vs. intratympanic injection. Laryngoscope 2018; 128(1): 189-194.

37. Lee JS, Kang SU, Hwang HS, Pyun JH, Choung YH, Kim CH. Epicatechin protects the auditory organ by attenuating cisplatin-induced ototoxicity through inhibition of ERK. Toxicol Lett. 2010;199(3):308-316.

38. Lee YY, Choo OS, Kim YJ, Gil ES, Jang JH, Kang Y, Choung YH. Atorvastatin Prevents Hearing Impairment in the Presence of Hyperlipidemia. Biochim Biophys Acta – Mol Cell Res (BBA-MCR). 2020;1867(12):118850.

39. Lee YY, Ha J, Kim YS, Ramani S, Sung S, Gil ES, Choo OS, Jang JH, Choung YH. Ab normal Cholesterol Metabolism and Lysosomal Dysfunction Induce Age-Related Hearing Loss by Inhibiting mTORC1-TFEB-Dependent Autophagy. Int J Mol Sci 2023; 24:17513.

40. Lee YY, Gil ES, Jeong IH, Kim HT, Jang JH, Choung YH. Heat shock factor 1 prevents age-related hearing loss by decreasing endoplasmic reticulum stress. Cells. 2021;10(9):2454.

41. Lee YY, Kim YJ, Gil ES, Kim HT, Jang JH, Choung YH. Type 1 diabetes induces hearing loss: functional and histological findings in an Akita mouse model. Biomedicines 2020;8(9):E343.

42. Lentz JJ, et al. Direct delivery of antisense oligonucleotides to the middle and inner ear improves hearing and balance in Usher mice. Mol Ther. 2020;28(12):2662-2676.

43. Lin CY, et al. N-acetyl-cysteine against noise-induced temporary threshold shift in male workers. Hear Res. 2010;269(1-2):42-47.

44. Lu Y, et al. Hereditary hearing loss: a systematic review of potential treatments and interventions. Am J Audiol. 2023;32(4):972-989.

45. Martinez-Vega R, et al. Long-term omega-3 fatty acid supplementation prevents expression changes in cochlear homocysteine metabolism and ameliorates progressive hearing loss in C57BL/6J mice. J Nutr Biochem. 2015;26(12):1424-1433.

46. Maharajan N, Cho GW, Jang CH. Therapeutic application of mesenchymal stem cells for cochlear regeneration. In Vivo. 2021;35(1):13-22.

47. Mikuriya T, et al. Attenuation of progressive hearing loss in a model of age-related hearing loss by a heat shock protein inducer, geranylgeranylacetone. Brain Res. 2008;1212:9-17.

48. Miwa T. Protective effects of N1-methylnicotinamide against high-fat diet- and age-induced hearing loss via moderate overexpression of sirtuin 1 protein. Front Cell Neurosci. 2021;15:634868.

49. Naldi AM, et al. Neuronal erythropoietin overexpression protects mice against age-related hearing loss (presbycusis). Neurobiol Aging. 2015;36(12):3278-3287.

50. Natarajan N, Batts S, Stankovic KM. Noise-induced hearing loss. J Clin Med. 2023;12(6):2347.

51. Oishi T, et al. Activation of the NRF2 pathway in Keap1-knockdown mice attenuates progression of age-related hearing loss. npj Aging Mech Dis. 2020;6(1):14.

52. Oya M, et al. Utility of hyperbaric oxygen therapy for acute acoustic trauma: 20 years' experience at the Japan maritime self-defense force undersea medical center. Int Arch Otorhinolaryngol. 2019;23(4).

53. Paplou V, Schubert NM, Pyott SJ. Age-related changes in the cochlea and vestibule: shared patterns and processes. Frontiers in neuroscience. 2021; 15:680856.

54. Park JS, Park JS, Kim SW, Park K, Choung YH, Jou I, Park SM. Pravastatin attenuates noise-induced cochlear injury in mice. Neuroscience. 2012;208:123-132.

55. Park S, Kim YJ, Shama H, Kim D, Gwon Y, Kim W, Park S, Ha CW, Choung YH, Kim J. Graphene hybrid inner ear organoid with enhanced maturity. Nano Lett. 2023;23(1):5573-5580.

56. Peixoto Pinheiro B, et al. A potassium channel agonist protects hearing function and promotes outer hair cell survival in a mouse model for age-related hearing loss. Cell Death Dis. 2022;13(7):595.

57. Pham TNM, et al. Protective mechanisms of avocado oil extract against ototoxicity. Nutrients. 2020;12(4):947.

58. Pioneering gene therapy restores UK girl's hearing. https://www.bbc.com/news/health-68921561.

59. Rousset F, et al. Redox activation of excitatory pathways in auditory neurons as mechanism of age-related hearing loss. Redox Biol. 2020;30:101434.

60. Stawicki TM, et al. The zebrafish merovingian mutant reveals a role for pH regulation in hair cell toxicity and function. Dis Model Mech. 2014;7(7):847-856.

61. Tavanai E, et al. Age-related hearing loss: an updated and comprehensive review of the interventions. Iran J Basic Med Sci. 2024;27(3):256.

62. Tekin AM, et al. A new pathogenic variant in the TRIOBP associated with profound deafness is remediable with cochlear implantation. Audiol Neurootol. 2021;26(2):76-84.

63. Thatcher A, et al. ACEMg supplementation ameliorates progressive Connexin 26 hearing loss in a child. Int J Pediatr Otorhinolaryngol. 2014;78(3):564-566.

64. Tian CJ, Kim SW, Kim YJ, Lim HJ, Park R, So HS, Choung YH. Red ginseng protects against gentamicin-induced balance dysfunction and hearing loss in rats through antiapoptotic functions of ginsenoside Rb1. Food Chem Toxicol. 2013;60:369-376.

65. Tian CJ, Kim YJ, Kim SW, Lim HJ, Kim YS, Choung YH. A combination of cilostazol and Ginkgo biloba extract protects against cisplatin-induced Cochleo-vestibular dysfunction by inhibiting the mitochondrial apoptotic and ERK pathways. Cell Death Dis. 2013;4:e509.

66. Tian C, Kim YJ, Hali S, Choo OS, Lee JS, Jung SK, Park CB, Choung YH. Suppressed expression of LDHB promotes age-related hearing loss via aerobic glycolysis. Cell Death Disease. 2020;11(5):375.

67. Tian C, Kim YJ, Lim HJ, Kim YS, Park HY, Choung YH. Red ginseng delays age-related hearing and vestibular dysfunction in C57BL/6 mice. Exp Gerontol. 2014; 57C:224-232.

68. Vlajkovic SM, et al. Adenosine kinase inhibition in the cochlea delays the onset of age-related hearing loss. Exp Gerontol. 2011;46(11):905-914.

69. Walters BJ, et al. *In vivo* interplay between p27Kip1, GATA3, ATOH1, and POU4F3 converts non-sensory cells to hair cells in adult mice. Cell Rep. 2017;19(2):307-320.

70. Wang J, Puel JL. Toward cochlear therapies. Physiol Rev. 2018;98(4):2477-2522.

71. Xiong H, et al. Modulation of miR-34a/SIRT1 signaling protects cochlear hair cells against oxidative stress and delays age-related hearing loss through coordinated regulation of mitophagy and mitochondrial biogenesis. Neurobiol Aging. 2019;79:30-42.

72. Yeh CW, et al. Effects of oral zinc supplementation on patients with noise-induced hearing loss associated tinnitus: a clinical trial. Biomed J. 2019;42(1):46-52.

73. Yoshida H, et al. Long term speech perception after cochlear implant in pediatric patients with GJB2 mutations. Auris Nasus Larynx. 2013;40(5):435-439.

74. Yu YF, et al. Effect of T-type calcium channel blockers on spiral ganglion neurons of aged C57BL/6J mice. Int J Clin Exp Med. 2015;8(9):15466.

난청의 역학

Epidemiology of hearing loss

유엔(United Nations, UN)은 65세 이상의 고령자 비율이 전체 인구의 7% 이상일 때를 고령화 사회, 14% 이상일 때를 고령 사회, 그리고 20% 이상일 때를 초고령 사회로 정의한다. 한국 국가통계포털(Korean Statistical Information Service, KOSIS)에 따르면, 2024년 현재 한국의 65세 고령 인구 비중은 19.2%이며, 빠르면 2025년부터 초고령 사회로 진입할 것으로 예상된다.

초고령 사회로의 진입은 한국뿐만 아니라 유럽과 북미 등 선진국에서도 공통적으로 나타나는 현상이다. 유엔의 '2024년 세계인구전망 보고서'에 따르면, 유럽은 2023년에 이미 초고령 사회에 진입하였으며, 북미는 2029년에 초고령 사회에 진입할 것으로 예상된다. 더욱 놀라운 점은, 비단 유럽이나 북미 등 선진국뿐만 아니라 2039년에는 전 세계가 고령 사회에 진입할 것으로 예상된다는 점이다. 이는 노인 인구의 증가와 여기에 필연적으로 수반될 여러 질병들이 중요한 보건 문제로 부각될 것임을 시사한다.

전 세계적인 저출산 현상으로 인해 초고령 사회로의 진입은 더욱 가속화되는 면이 있기는 하나, 의학과 공중 보건의 발전으로 각 개인의 절대적인 수명이 길어지는 것도 중요한 원인이다. 절대적인 수명이 증가는 곧 노화로 인해 발생하는 여러 질병들의 유병률이 높아지는 것을 의미한다. 그 중에서도 난청은 노화와 관련된 질병 중에서도 유병률의 증가가 두드러질 것으로 예상되는 대표적인 질병이다. 본 장에서는, 한국 및 주요 국가들의 난청 유병률을 살펴보고, 난청에 더욱 많은 관심을 가져야 하는 이유에 대해 알아보고자 본다.

1. 난청 현황 – WHO 보고

국제보건기구(World Health Organization, WHO)에서는 난청을 주요 보건학적 과제로 삼고 있다. 한국 및 여러 선진국에서는 앞서 언급한 초고령 사회 진입에 따른 노인성 난청 인구의 증가를 주된 과제로 삼고 있지만, 개발도상국에서는 여전히 산전/산후 감염, 소음에 의한 난청 등 예방 가능한 난청에 대한 관리도 중요하다고 보고 있다. 따라서 WHO의 보고서는 난청에 대한 조금 더 포괄적인 정보를 제공하고 있다.

WHO 보고서에 따르면, 전 세계 인구의 약 5%, 즉 약 4억 6천만 명이 보청기 등과 같은 청각 재활이 필요한 난청 환자로 추산된다(청력역치 35 dB 이상). 경도 난청 환자까지 포함하면 실제 난청 인구는 훨씬 더 많을 것으로 예상된다. 난청 환자는 지속적으로 증가하여 2050년에는 어느 정도 청력 저하가 있는 난청 환자가 25억 명에 달할 것으로 예상되며, 이 중 보청기 등의 청각 재활이 필요한 난청 환자는 약 7억 명에 이를 것으로 예측되고 있다.

특히 노인층에서 난청의 유병률이 더 높아질 것으로 보이며, 60세 이상 인구의 약 25%는 난청으로 인해 불편함을 경험할 것으로 예상된다. 그러나 젊은 층 역시 난청에서 완전히 자유롭지 않다. WHO 보고서는 10억 명 이상의 젊은 성인들이 안전하지 않은 청취 습관을 가지고 있어, 예방이 가능했던 청력 손실의 위험에 처해 있다고 경고하고 있다.

난청으로 인한 공중 보건 비용도 급증할 것으로 예상되며, WHO는 난청으로 인한 연간 추가 비용이 약 7,500억 달러에 이를 것으로 추정하고 있다. 그러나 대부분의 난청

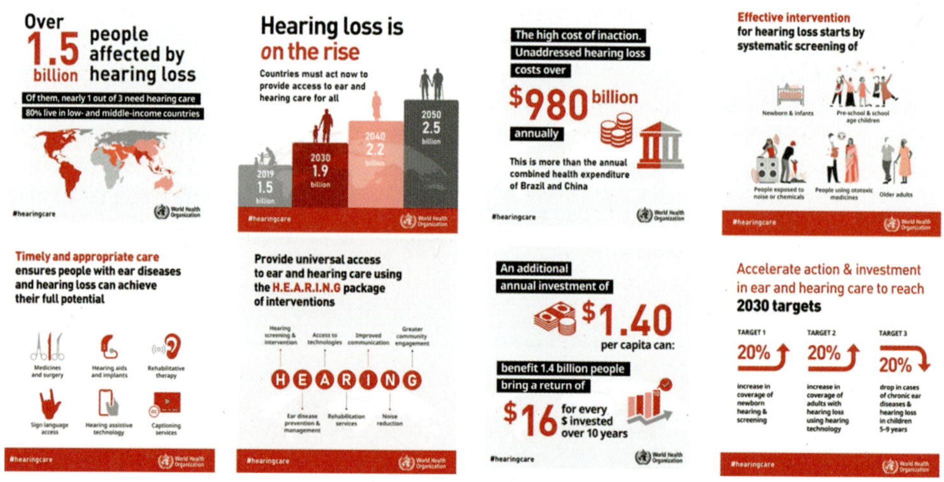

Over 1.5 billion people affected by hearing loss
Of them, nearly 1 out of 3 need hearing care
80% live in low- and middle-income countries
#hearingcare
Hearing loss is on the rise
Countries must act now to provide access to ear and hearing care for all
2019 1.5 billion
2030 1.9 billion
2040 2.2 billion
2050 2.5 billion
The high cost of inaction.
Unaddressed hearing loss
costs over
$980 billion
annually
This is more than the annual combined health expenditure of Brazil and China
Effective intervention for hearing loss starts by systematic screening of
Timely and appropriate care ensures people with ear diseases and hearing loss can achieve their full potential
Provide universal access to ear and hearing care using the H.E.A.R.I.N.G package of interventions
HEARING
An additional annual investment of
$1.40 per capita can:
benefit 1.4 billion people
bring a return of
$16 for every $ invested over 10 years
Accelerate action & investment in ear and hearing care to reach 2030 targets
20%
20%
20%

그림 4.1 WHO에서 소셜미디어를 통해 제작하고 배포하는 난청의 현황과 관리에 대한 홍보물. 노인성 난청뿐만 아니라 신생아 난청 선별검사가 더 많이 보급되기 위한 노력도 함께 진행되고 있음.

은 치료가 불가능하기 때문에, 예방이 가능한 난청을 방지하기 위한 보건학적 노력 외에는 보청기나 인공와우와 같은 청각 재활 기기의 사용을 권유하는 방법밖에 없는 실정이다.

특히 보고서에 따르면 난청 환자의 57%가 저소득 또는 중위 소득층에 속하며, 보청기 등 청각 재활 기기의 높은 비용으로 인해 많은 이들이 충분한 치료를 받지 못하고 있다. 이로 인해 궁극적으로는 저렴하고 더 많은 사람들이 혜택을 볼 수 있는 난청 치료제 개발이 시급하다는 필요성이 대두되고 있다. 따라서 이를 위한 난청 연구가 더 활성화되어야만 할 것이다.

2. 난청 현황 – 미국

미국에서 난청에 대한 주요 핵심 통계 및 지표는 미국 국립보건원(National Institutes of Health, NIH)의 웹페이지에 비교적 잘 정리가 되어 있다. 이 중 주요 지표는 다음과 같다.

- 1000명 중 2-3명이 어느 정도의 청력 소실을 동반한 선천성 난청으로 태어남.
- 20-69세 인구의 난청 유병률은 1999-2004년 조사 당시 16%에서 2011-2012년 조사 때는 14%로 약간의 감소가 있었음.
- 난청의 유병률은 연령에 따라서 증가함. 45-54세 인구에서는 약 5%가 난청 환자로 추산되나 이는 55-64세 인구에서는 10%로 증가하며, 65-74세 인구에서 22%를 거쳐 75세 이상에서는 55%까지 증가함.
- 2880만명은 보청기 사용으로 청각재활 효과를 볼 수 있을 것으로 예측됨.
- 보청기로 혜택을 볼 수 있을 것으로 예상되는 70세 이상 난청 환자 중 30% 정도만 보청기를 사용하고 있는 것으로 조사됨.

난청이 원인이 되어 또다른 질병의 발생 확률을 높일 수도 있다. 최근 가장 주목을 받는 것 중에 하나는 난청과 치매(dementia)와의 관계이다(그림 4.2). 미국 전국규모 데이터(the National Health and Aging Trends Study, NHATS)를 바탕으로 수행한 연구에서는 실제 중고도 이상의 난청(moderate to severe hearing loss)은 정상 청력군과 비교하였을 때 치매의 유병률이 더 높았다. 보청기를 사용하는 난청 환자들은 이 유병률이 상대적으로 낮다는 점도 주목할 만 하다. 아마 난청과 치매, 그리고 보청기의 사용 또는 인공와우이식술 등 적극적인 치료 간의 관계는 더 많은 연구가 이뤄질 것으로 예상된다.

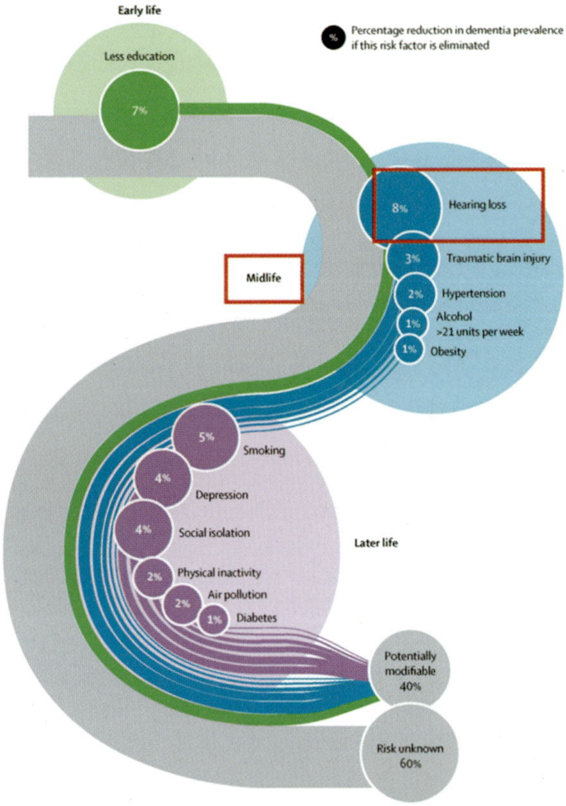

그림 4.2 치매(dementia)에 영향을 줄 수 있는 요인에 대한 모식도. 60%는 알 수 없는 원인으로 발생하며, 개인의 노력에 따라 조절할 수 있는 비율을 약 40% 정도로 보고 있고 이 중 8%가 난청에 해당됨.
(출처 : Livingston G, Huntley J, Sommerlad A, et al. Dementia prevention, intervention, and care: 2020 report of the Lancet Commission. Lancet. 2020;396(10248):413-446).

보청기의 사용률이 낮은 점은 여전히 문제로 작용하고 있다. 보청기가 필요한 인구 중 4명 중 3명은 보청기를 구입할 수 있는 경제적인 여력이 없다는 보고가 있다. 결국 보청기 구입에 필요한 높은 비용은 보청기 사용을 막는 여러 어려움 중 하나로 지적되고 있다.

3. 난청 현황 – 유럽

앞서 유럽은 이미 2023년부터 초고령 사회로 진입하였다는 점을 언급한 바 있고 따라서 유럽에서는 난청의 유병률도 더 높을 것으로 예상되며, 실제 그렇다. WHO에서는 유럽 지역의 난청 환자는 1억 9천만명으로 전체 인구의 20% 정도로 제시하고 있다.

지난 2022년에 발표된 프랑스 연구(CONSTANCES study)에서는 18세에서 75세

사이 186,460명의 프랑스인을 대상으로 난청의 유병률과 보청기 사용률을 조사한 바 있다. 청력 역치 20 dB HL을 기준으로 난청을 정의하였을 때는 18-25세 연령 군에서는 3.4%가 난청 환자로 조사되며, 이는 71-75세 연령에서는 73.3%까지 증가한다. 실제적인 장애를 일으킬 수 있는 청력 역치 35 dB HL를 기준으로 했을 때는 18-25세 연령 군에서는 0.3%로 조사되고 71-75세 연령 군에서는 23.3%까지 증가한다. 본 연구는 75세 이하를 대상으로 했기 때문에, 상대적으로 70대 유병률이 낮게 측정되었다는 점을 감안해야 한다. 이들의 보청기 사용률은 18-25세 연령 군에서는 56.7%가 보청기를 사용하고 있었으나 71-75세 연령에서는 32.9%에 그쳤다.

독일의 난청 유병률은 대체로 16%에서 25%로 보고 있다. 약 5000명이 참여하고 있는 코호트 연구(The Gutenberg Health Study)에서 연령에 따른 난청 유병률을 비교적 자세히 보여주고 있다. 이 연구 참여자들 전체에서, 20% (순음청력도를 바탕으로 Röser가 계산한 4개 주파수 표에 따라 계산. 독일에서 흔하게 사용되는 방식으로 순음청력역치와 약간의 차이는 있으나 40% 이상의 소실부터 중등도 난청으로 취급하는 것은 동일함) 이상의 소실이 있는 난청 환자는 전체 코호트의 40.6%였다. 연령에 따라 난청의 유병률이 급격히 증가하는 것은 다른 연구와 비슷한 패턴을 보이고 있다. 40% 이상의 소실을 의미하는 중등도 난청을 기준으로 했을 때 65-69세 연령 군에서는 5.3%에 그치나 75-79세 연령 군에서는 30.4%까지 오르고 80-84세 연령 군에서는 48.7%까지 치솟게 된다(우측 귀 기준. 수치상 약간의 차이는 있으나 좌측도 비슷한 수준). 보청기 사용률은 다른 나라와 마찬가지로 낮다. 보청기 착용의 대상이 되는 난청 환자 중 양측 보청기의 사용률은 7.7%에 그친다고 보고하고 있다.

영국도 전체적인 경향은 비슷하다. 35 dB 이상의 난청을 기준으로 51-60세에서는 남성 10.7%, 여성 5.3%의 유병률을 보이다가 61-70세 연령에서는 남성 19.7%, 여성 13.3%, 71-80세 연령에서는 남성 41.5%, 여성 38.8%로 급격히 증가한다. British Academy of Audiology에 따르면 600만명 정도가 보청기 사용의 대상이나 200만명 정도만 보청기를 사용하고 있다고 밝히고 있다. 보청기는 비교적 비용이 많이 필요한 기기이므로, 각 나라간 보조금 지원 정책 등이 다르기 때문에 그 편차가 다소 존재하는 것으로 생각된다.

4. 난청 현황 – 한국

한국의 경우 2025년부터 초고령 사회에 진입할 것으로 예측된다. 한국은 특히 이 진입 속도가 매우 빠르다는 특징이 있다. 따라서 난청의 유병률도 더욱더 급격하게 증가할 것

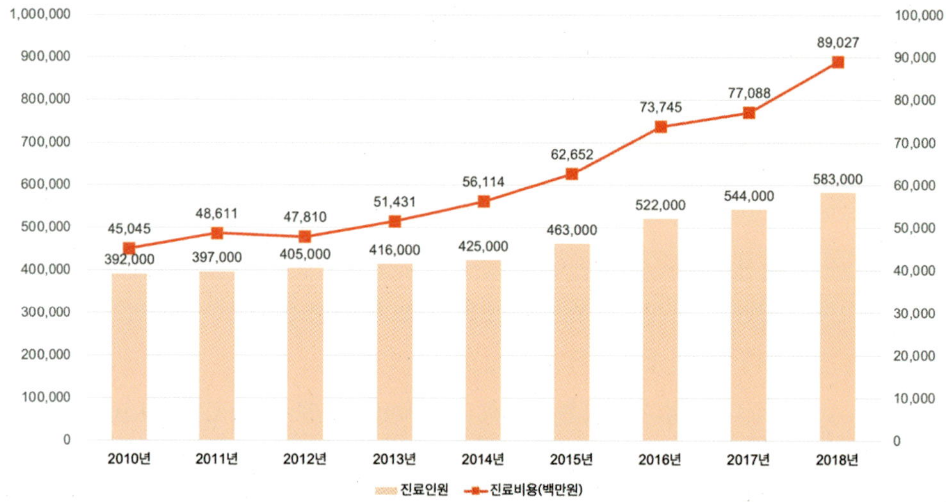

그림 4.3 난청의 연도별 진료 추이(출처: 건강보험심사평가원). 난청에 대한 진료 비용은 2018년 890억원으로 증가하였고 이는 앞으로 더욱 가속화될 가능성이 높음.

으로 예상된다. 실제 난청에 대한 연도별 진료 추이를 보면, 환자 수가 꾸준히 증가하고 진료 비용 역시 꾸준하게 증가하고 있음을 알 수 있다(그림 4.3). 환자수는 더 늘어 2021년에는 난청으로 병원을 찾은 환자가 74만 2242명이라고 보고되고 있다.

2010-2012년 국민건강영양조사 데이터를 근거로 지난 2015년 발표된 문헌에 따르면 한국의 난청 유병률은 22.7%로 발표한 바 있다. 같은 자료를 기반으로, 경도 난청과 일측성 난청, 고음역 소실까지, 작은 소실까지 모두 포함시키게 되면 난청의 유병률은 41.6%까지도 추산될 수 있다(정상 청력이 58.4%).

그러나 보청기 사용률은 다른 나라보다도 더 낮을 것으로 예측된다. 위 연구들과 동일한 2010-2012년 국민건강영양조사 데이터를 사용한 2015년 연구에서는 보청기를 꾸준하게 사용하는 비율은 보청기 사용이 필요한 환자들의 약 12.6%에 그친다고 보고하고 있다. 한국에서는 국가장애(청각장애. 양측 순음청력역치가 모두 60 dB 이상) 진단을 받으면 1개의 보청기에 대한 보조금이 지급된다. 이 제도 덕분에 보청기의 사용률이 조금 늘어날 것으로 예상했지만 최근 연구에서는 다소 실망스러운 결과가 나타난다. 2010년 당시에 장애진단을 받은 사람은 10만명당 342.6명이었고 이중 보청기 처방을 받은 사람은 9.956명으로 2.9%만 처방을 받은 것으로 조사되었다. 10년이 지나 2020년에는 장애진단을 받은 사람은 10만명 당 706.4명으로 증가하였지만 보청기 처방을 받은 사람은 23.31명으로 3.3% 정도 밖에 되지 않았다. 장애진단을 받는 난청 환자들은 아무래도 고령인 경우가 대부분인데 이들 거의 대부분이 사실상 보청기를 잘 사용하지 않는다는 것을 의미한다.

5. 난청 연구의 필요성

지금까지의 내용을 종합해 보면, 난청 인구는 과거에 비해 크게 증가했고, 앞으로도 이 추세는 계속될 것으로 예상된다. 이는 한국을 포함한 선진국만의 문제가 아니라 전 세계적인 현상으로, 특히 고령화에 따라 노인성 난청 환자의 수가 급증할 것으로 예측된다. 현재 보청기의 사용이 유일한 청각 재활 방법이지만, 보청기 사용률은 여전히 낮다. 이는 비용의 문제일 수도 있겠지만 급여 보청기 등 보청기에 대한 지원이 있음에도 그 사용률이 여전히 낮다는 점은 보청기를 사용한 치료의 한계가 매우 명확하다는 것을 시사한다. 결국 난청의 치료와 예방을 위한 새로운 치료의 수요는 여전히 매우 높다고 할 수 있으며, 이를 위한 연구 개발의 중요성은 여러 번 강조해도 지나치지 않을 것이다.

참 | 고 | 문 | 헌

1. Akeroyd MA, Munro KJ. Population estimates of the number of adults in the UK with a hearing loss updated using 2021 and 2022 census data. Int J Audiol. 2024;63(9):659-660.
2. Based on calculations by NIDCD Epidemiology, Statistics, and Population Sciences Section staff using data collected by (1) the National Health Interview Survey (NHIS) annually for number of persons who have ever used a hearing aid [numerator], and (2) periodic NHANES hearing exams for representative samples of the U.S. adult and older adult population [denominator]; these statistics are also used for tracking Healthy People 2010 and 2020 objectives
3. Based on calculations performed by NIDCD Epidemiology, Statistics, and Population Sciences Section staff: (1) using data from the 2015-2020 National Health and Nutrition Examination Survey (NHANES); (2) applying the definition of disabling hearing loss used by the 2010 Global Burden of Disease Expert Hearing Loss Team (hearing loss of 35 decibels or more in the better ear, the level at which adults could generally benefit from hearing aids
4. Centers for Disease Control and Prevention (CDC). Identifying infants with hearing loss - United States, 1999-2007. MMWR Morb Mortal Wkly Rep. 59(8): 220-223.
5. Choi JE, Ahn J, Park HW, Baek SY, Kim S, Moon IJ. Prevalence of minimal hearing loss in South Korea. PLoS One. 2017;12(2):e0171635.
6. Döge J, Hackenberg B, O Brien K, et al. The prevalence of hearing loss and provision with hearing aids in the Gutenberg Health Study. Dtsch Arztebl Int. 2023;120(Forthcoming):99-106.
7. Hoffman, HJ; Dobie, RA; Losonczy, KG; Themann, CL; Flamme, GA (2016): Declining prevalence of hearing loss in US adults aged 20 to 69 Years. JAMA Otolaryngol Head Neck Surg. Mar 1;143(3):274-285.
8. Huang AR, Jiang K, Lin FR, Deal JA, Reed NS. Hearing Loss and Dementia Prevalence in Older Adults in the US. JAMA. 2023;329(2):171-173.
9. https://www.who.int/teams/noncommunicable-diseases/sensory-functions-disability-and-rehabilitation/highlighting-priorities-for-ear-and-hearing-care
10. https://www.who.int/news-room/fact-sheets/detail/deafness-and-hearing-loss
11. https://www.nidcd.nih.gov/health/statistics/quick-statistics-hearing

12. https://www.who.int/europe/news-room/questions-and-answers/item/ear-and-hearing-care
13. https://www.baaudiology.org/about/media-centre/facts-about-hearing-loss-and-deafness
14. Jilla AM, Johnson CE, Huntington-Klein N. Hearing aid affordability in the United States. Disabil Rehabil Assist Technol. 2023;18(3):246-252.
15. Jun HJ, Hwang SY, Lee SH, Lee JE, Song JJ, Chae S. The prevalence of hearing loss in South Korea: data from a population-based study. Laryngoscope. 2015;125(3):690-694.
16. 이풍훈, "최근 10년간 난청 진료 경향", 건강보험심사평가원, 2019
17. Lisan Q, Goldberg M, Lahlou G, et al. Prevalence of Hearing Loss and Hearing Aid Use Among Adults in France in the CONSTANCES Study. JAMA Netw Open. 2022;5(6):e2217633. Published 2022 Jun 1.
18. Livingston G, Huntley J, Sommerlad A, et al. Dementia prevention, intervention, and care: 2020 report of the Lancet Commission. Lancet. 2020;396(10248):413-446.
19. Löhler J, Walther LE, Hansen F, et al. The prevalence of hearing loss and use of hearing aids among adults in Germany: a systematic review. Eur Arch Otorhinolaryngol. 2019;276(4):945-956.
20. Moon IJ, Baek SY, Cho YS. Hearing Aid Use and Associated Factors in South Korea. Medicine (Baltimore). 2015;94(42):e1580.
21. NIDCD Epidemiology, Statistics, and Population Sciences Section, based on December 2015 Census Bureau estimates of the noninstitutionalized U.S. population, personal communication; May 2016.
22. United Nations, Department of Economic and Social Affairs, Population Division (2024). World Population Prospects 2024, Online Edition.
23. Yoon CY, Lee J, Kong TH, Seo YJ. Effect of changes in the hearing aid subsidy on the prevalence of hearing loss in South Korea. Front Neurol. 2023;14:1215494.
24. World Health Organization, "Addressing the rising prevalence of hearing loss", 2019.

SECTION 02

In vitro study

Chapter 05 청각 세포주
Auditory cell lines

Chapter 06 세포 배양
Cell culture

Chapter 07 세포 생존 시험
Cell viability assay

Chapter 08 역전사 중합효소 반응
RT-PCR

Chapter 09 웨스턴 블롯
Western blot

Chapter 10 면역세포화학 염색
Immunocytochemistry

Chapter 11 칼부하 염료통과 시험
Scrape loading dye transfer (SLDT)

Chapter 12 형광회복측광법
Fluorescence recovery after photobleaching (FRAP)

Chapter 13 다전극 분석
Multi-electrode analysis (MEA)

Chapter 14 노화
Senescence

Chapter 15 형질주입
Transfection

Chapter 16 짧은 간섭 RNA
Small interfering RNA (siRNA)

CHAPTER 05

청각 세포주

Auditory cell lines

1. HEI-OC1 (House Ear Institute-Organ of Corti 1)

HEI-OC1세포주는 미국의 House Ear Institute 연구소에서 개발된 코르티(Corti)의 딜팽이관 기관에서 유래하는 마우스 청각 세포주이다(그림 5.1). 이 세포는 청각 연구, 특히 청력 상실과 내이 세포 기능의 분자 메커니즘을 연구하는 데 널리 사용된다.

다음은 HEI-OC1 세포의 주요 특징이다.

1 기원

출생 7일 쥐 내이의 코르티 기관에서 유래되었다.

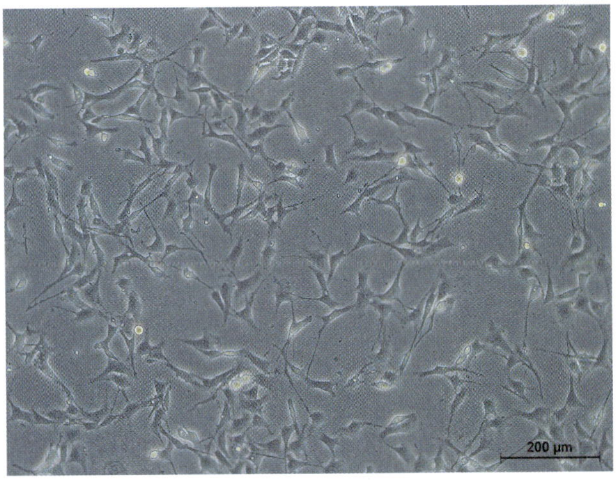

그림 5.1 HEI-OC1 세포 이미지

2 종

마우스(Mus musculus) 유래.

3 성장 및 배양 조건

온도에 민감하게 증식하고 분화한다. HEI-OC1 세포는 33°C에서 분화없이 증식하지만 39°C에서 배양하면 분화되므로 청각 세포의 증식 및 분화 상태를 모두 연구하는 데 유용하다.

- **배양 배지**: 일반적으로 소태아혈청(FBS)가 보충된 고글루코스 DMEM(Dulbecco's Modified Eagle Medium)에서 배양된다.
- **증식 상태**: 33°C에서 세포가 증식하여 미분화된 청각 세포의 특성을 나타낸다.
- **분화 상태**: 39°C에서 세포는 유모 세포와 유사하게 특화된 청각세포 표현형으로 분화된다.

4 세포 유형

특히 청각을 담당하는 감각 유모 세포와 지지 세포를 포함하는 코르티 기관에서 파생된 청각 감각 상피 세포를 나타낸다.

주요 청각세포 마커의 발현

HEI-OC1 세포는 다음의 달팽이관 감각 세포의 전형적인 단백질을 발현한다.

- **Myosin VIIA**: 달팽이관에 있는 유모 세포의 표지자
- **Atoh1**: 유모세포 분화에 중요한 전사인자.
- **Prestin**: 달팽이관 외유모 세포의 전기 운동성에 관여하는 모터 단백질.
- **Sox2**: 달팽이관 내 지지세포와 줄기세포의 표지자

5 온도 민감도

- **33°C에서**: 세포는 interferon-γ로 유도되는 promotor에 의해 조절되는 온도민감성 SV40 T-항원을 발현함으로써 분열 및 증식을 가능하게 한다.
- **39°C에서**: SV40 T-항원의 발현이 감소하여 세포가 분열을 멈추고 분화된 청각 세포의 특성을 갖게 되므로 특정 청각 기능을 연구하는 데 적합하다.

6 연구 응용

- **유모 세포 기능의 메커니즘**: 청각 신호 전달에 중요한 감각 유모 세포의 세포 과정을 이해하는 데 사용된다.
- **세포독성 분석**: 다양한 약물이나 환경 요인이 청각 세포에 미치는 독성 영향을 테스트하는 데 사용된다.
- **유전자 발현 연구**: 다양한 유전자가 청각과 유모 세포 발달, 생존 및 기능을 어떻게 조절하는지 관련 메커니즘 연구가 가능하다.
- **청력 손실 모델**: 이독성 약물, 노화, 소음 노출 또는 유전적 돌연변이로 인한 청력 손실을 시뮬레이션하고 연구하기 위한 모델로 활용된다. 예를 들어, 아미노글리코사이드 항생제, 시스플라틴 및 기타 이독성제의 효과를 연구하는 데 사용된다.

7 장점

- **불멸화**: 수명이 제한된 일차 세포와 달리 실험을 위해 지속적이고 재현 가능한 세포주를 제공한다.
- **온도에 민감함**: 온도에 따라 증식 상태와 분화 상태 사이를 전환할 수 있어 다양한 실험 조건에 매우 유연하게 대처할 수 있다.
- **접근 가능하고 일관된 모델**: 치료 약물의 예비 스크리닝이나 분자 경로 연구를 할 경우 생체 내(*in vivo*) 모델보다 작업하기가 더 쉽다.
- HEI-OC1 세포는 내이의 세포 생물학, 청력 손실에 대한 잠재적 치료법 및 이독성 물질의 효과에 대한 연구 등 청각 연구 분야의 중요한 도구로 사용된다.

8 제한사항

- **마우스 기원**: 인간이 아닌 종의 모든 세포주와 마찬가지로 결과도 인간 생물학을 완전히 복제하지 못할 수 있다.
- **완전한 감각 유모 세포 기능 부족**: HEI-OC1 세포는 청각 세포의 전형적인 마커를 발현하지만 생체 내 달팽이관 유모 세포와 완전히 동일하지 않으며 이러한 세포의 모든 기능적 특성을 나타내지 않을 수 있다.
- **세포성질의 변화**: 불멸화 세포주이기 때문에 세포의 passage에 따라 성질이 변화할 수 있다.
- ***In vitro* 환경의 한계**: *in vivo* 환경과 완전히 다른 상황이므로 *in vitro* 실험으로서의 일반적 한계를 지닌다.

2. UB/OC-1 (University of Bristol/Organ of Corti-1)

Bristol 대학에서 개발한 쥐 배아 내이에서 유래한 불멸의 청각 세포주로, 특히 난포(달팽이관과 내이의 기타 구성 요소를 발생시키는 발달 구조)를 표적으로 한다(그림 5.2). HEI-OC1 세포와 마찬가지로 청각 생물학 및 청력 손실에 대한 연구에 사용된다.

UB/OC-1 셀의 주요 특징은 다음과 같다.

1 기원

- **종**: 마우스(Mus musculus).
- **출처**: 형질전환 쥐의 E13일 배아 난포에서 유래.

HEI-OC1 세포와 유사한 SV40 대형 T-항원의 온도 민감성 돌연변이를 사용하여 불멸화되었다.

2 성장 및 배양 조건

- **온도에 민감한 확산**: 33°C에서 UB/OC-1 세포는 증식성, 미분화 상태로 유지된다. 39°C에서는 분열이 중단되고 더 성숙한 청각 유사 세포로 분화되기 시작한다.
- **배양 배지**: 일반적으로 포도당 함량이 높고, 소 태아 혈청(FBS)이 보충된 DMEM (Dulbecco's Modified Eagle Medium)에서 배양된다.

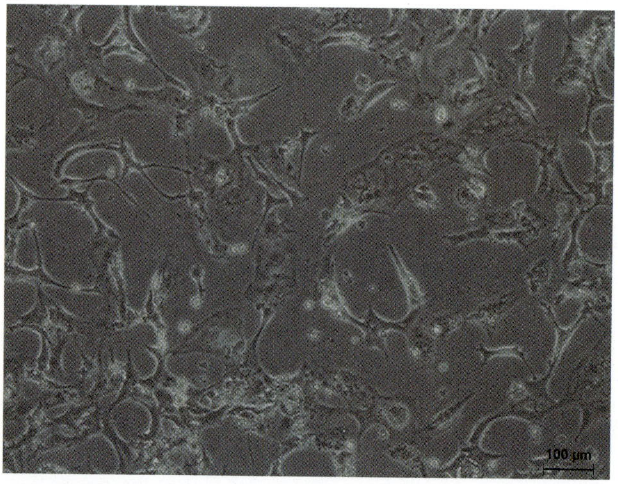

그림 5.2 UB-OC1 세포 이미지

3 세포 유형

UB/OC-1 세포는 귀모낭의 전구 세포를 나타낸다. 이는 청각 감각 세포 및 지지 세포를 포함하여 달팽이관에서 발견되는 다양한 세포 유형으로 분화할 가능성이 있음을 의미한다.

4 주요 특징

청각 표지의 표현:

- **Myosin VIIA**: 달팽이관 유모 세포의 기능에 중요한 단백질.
- **Sox2**: 달팽이관 지지 세포에서 발현되는 전사 인자.
- **Atoh1**: 유모세포 분화에 관여하는 주요 전사인자.
- **P27kip1**: 세포 증식 지원 조절과 관련된다.

온도에 따른 동작:

- **33°C에서**: 세포는 SV40 T-항원을 발현하여 전구세포와 유사한 상태를 증식하고 유지한다.
- **39°C에서**: 세포는 SV40 T-항원의 발현을 감소시키고 보다 성숙한 청각 표현형으로 분화하여 달팽이관 세포 분화를 연구하는 데 유용하다.

5 연구 응용

- **발달 생물학**: UB/OC-1 세포는 배아 난포에서 파생되므로 달팽이관 세포가 어떻게 분화하고 발달하는지를 포함하여 내이 발달의 초기 단계를 연구하는 데 특히 유용하다.
- **청각 유모 세포 연구**: 감각 유모 세포와 지지 세포가 어떻게 발달하고 기능하는지 조사하기 위한 모델을 제공한다.
- **청력 손실 연구**: 연구자들은 감각신경성 청력 손실, 특히 유모 세포의 손실 또는 손상의 근본적인 분자 메커니즘을 탐구하기 위해 UB/OC-1 세포를 사용한다.
- **약물 스크리닝 및 이독성 테스트**: 이 세포는 약물 및 기타 화합물의 이독성을 테스트하는 모델 시스템 역할을 할 뿐만 아니라 유모 세포를 보호하거나 재생시킬 수 있는 잠재적인 치료제를 스크리닝 하는 역할도 할 수 있다.
- **유전자 발현 연구**: UB/OC-1 세포는 청각 및 내이와 관련된 주요 유전자, 특히 세포 분화 및 청각 기능을 조절하는 유전자의 발현을 연구하는 데 사용된다.

6 장점

- **불멸화 및 일관성**: HEI-OC1 세포와 마찬가지로 UB/OC-1 세포도 불멸화되어 시간이 지남에 따라 많은 수의 세포를 얻을 수 있어 실험에 안정적이고 일관된 모델을 제공한다.
- **온도 민감성**: 온도에 따라 증식과 분화를 제어하는 능력 덕분에 세포 성장 연구부터 유모 세포 분화까지 다양한 유형의 연구에 유연하게 사용할 수 있다.
- **선조 유사 특성**: UB/OC-1 세포는 선조 특성을 유지하므로 내이 발달의 초기 단계와 달팽이관의 다양한 세포 유형이 어떻게 발생하는지 연구하는 데 이상적이다.

7 제한사항

- **마우스 기원**: 마우스 조직에서 파생되므로 UB/OC-1 세포의 결과는 인간의 청각 생물학을 완전히 복제하지 못하며 결과는 인간 모델에서 검증되어야 한다.
- **완전히 성숙되지 않은 유모 세포**: UB/OC-1 세포는 청각 유사 세포로 분화되지만 생체 내에서 성숙한 달팽이관 유모 세포의 기능이나 구조를 완전히 복제하지 못하여 특정 기능에서의 사용이 제한될 수 있다.

8 HEI-OC1 세포와의 주요 차이점

- **발달 단계**: UB/OC-1 세포는 배아 난포(보다 원시적인 구조)에서 나오며 전구 세포로 간주되는 반면, HEI-OC1 세포는 성숙한 코르티 기관에서 파생된다.
- **초기 발달의 응용**: UB/OC-1 세포는 성인 유모 세포 연구에 더 적합한 HEI-OC1 세포에 비해 내이 발달의 초기 단계를 연구하는 데 더 적합하다.

3. VOT-E36 (Ventral Otocyst-Epithelial cell line 36)

Sheffield 대학에서 개발한 것으로, C57 BI6 mice의 배아 E10.5일에서 otocyst의 ventral region 유래 불멸화 청각세포주이다. 달팽이관 및 전정 시스템을 포함하여 내이의 다양한 구성 요소를 생성하는 배아 구조인 귀 소포에서 파생된 것으로, 이 세포주는 내이 발달, 청각 뉴런 기능 및 잠재적으로 유모 세포 재생과 관련된 연구에 사용된다.

1 기원

VOT-E36의 기원은 C57 BI6 mice의 E10.5일 otocyst의 ventral region이다.

VOT-E36은 특히 청각 및 전정 구성 요소를 모두 포함하는 내이 형성의 핵심 발달 구조인 귀 소포에서 파생되어 귀의 초기 발달 과정을 연구하는 데 특히 유용하다.

2 세포 유형

VOT-E36 세포는 다능성을 가지며 감각 세포 및 뉴런을 포함하여 귀 계통과 관련된 다양한 세포 유형으로 분화할 수 있다.

3 핵심 마커의 표현:

이 세포는 내이를 형성하는 조직인 귀 신경외배엽의 특징적인 마커를 발현한다.

- **Sox2**: 초기 신경 및 감각 발달에 중요한 전사 인자
- **Pax2**: 청각 시스템의 발달에 중요
- **신경필라멘트 단백질**: 일부 하위 집단의 신경 특성

4 VOT-E36의 장점:

- **시험관 내 증식**: 배양에서 성장할 수 있는 능력을 통해 연구자는 실험에 충분한 세포 수를 생성할 수 있다.
- **발달 관련성**: 세포주는 귀 발달의 주요 단계에서 생성되어 생체 내에서 연구하기 어려울 수 있는 초기 과정을 연구 가능하게 한다.
- **신경발생 가능성**: 시냅스병증과 청력 상실을 이해하는 데 중요한 청각 뉴런 발달 및 기능을 연구하는 데 유용한 모델을 제공한다.

5 제한사항:

- **완전한 성숙의 부족**: 배아 조직에서 파생된 세포주인 VOT-E36 세포는 청각 뉴런이나 유모 세포의 성숙한 특성을 완전히 재현하지 못한다.
- **초기 발달에 제한됨**: 이 세포주는 발달 과정을 연구하는 데 유용하지만 성인 청각 세포 또는 후기 단계 청각 장애에 대한 연구에는 적합하지 않을 수 있다.
- 전반적으로 VOT-E36은 내이 발달, 신경 발생 및 청력 상실에 대한 잠재적인 치료 전략에 초점을 맞춘 연구자들에게 귀중한 도구이다.

4. 청각세포주 특징 비교

표 5.1 청각 세포주 특징.

		HEI-OC1	UB/OC-1	VOT-E36
기원		출생 후 7일째 마우스 달팽이관	배아 13일째 청각 감각상피 유래	배아 10.5일째 귀소포유래
종		마우스(Mus musculus)	마우스(Mus musculus)	마우스(Mus musculus)
배양 배지	증식	33°C, DMEM + 10%FBS + IFN−γ	33°C, DMEM + 10%FBS + IFN−γ	33°C, DMEM + 10%FBS + IFN−γ
	분화	39°C, DMEM + 10%FBS	39°C, DMEM + 10%FBS	39°C, DMEM + 10%FBS
우세포 유형		청각 감각 상피 세포	이낭의 전구 세포	귀 소포유래 상피세포

참 | 고 | 문 | 헌

1. Kalinec GM, Webster P, Lim DJ, Kalinec F. A cochlear cell line as an in vitro system for drug ototoxicity screening. Audiol Neurootol. 2003;8:177-189.
2. Lawoko-Kerali G, Milo M, Davies D, Halsall A, Helyer R, Johnson CM, Rivolta MN, Tones MA, Holley MC. Ventral otic cell lines as developmental models of auditory epithelial and neural precursors. Dev Dyn. 2004;231(4):801-814.
3. Rivolta MN, Grix N, Lawlor P, Ashmore JF, Jagger DJ, Holley MC. Auditory hair cell precursors immortalized from the mammalian inner ear. Proc R Soc Lond B Biol Sci. 1998;265:1595-1603.

CHAPTER 06

세포 배양
Cell culture

1. 개요

HEI-OC1 cell line은 mouse 내이에서 유래한 불멸화 세포주이며, 주로 청각 실험에서 대중적으로 많이 사용되는 cell line이다. HEI-OC1은 Simian virus 40 (SV40) Large Tumor Antigen의 세포 주기 조절에 의해 불멸화 상태가 된다. HEI-OC1은 내이의 청각 세포 기능, 신경 보호 메커니즘, 약물 반응성 등의 연구에 유용하다. 33°C, 10% CO2 조건에서 불멸화가 발현되어 탈분화와 증식을 유도하며, 39°C, 5% CO_2 조건에서는 증식이 감소하고 분화와 세포사멸이 발생한다.

더욱 HEI-OC1에 대해 살펴보면 hair cell marker인 prestin, myosin 7a, Atoh1, BDNF, calbindin, calmodulin 등을 발현하며, supporting cell marker인 connexin 26, fibroblast growth factor receptor (FGF-R)도 발현한다.

이러한 특성때문에 많은 청각연구에서 사용된다. 대표적으로는 시스플라틴, 겐타마이신, 스트렙토마이신과 같은 이독성 약물의 효과를 평가하는 연구에 사용되며, 청각유모세포의 생존, 증식, 분화, 노화, 자가포식, 사멸에 관한 기전 연구에 많이 사용된다.

2. 재료 및 시약

- HEI-OC1 stock, Dulbecco's Modified Eagle Medium (DMEM; Gibco, Cat# 11995-065)
- Fetal Bovine Serum (FBS; Gibco, Cat# 16000-044)
- Dimethyl Sulfoxide (DMSO; Sigma-Aldrich, Cat# D2650)

- Isopropanol, 0.25% Trypsin-EDTA (Gibco, Cat# 25200-056)
- 0.1% 용액 (Sigma-Aldrich, Cat# G1890) 1X PBS
- 50 U/mL interferon-γ (PeproTech, USA)

3. 기구 및 장비

Petri dish (60mm, 100mm), CO2 Incubator, Clean bench, Microscope, Centrifuge, N2 Tank, Hemocytometer, 37°C bath

4. 실험과정

1 세포해동

① HEI-OC1 vial을 37°C bath에 담가 빠르게 해동한다.

② 해동된 vail을 15 mL conical tube에 추가하고 DMEM + 10% FBS 10mL add 후 부드럽게 resuspend 한다.

③ Centrifuge 1300 rpm, 3 min, 실온에서 수행하고, supernatant suction 후 배양 배지 (DMEM + 10% FBS + 5 U/ml interferon-γ) 2 mL으로 부드럽게 resuspend 한다.

④ 배양 배지 (DMEM + 10% FBS + 5 U/ml interferon-γ)가 있는 Dish에 cell을 분주한다.

⑤ 다음 날 배양 배지 (DMEM + 10% FBS + 5 U/ml interferon-γ)으로 media change 한다.

⑥ 매일 media change 진행한다.

2 세포 배양

① 100 mm Dish의 media suction.

② 100 mm Dish를 1X PBS 1~3 mL로 washing 하고 suction한다.

③ Dish에 0.25% Trypsin-EDTA 1 mL, 3 min 처리하고 tapping한다.

④ Dish를 배양 배지 (DMEM + 10% FBS + 5 U/ml interferon-γ) 1 mL add 후 pipetting해 cell을 15 mL conical tube에 넣는다.

⑤ 15 mL conical tube를 centrifuge 1300 rpm, 3 min, RT 수행한다.

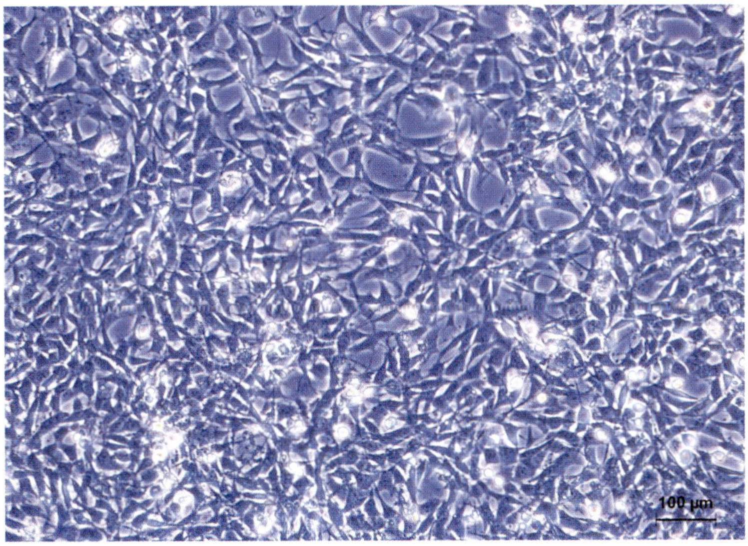

그림 6.1　HEI-OC1 배양

⑥ Supernatant를 suction하고 남은 cell pellet에 배양 배지 (DMEM + 10% FBS + 5 U/ml interferon-γ) 1 mL 넣고, pipetting 해서 single cell 상태로 만든다.

⑦ Cell이 담긴 media 10 μL와 Trypan blue 10 μL 1:1비율로 resuspend한다.

⑧ Hemocytometer에 혼합 용액을 counting한다.

⑨ 100 mm dish에 배양 배지 (DMEM + 10% FBS + 5 U/ml interferon-γ) 10 mL add 후 cell을 원하는 수 만큼 계산해 cell이 포함된 배양 배지 (DMEM + 10% FBS + 5 U/ml interferon-γ)를 dish에 넣어준다.

⑩ Incubator에서 cell을 배양해 매일 관찰한다.

3 세포동결

① 세포 배양과정 1~8를 수행한다.

② 1개의 vial에 들어갈 cell을 계산해 새로운 15 mL conical tube에 4 mL DMEM을 add하고 cell이 든 media를 treat 한다.

③ Cell이 있는 15 mL conical tube에 FBS 5 mL와 DMSO 1 mL add 한다.

④ 10개의 cryovials에 (2번 용액)을 1 mL씩 aliquot 한다.

⑤ Freezing container 바닥에 isopropanol을 채우고 cryovial을 담고 냉동고에 −20°C로 보관한다.

⑥ 다음날, −80°C deep freezer에 보관한다.

⑦ 2일째에 −200°C N_2 tank (액체질소)에 보관한다.

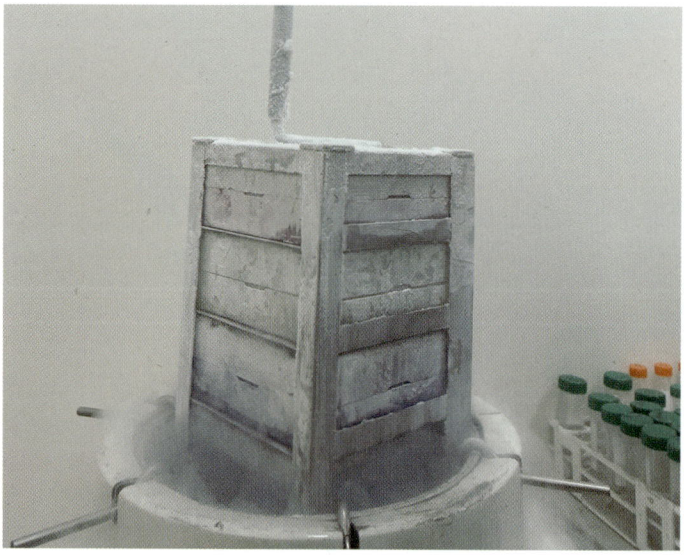

그림 6.2 −200°C N_2 tank (액체질소)에 보관

참 | 고 | 문 | 헌

1. Lee JS, Kang SU, Hwang HS, Pyun JH, Choung YH, Kim CH. Epicatechin protects the auditory organ by attenuating cisplatin-induced ototoxicity through inhibition of ERK. Toxicol Lett. 2010;199(3):308-316.
2. Choung YH, Kim SW, Tian C, Min JY, Lee HK, Park SN, Lee JB, Park K. Korean red ginseng prevents gentamicin-induced hearing loss in rats. Laryngoscope 2011;121:1294-1302.
3. Tian C, Kim YH, Kim YC, Park KT, Kim SW, Kim YJ, Lim HJ, Choung YH. Korean red ginseng ameliorates acute 3-nitropropionic acid-induced cochlear damage in mice. Neurotoxicology. 2013;34:42-50.
4. Tian C, Kim YJ, Hali S, Choo OS, Lee JS, Jung SK, Park CB, Choung YH. Suppressed expression of LDHB promotes age-related hearing loss via aerobic glycolysis. Cell Death Disease. 2020;11(5):375.
5. Tian CJ, Kim YJ, Kim SW, Lim HJ, Kim YS, Choung YH. A combination of cilostazol and Ginkgo biloba extract protects against cisplatin-induced Cochleo-vestibular dysfunction by inhibiting the mitochondrial apoptotic and ERK pathways. Cell Death Dis. 2013;4:e509.
6. Choi SJ, Kim SW, Lee JB, Lim HJ, Kim YJ, Tian C, So HS, Park R, Choung YH. Gingko biloba extracts protect auditory hair cells from cisplatin-induced ototoxicity by inhibiting perturbation of gap junctional intercellular communication. Neuroscience. 2013;244:49-61.
7. Kim YJ, Kim J, Tian C, Lim HJ, Kim YS, Chung JH, Choung YH. Prevention of cisplatin-induced ototoxicity by the inhibition of gap junctional intercellular communication in auditory cells. Cell Mol Life Sci 2014;71(19):3859-3871.

CHAPTER 07

세포 생존 시험

Cell viability assay

1. 개요

세포수 측정(cell counting)과 생존율 시험(cell viability assay)은 세포 연구 및 약물개발 과정에서 수행되는 가장 기본적인 실험이다. 이 시험을 통하여 시험물질의 세포독성, 세포 생존, 세포증식에 대한 영향을 평가한다.

주요방법은 다음과 같다.

1 Trypan blue exclusion assay

가장 일반적인 세포생존율 측정방법으로 trypan blue는 죽은 세포에만 염색되고, 살아있는 세포는 염료를 통과시키지 않는다.

2 자동세포 카운터(automated cell counter)

세포를 염색하여 자동으로 세포를 카운트 하는 것으로 빠르고 정확하게 측정할 수 있다.

3 MTT assay

세포생존율 실험으로 가장 널리 사용되는 방법으로, 세포내 미토콘드리아 효소가 MTT 시약을 환원시켜 생성하는 색깔 변화를 통해 살아있는 세포를 측정한다.

4 Flow cytometry

Flow cytometry는 세포 크기, 모양, DNA 양 등을 측정하여 세포의 상태를 분석하는 방법으로 세포의 생존여부, 세포주기, 세포사멸 여부 등 다양한 지표를 평가할 수 있다.

2. MTT assay

- MTT assay는 Tetrazolium salt의 한 종류인 MTT를 이용하여 세포 내 미토콘드리아의 활성을 측정하는 실험방법이다.
- 살아있는 세포에 MTT (노란색)를 처리하면, 미토콘드리아 안의 Reductase에 의해 환원되어 보라색(자주색)을 띠는 formazan이라는 결정체를 형성한다(그림 7.1). 죽은 세포의 경우, 미토콘드리아가 이미 깨져 없으므로 formazan이 형성되지 않는다.
- 이렇게 생성된 formazan은 비수용성이므로, 유기용매 또는 계면활성제 등으로 녹여 570 nm에서 흡광도로 측정한다. 이 때, 흡광도는 살아있는 세포에 비례하여 증가하게 된다.
- MTT assay는 정확하고 간편하게 cell viability를 측정할 수 있지만, 비수용성인 formazan을 생성하기 때문에, 이를 유기용매 등으로 녹이는 과정이 들어가게 된다. 따라서, 유기용매를 처리하기 위해 media를 제거하는 과정에서 세포가 손실될 위험이 있다. 이러한 단점을 보완하기 위해 MTT 변형 물질인 MTS, XTT, WST 등이 개발되었다.

3. MTS, XTT, WST assay

- MTT의 변형 물질인 MTS, XTT, WST는 수용성 tetrazolium salt이다.
- MTT assay 시, 비수용성 formazan이 생성되는 것과 달리, MTS, XTT, WST는 수용성의 formazan을 생성한다. 따라서, formazan을 녹이기 위한 유기용매 처리가 필요하지 않으며 media를 제거할 필요도 없다. 그렇기 때문에 MTT assay에 비해 세포 손실 위험도가 감소하게 된다.

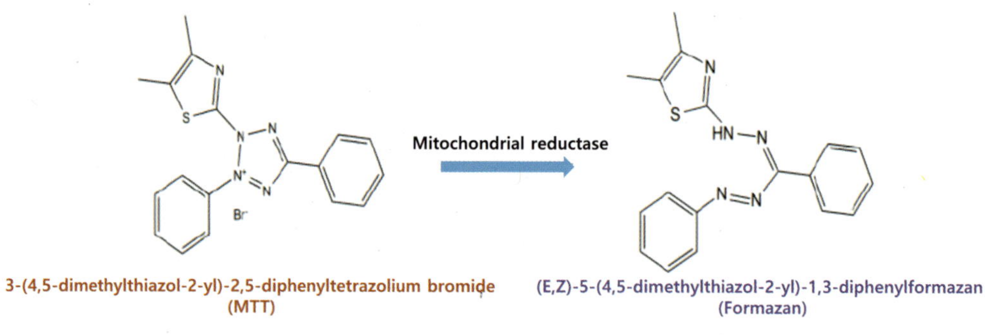

그림 7.1 MTT 처리시 mitochondrial reductase에 의해 환원되는 과정

표 7.1 Types of cell viability assay.

	MTS	XTT	WST
Solubility	보통	낮음	높음
Sensitivity	낮음	높음	매우 높음
Wavelength	490 nm	450 nm	450 nm

- MTS, XTT, WST는 MTT보다 높은 감도를 가지며, 그 중에서도 WST를 이용한 실험의 감도가 가장 높다.

WST-1을 이용한 세포독성 실험방법

① Microtiter plate에 최종 배양액이 100 μl/well 되도록 세포를 배양한다. 배양 시간이나 배양 세포농도는 각 실험 조건이나 이용하고 있는 세포타입에 따른다. 대부분의 실험에서의 세포농도는 0.1~5 × 10^4개/well, 배양 시간은 24~96 시간이 적당하다.

① 세포배양이 끝난 후, Premix WST-1을 1 well당 10 μl씩 더한다.

② 1번과 같은 배양조건으로 0.5~4 시간 반응한다.

③ ELISA reader를 이용하여 background 컨트롤 (세포가 없는 배양배지 + Premix WST-1의 흡광도)에 대한 샘플의 흡광도를 측정한다. Formazan 산물의 흡광도를 측정하기 위한 파장은 ELISA리더의 필터에 따라 420-480 nm 사이이며 (최대파장은 약 440 nm)(그림 7.2), 대조 파장은 600 nm 이상이 좋다.

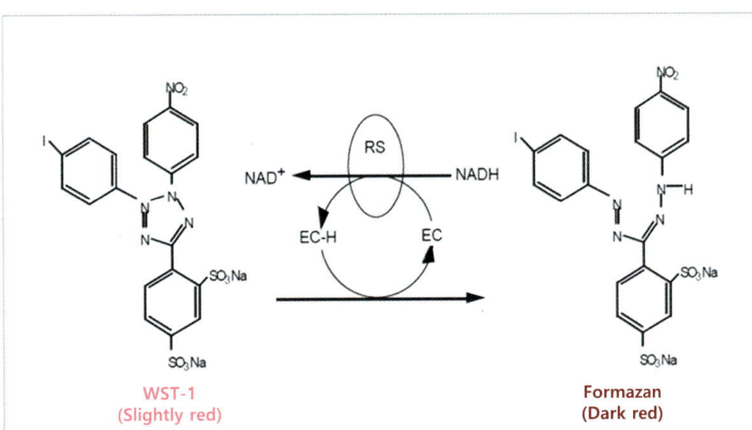

그림 7.2 Tetrazolium salt (WST-1)이 formazan으로 변환 (EC=electron coupling reagent, RS=mitochondrial succinate-tetrazolium-reductase system)

4. Flow cytometry

유세포 분석법(flow cytometry)은 세포를 형광으로 표지하여 단일 세포가 갖는 특성을 분석하는 방법이다. MACSQuant™, BD Accuri™, CytoFLEX™ 등과 같은 유세포 분석 기기에 형광으로 표지한 항체 또는 시약을 부착한 세포를 통과시키면 조사된 레이저에 의해 형광에 따라 다양한 파장으로 방출되는 신호를 감지한다. 이를 통해 하나 하나의 세포가 어떤 형질이나 항원을 발현하는지 알 수 있다.

Flow cytometry를 통한 세포 생존율 측정 방법으로는 대표적으로 Propidium Iodide (PI)나 7-Aminoactinomycin D (7-AAD) 등의 시약을 이용하는 방법이 있다. Flow cytometry를 이용하면 살아있는 세포와 죽은 세포의 정량적인 비율을 알 수 있다.

1 Propidium Iodide (PI)

살아있는 세포의 세포막은 PI가 세포 내로 들어오는 것을 차단하지만, 죽은 세포의 손상된 세포막은 PI가 세포 내로 통과해 염색된다. Flow cytometry를 이용해 PI가 염색된 세포의 비율을 측정하면 세포 생존율을 알 수 있다. PI의 excitation 파장은 493 nm, emission 파장은 636 nm으로 대부분의 유세포 분석 기기에서 PI 형광을 읽을 수 있는 만큼 세포 생존율 분석에 가장 널리 사용되는 시약이다.

2 7-Aminoactinomycin D (7-AAD)

PI와 유사하게 죽은 세포에만 염색되는 특징을 갖는 시약이다. 488 or 546 nm의 excitation 파장과 647 nm의 emission 파장을 갖고 있어 대부분의 유세포 분석 기기에서 분석이 가능하다는 장점이 있다.

3 실험 방법

flow cytometry를 이용한 세포 생존율 분석 방법은 PI와 7-AAD의 염색 과정을 제외하고는 일반적인 flow cytometry 분석 방법과 동일하다.

① 분석하고자 하는 세포를 trypsin/EDTA를 이용해 배양 접시에서 떨어뜨려 단일 세포 상태로 만들어준다.

② PBS 1 ml에 세포를 suspension 시킨다.

③ 세포 현탁액에 시약(PI: 5-10 μg/mL, 7-AAD: 1-10 μg/mL)을 추가하고 실온에서 10분 간 배양하여 염색 시약이 세포 내로 충분히 들어갈 수 있게 해준다.

④ 배양이 끝난 세포를 flow cytometry 기기에 로딩한다.

⑤ 염색한 시약에 맞는 레이저 파장으로 설정하여 분석을 진행한다 (PI: 493 nm, 7-AAD: 488 or 546 nm).

⑥ 형광 유무에 따른 세포수를 카운트하여 PI 또는 7-AAD가 염색된 세포는 죽은 세포, 염색되지 않은 세포는 살아 있는 세포라고 판단할 수 있다.

☞ Flow cytometry와 관련된 FACS(Fluorescence-activated cell sorting)는 Section 4 Chapter 28에 자세히 설명되어 있다.

참 고 문 헌

1. Choi SJ, Kim SW, Lee JB, Lim HJ, Kim YJ, Tian C, So HS, Park R, Choung YH. Gingko biloba extracts protect auditory hair cells from cisplatin-induced ototoxicity by inhibiting perturbation of gap junctional intercellular communication. Neuroscience. 2013;244:49-61.
2. Choung YH, Kim SW, Tian C, Min JY, Lee HK, Park SN, Lee JB, Park K. Korean red ginseng prevents gentamicin-induced hearing loss in rats. Laryngoscope 2011;121:1294-1302.
3. Crowley, Lisa C., et al. Measuring cell death by propidium iodide uptake and flow cytometry. Cold Spring Harbor Protocols 2016. 2016;7: pdb-prot087163.
4. Ingrid S, Uittenbogaart C, Jamieson BD. Live-cell assay for detection of apoptosis by dual-laser flow cytometry using Hoechst 33342 and 7-amino-actinomycin D. Nature Protocols. 2007;2(1):187-190.
5. Kim JH, Bae JH, Lim KT, Choung PH, Park JS, Choi SJ, Im AL, Lee ET, Choung YH, Chung JH. Development of water-insoluble chitosan patch scaffold to repair traumatic tympanic membrane perforations. J Biomed Mater Res A 2009;90:446-455.
6. Kim YJ, Kim J, Tian C, Lim HJ, Kim YS, Chung JH, Choung YH. Prevention of cisplatin-induced ototoxicity by the inhibition of gap junctional intercellular communication in auditory cells. Cell Mol Life Sci 2014;71(19):3859-3871.
7. Lee JS, Kang SU, Hwang HS, Pyun JH, Choung YH, Kim CH. Epicatechin protects the auditory organ by attenuating cisplatin-induced ototoxicity through inhibition of ERK. Toxicol Lett. 2010;199(3):308-316.
8. Tian C, Kim YH, Kim YC, Park KT, Kim SW, Kim YJ, Lim HJ, Choung YH. Korean red ginseng ameliorates acute 3-nitropropionic acid-induced cochlear damage in mice. Neurotoxicology. 2013;34:42-50.
9. Tian CJ, Kim YJ, Kim SW, Lim HJ, Kim YS, Choung YH. A combination of cilostazol and Ginkgo biloba extract protects against cisplatin-induced Cochleo-vestibular dysfunction by inhibiting the mitochondrial apoptotic and ERK pathways. Cell Death Dis. 2013;4:e509.

CHAPTER 08

역전사 중합효소 반응

RT-PCR

1. Reverse Transcription Polymerase Chain Reaction (RT-PCR)

1 개요

역전사 중합효소연쇄반응(RT-PCR)은 역전사 효소를 통해 RNA를 상보적 DNA(cDNA)로 전환시켜 유전자 발현을 분석하는 데 사용되는 방법이다.

내이 연구에서 RT-PCR은 청각 및 전정 기능에 중요한 유전자 발현 수준을 검사하기 위해, 시료를 채취한 후 불안정한 mRNA의 분해를 억제하고 cDNA로 전환하여 정보를 보존하는 것이 목표이다. 이후 agarose gel electrophoresis와 qRT-PCR을 통해 시각화하여 식별할 수 있고 정량화하여 분석할 수 있다.

2 RNA 추출

① HEI-OC1와 같은 부착성 세포의 경우, 배양 접시 내부의 배양액을 제거하고 RNAiso plus를 1 mL 첨가한다. 첨가 후 −80°C에서 보관할 수 있다.

② Scraper로 긁어서 tube에 수집하여 vortexing 하고서, 얼음 위에서 15분 방치한다(그림 8.1).

③ Chloroform을 200 μL 첨가하여 inverting 5분간 상온에서 방치한다.

④ 시료를 centrifuge에서 4°C, 15분, 13000 RPM으로 층을 분리시킨다.

⑤ 상층의 맑은 용액 (Aqueous phase)의 500 μL를 새로운 tube에 옮긴다.

⑥ Isopropyl alcohol을 500 μL 첨가하고, 얼음 위에서 15분 방치한다.

⑦ 시료를 centrifuge에서 4°C, 10분, 13000 RPM으로 원심분리 한다.

⑧ RNA pellet을 제외한 용액 (Supernatant)를 제거하고 차가운 75% ethanol in DEPC

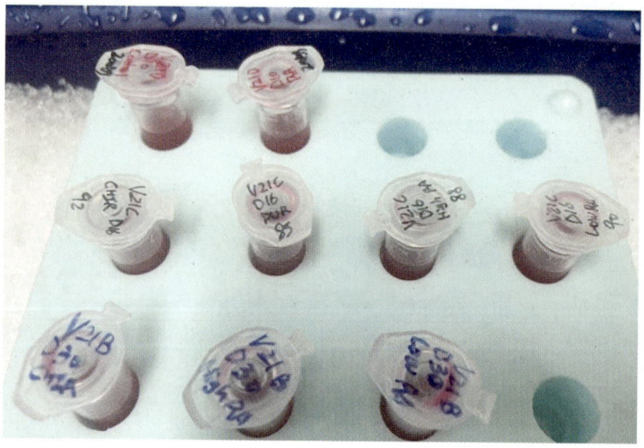

그림 8.1 RNA 추출을 위해 얼음 위에서 방치된 Tube

으로 tube를 채우고 시료를 centrifuge에서 4°C, 5분, 13000 RPM으로 원심분리 한다. 총 3회 반복하여 세척한다.

⑨ RNA pellet을 제외한 용액을 제거하여 건조한 후, DEPC를 20-40 μL 첨가하고 Nanodrop에서 RNA 농도를 측정한 후, 적절한 농도 (150~600 ng/μL)가 될 때까지 DEPC를 첨가하면서 재측정하고, 시료를 −80°C에서 보관한다.

- Nanodrop에서 측정할 수 있는 핵산의 흡광도 (A260), 단백질의 흡광도 (A280), 오염물질의 흡광도 (A230)을 이용하여 RNA 순도를 측정할 수 있다(그림 8.2).
  일반적으로 허용되는 RNA 순도의 범위는 다음과 같다.
  핵산/단백질 (A260/A280): 1.8~2.0
  핵산/오염물질 (A260/A230): 2.1~2.3

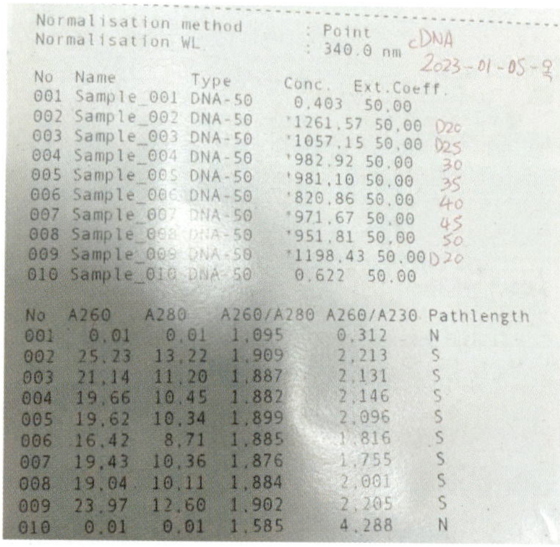

Normalisation method : Point
Normalisation WL : 340.0 nm

cDNA 2023-01-05-오

No	Name	Type	Conc.	Ext.Coeff.	
001	Sample_001	DNA-50	0.403	50.00	
002	Sample_002	DNA-50	*1261.57	50.00	D20
003	Sample_003	DNA-50	*1057.15	50.00	D25
004	Sample_004	DNA-50	*982.92	50.00	30
005	Sample_005	DNA-50	*981.10	50.00	35
006	Sample_006	DNA-50	*820.86	50.00	40
007	Sample_007	DNA-50	*971.67	50.00	45
008	Sample_008	DNA-50	*951.81	50.00	50
009	Sample_009	DNA-50	*1198.43	50.00	D20
010	Sample_010	DNA-50	0.622	50.00	

No	A260	A280	A260/A280	A260/A230	Pathlength
001	0.01	0.01	1.095	0.312	N
002	25.23	13.22	1.909	2.213	S
003	21.14	11.20	1.887	2.131	S
004	19.66	10.45	1.882	2.146	S
005	19.62	10.34	1.899	2.096	S
006	16.42	8.71	1.885	1.816	S
007	19.43	10.36	1.876	1.755	S
008	19.04	10.11	1.884	2.001	S
009	23.97	12.60	1.902	2.205	S
010	0.01	0.01	1.585	4.288	N

그림 8.2 RNA 순도에 대한 측정 결과물

3 Complementary DNA (cDNA) 합성

① TaKaRa의 PrimeScript™ 1st strand cDNA Synthesis Kit를 대하여 다음 내용의 시약과 시료의 용량을 결정한다.

- mRNA를 qPCR에 이용하기 위한 RNA의 최소 농도는 50 ng/μl이며, qRT-PCR 실험 조건에서 필요한 양을 고려하면 cDNA로 합성되는 RNA는 1 μg/20 μl이다.
  참고: 포유류 세포에서 얻을 수 있는 RNA의 양은 대략적인 추정치로 100만개 세포당 약 10~30 μg이다. 그리고 RNA추출물에서mRNA가 차지하는 일반적인 비율은 1~5%이다.

② 1 단계 용액의 구성 (용량: 10 μl)을 계산하고 Microtube에 첨가한다.

- RNase Free dH2O: 4.67 μl (1단계 용량에서 아래 용액들을 차감한 용량)
- Template: 3.33 μl (RNA 농도: 300.624 ng/μL)
- Oligo dT Primer: 1 μl (1단계 용량의 10분의 1)
- dNTP: 1 μl (1단계 용량의 10분의 1)

③ 1단계 용액을 PCR 장비에서 65°C, 5분 반응하여 일시정지한 후, 얼음 위에 보관한다(그림 8.3).

④ 2단계 용액의 구성 (용량: 20 μl)을 계산하고 1단계 용액에 첨가한다.

- RNase Free dH2O: 4.5 μl (2단계 용량에서 아래 용액들과 1단계 용량을 차감한 용량)
- 5X PrimeScript Buffer: 4 μl (2단계 용량의 5분의 1)
- PrimeScript RTase: 1 μl (2단계 용량의 20분의 1)

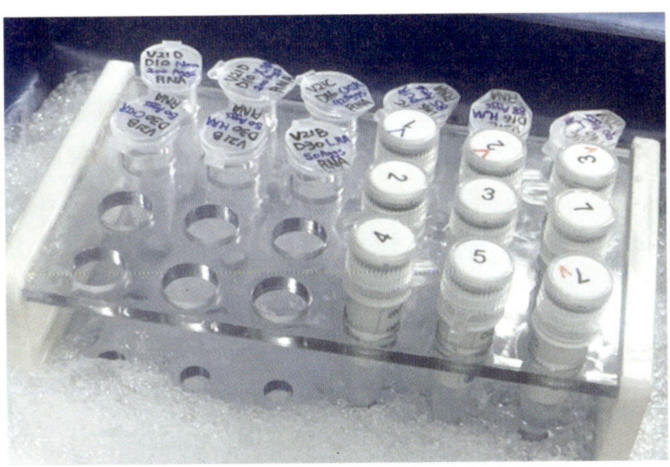

그림 8.3 얼음 위에 방치된 시료와 시약

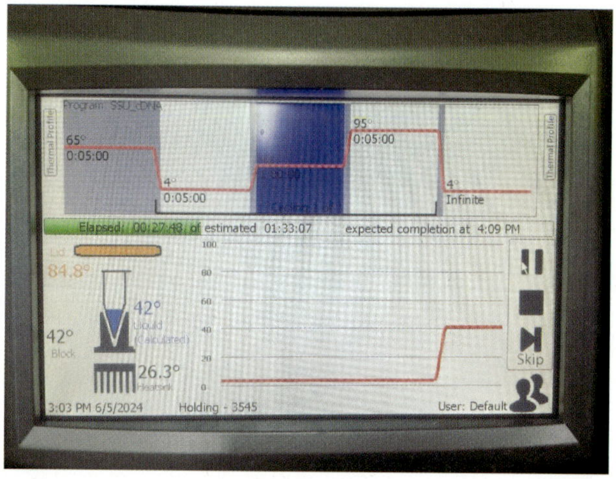

그림 8.4 시료의 RNA를 cDNA로 역전사를 진행하는 장비

- RNase Inhibitor: 0.5 μl (2단계 용량의 20분의 1)

⑤ 2단계 용액을 PCR장비에서 다음과 같이 설정하고 반응한 후, −80°C에서 보관할 수 있다(그림 8.4).

- 30°C, 10분
- 42°C, 60분
- 95°C, 5분
- 4°C, 무기한

2. Quantitative Real-Time Polymerase Chain Reaction (qRT-PCR)

1 원리

정량적 실시간 PCR (qRT-PCR)은 특정 DNA 서열의 증폭을 실시간으로 모니터링하여 DNA 또는 RNA 수준을 정량적으로 측정하는 데 사용되는 기술이다.

PCR 과정에서 SYBR Green과 같은 형광 염료 또는 형광 표지된 프로브를 사용하여 증폭된 DNA의 축적을 추적한다. DNA가 증폭됨에 따라 형광 강도가 증가하여 샘플 내 표적 DNA 또는 cDNA의 양을 직접적으로 측정할 수 있다.

이 방법은 일반적으로 RNA를 cDNA로 변환하고 증폭을 측정하여 Gjb2, Slc26a4, Otof와 같은 내이 유전자 발현을 정량화하는 데 사용된다. 여러 실험에 걸쳐서 얻은 데이터를 통합하여 청력 상실, 균형 장애, 이독성 및 내이의 구조적 이상에 대한 유전자 발현

프로파일을 비교함으로써 내이 발달 및 질병 진행과 관련된 분자 경로를 밝힐 수 있다.

2 PCR 준비

① Nanohelix의 Premier qPCR Mix [Green, Lox ROX]에 대하여 다음 내용의 시약과 시료의 용량을 준비하고 plate의 각 well에 로딩한다.

② cDNA, gDNA와 같은 template는 양성 대조군으로 사용할 수 있으며, 음성 대조군의 경우에는 DNA가 아닌 RNA를 이용하여 No Template로써 사용할 수 있다. 동일한 시료를 대상으로 특정 유전자를 증폭하기 위해 설계된 primer set를 여러 농도로 적용하면, PCR 효율성을 확인할 수 있다(그림 8.5).

③ Plate의 각 well당 용액의 구성 (최종 용량: 20 μl)을 계산하고 well 에 첨가한다(그림 8.6).

- Distilled water (PCR Grade, Autoclaved)
- DNA Template: X μl (cDNA 합성 이전에 측정된 RNA 50 ng/μl을 기준으로 50 ng에 해당하는 cDNA 1 μl를 첨가)
- Premier 2x Premix [GL]: 10 μl (최종 용량의 2분의 1)
- Forward primers (5 μM): 1 μl (최종 농도: 0.25 μM)
- Reverse primers (5 μM): 1 μl (최종 농도: 0.25 μM)
- 아래에 제시된 조건 (농도)에 따라서 Premier 2x Premix [GL]을 제외한 시료 및 시약의 용량을 사용자가 조절할 수 있다.

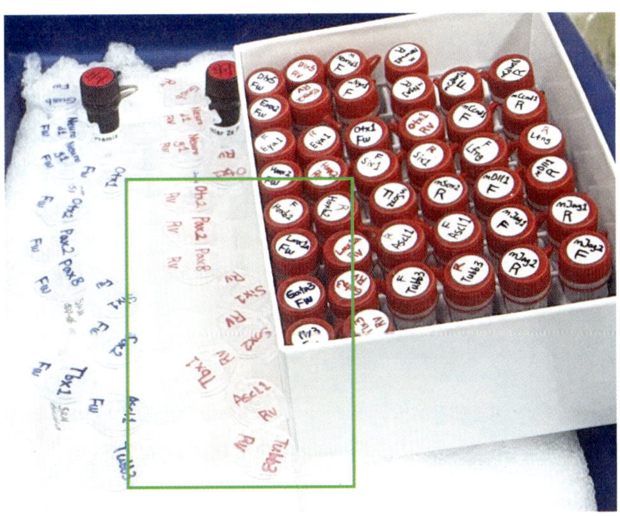

그림 8.5 얼음 위에 놓여진 Primer set (왼쪽 초록색 테두리: 5 μM으로 희석한 Primer set), (오른쪽: 100 μM Primer Set)

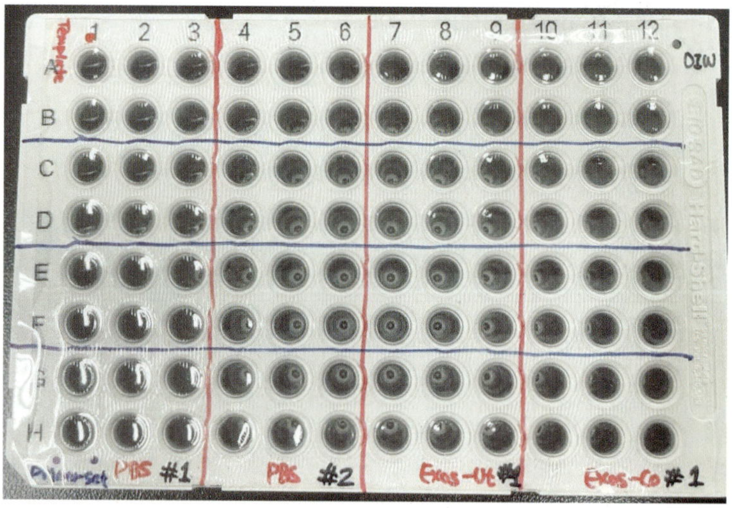

그림 8.6 반응이 완료된 PCR Plate

- DNA Template: cDNA 2 μl (cDNA 합성 이전에 측정한 RNA 농도: 25 ng/μl)
- Forward Primers (10 μM), Reverse primers (10 μM):의 경우: 각각 0.5 μl 첨가
- Distilled water: 다른 용액의 부피에 따라서 최종 용량 20 μl에 도달하도록 계산한다.

④ PCR plate에 투명 필름을 부착한다(그림 8.7).
(용액이 증발할 수 있기 때문에, 빠져나오지 못하게 필름을 밀착해서 붙인다.)

⑤ PCR plate를 원심분리기에서 300 g, 30초로 설정하여 섞이도록 한다(그림 8.8).

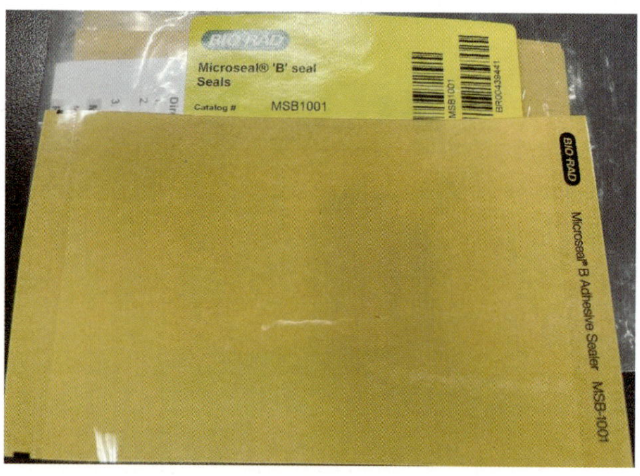

그림 8.7 PCR Plate의 윗면을 필름으로 덮어서 밀봉한다.

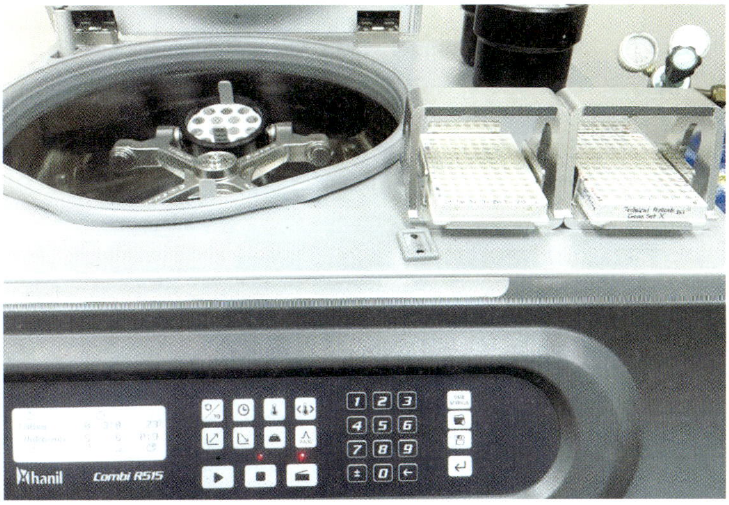

그림 8.8 PCR Plate의 Well 내부의 용액이 전부 모일 수 있도록 원심분리기에서 짧게 혼합한다.

PCR 증폭

① Bio-Rad의 Real-time PCR 장비를 가동하고 Plate를 장비에 넣고서 해당 장비의 Software(CFX Maestro)에서 PCR 반응을 하고 결과를 얻을 수 있다(그림 8.9~13).

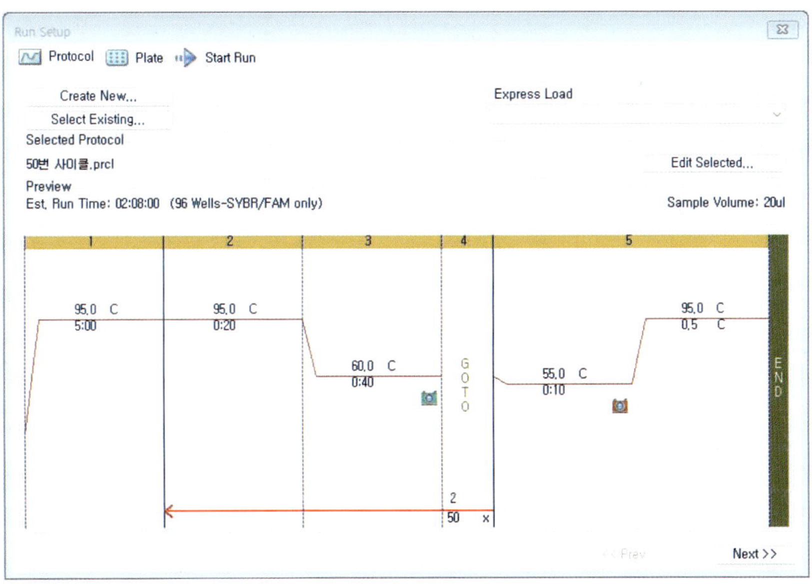

그림 8.9 PCR 반응 조건

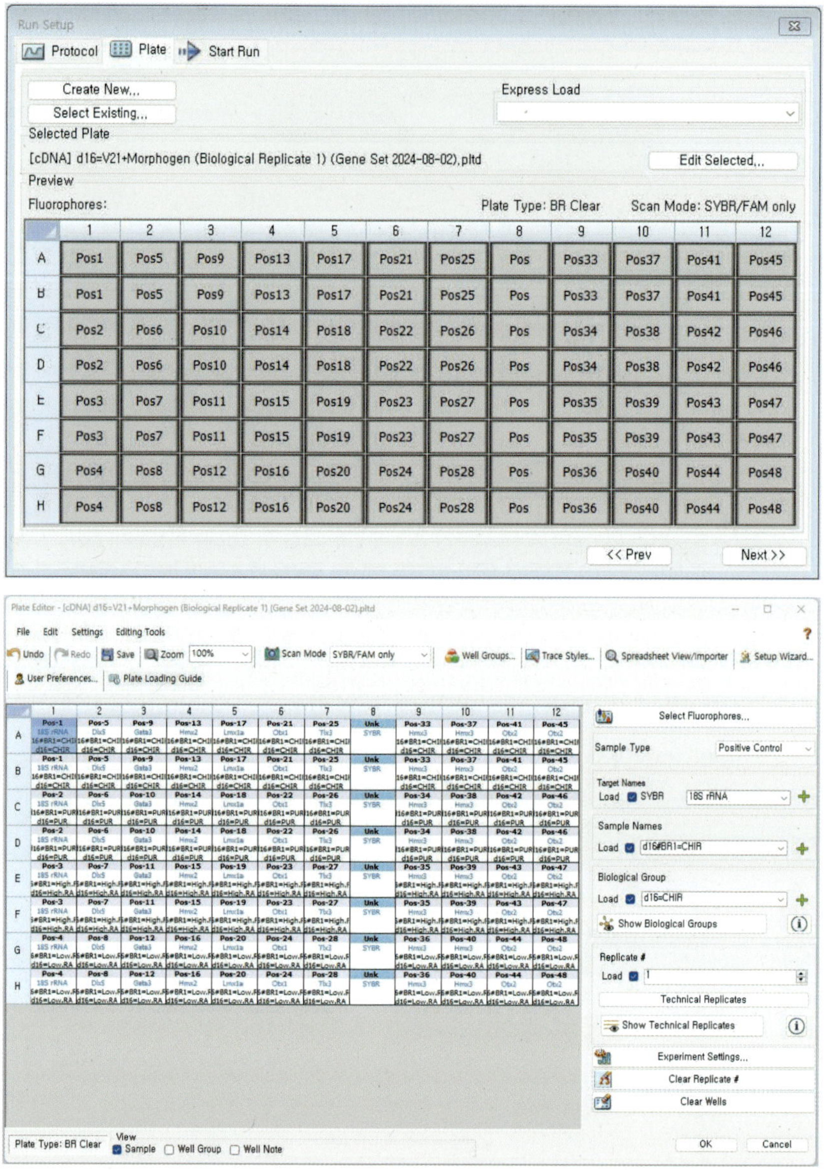

그림 8.10 Edit Selected 버튼 (위쪽 패널)을 누르면, PCR plate의 각 Well에 대한 정보를 입력할 수 있다. (아래쪽 패널), PCR 장비 소프트웨어에 대한 자세한 설정은 Bio-Rad에서 온라인으로 제공하는 pdf 파일을 통해 익힐 수 있다.

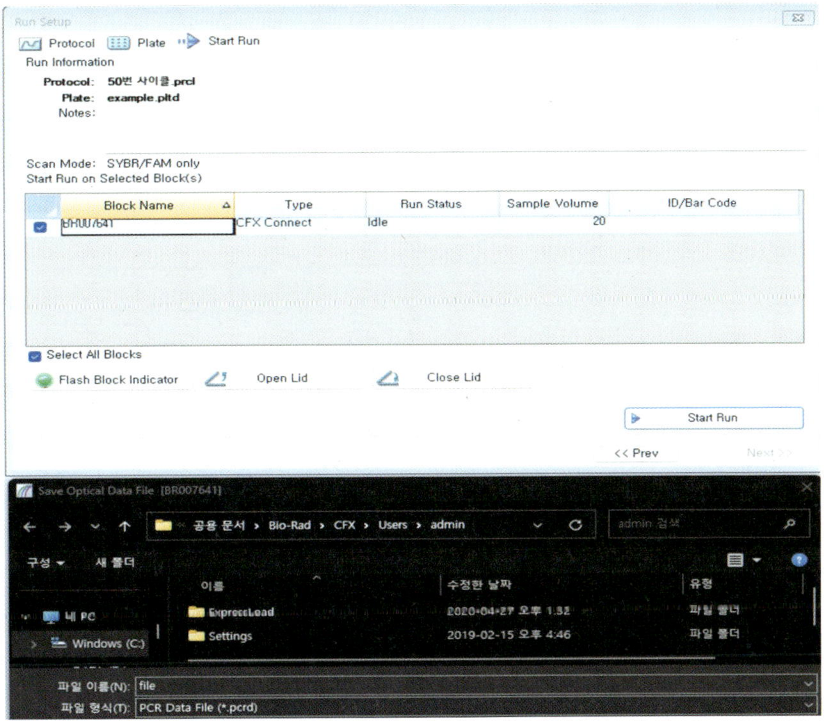

그림 8.11 Start Run 버튼 Start Run 버튼을 누르면 40회 cycle 기준으로 약 1시간 40분 동안 PCR 장비가 반응을 하고 결과물을 출력한다.

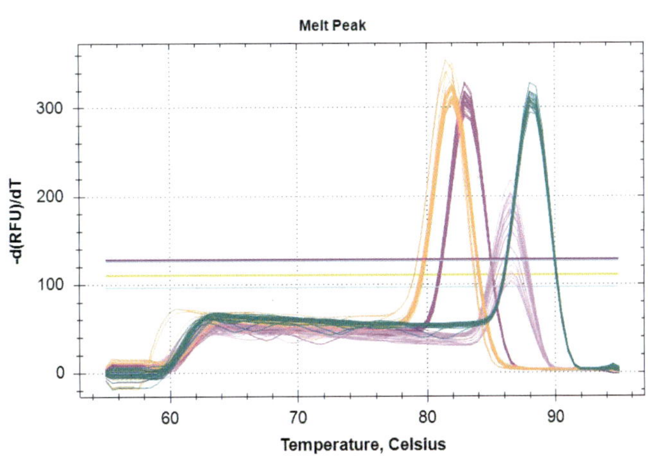

그림 8.12 각 well에 동일한 Primer set에 의해 증폭된 PCR 산물의 Melt Peak는 특정 온도 (예시: 83 °C) 값의 ±0.5 이내로 측정된다. 80°C 미만의 결과는 일반적으로 Amplicon이 짧기 때문에 비특이적인 증폭으로 간주한다.

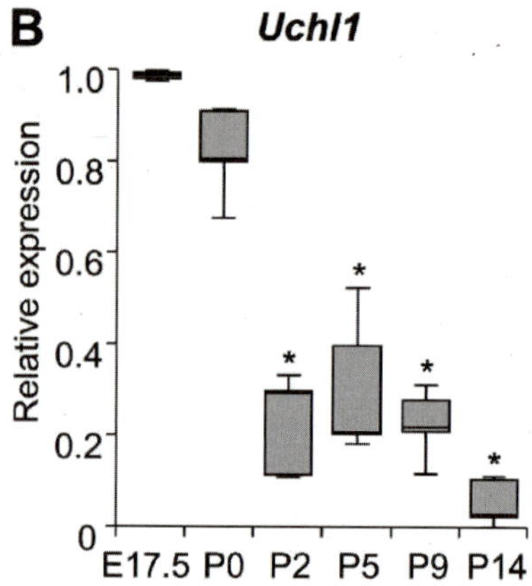

그림 8.13 유전자 상대 발현량 그래프. 참조 유전자 (예: Gapdh, Gusb, 18S RNA)와 대조군 (Control)을 이용하여 정규화 계산식을 통해서 목표 유전자(예: Uchl1)의 상대적인 발현량을 막대그래프로 나타낼 수 있다. (출처: Kim YJ, Jeong IH, Ha JH, Kim YS, Sung S, Jang JH, Choung Y-H. The Suppression of Ubiquitin C-Terminal Hydrolase L1 Promotes the Transdifferentiation of Auditory Supporting Cells into Hair Cells by Regulating the mTOR Pathway. Cells. 2024; 13(9):737.)

참 | 고 | 문 | 헌

1. Choi SJ, Kim SW, Lee JB, Lim HJ, Kim YJ, Tian C, So HS, Park R, Choung YH. Gingko biloba extracts protect auditory hair cells from cisplatin-induced ototoxicity by inhibiting perturbation of gap junctional intercellular communication. Neuroscience. 2013;244:49-61.
2. Choo OS, Lee YY, Kim YS, Kim YJ, Lee DH, Kim H, Jang JH, Choung YH. Effect of statin on age-related hearing loss via drug repurposing. Biochim Biophys Acta – Mol Cell Res (BBA-MCR). 2022;1869(11):119331.
3. Kim YJ, Jeong IH, Ha JH, Kim YS, Sung S, Jang JH, Choung Y-H. The Suppression of Ubiquitin C-Terminal Hydrolase L1 Promotes the Transdifferentiation of Auditory Supporting Cells into Hair Cells by Regulating the mTOR Pathway. Cells. 2024; 13(9):737.
4. Kim YJ, Kim J, Tian C, Lim HJ, Kim YS, Chung JH, Choung YH. Prevention of cisplatin-induced ototoxicity by the inhibition of gap junctional intercellular communication in auditory cells. Cell Mol Life Sci 2014;71(19):3859-3871.
5. Kim YJ, Kim J, Kim YS, Shin B, Choo OS, Lee JJ, Choung YH. Connexin 43 acts as a pro-apoptotic modulator in cisplatin-induced auditory cell death. Antioxid Redox Signal. 2016; 25(11):623-636.
6. Lee YY, Ha J, Kim YS, Ramani S, Sung S, Gil ES, Choo OS, Jang JH, Choung YH. Abnormal Cholesterol Metabolism and Lysosomal Dysfunction Induce Age-Related Hearing Loss by Inhibiting mTORC1-TFEB-Dependent Autophagy. Int J Mol Sci 2023; 24:17513.

웨스턴 블롯
Western blot

1. 개요

Western Blot은 샘플에서 특정 단백질을 검출하고 분석하기 위해 널리 사용되는 기술이다.

단백질은 먼저 변성되어 3차 구조를 분해한 다음 일반적으로 polyacrylamide gel에서 gel electrophoresis을 사용하여 크기에 따라 분리한다. 분리된 단백질은 일반적으로 nitrocellulose 또는 PVDF로 만들어진 membrane으로 옮겨지고, membrane은 표적 단백실에 결합하는 특이적 항체와 함께 배양된다. 그 다음에, 결합된 항체는 chemiluminescent 또는 colorimetric detection을 사용하여 시각화할 수 있다.

Western blot과 RT-PCR은 서로 다른 수준의 유전자 발현을 목표로 하여 보완적이지만 별개의 역할을 한다. Western blot은 해당 단백질 수준을 분석하여 전사 후 조절 및 단백질 안정성에 대한 통찰력을 제공한다. 번역 효율성 및 단백질 분해와 같은 요인으로 인해 mRNA의 풍부함이 항상 단백질 발현과 직접적으로 연관되는 것은 아니기 때문에 이러한 구별은 중요하다.

내이 발달에 관여하는 전사 인자가 유전자 발현을 조절하기 때문에 RT-PCR과 western blot의 데이터를 통합함으로써 유전자 조절 네트워크를 밝히고 전사 인자와 그 다운스트림 표적을 식별할 수 있다.

2. 단백질 추출

1 HEI-OC1의 경우

① 배양접시 내부의 배양액을 제거하고 PBS를 2 mL 추가하여 소량 남겨진 배양액과

천천히 섞은 후, 접시를 기울여서 PBS를 제거한다. (1회 세척)

② Phosphatase Inhibitor (PI)가 첨가된 RIPA를 접시 내부에 40 μL 첨가하여 기울인 상태로 scraper로 부착된 세포들을 모두 긁어내어 흡인하고 튜브에 넣는다.

2 Organoid또는 Tissue의 경우

① 튜브에 organoid를 10개 넣고 PBS를 1 mL 넣어서 세척한다.

② PI가 첨가된 RIPA를 튜브 내부에 40 μL 첨가하여 breaker로 잘게 부순다.

- RIPA+PI를 첨가한 이후, 해당 시료를 바로 −80°C에 보관이 가능하다.

③ 얼음 용기에서 시료를 30분 방치하면서, 10분에 한 번씩 vortex로 튜브를 흔들어 준다.

④ 원심분리기에서 4°C, 30분, 13000 RPM으로 분리해서 상층액을 새로운 튜브에 넣는다.

- 상층액은 −80°C에 보관이 가능하다.

3. 단백질 정량

① 표 9.1과 같이 96-well Plate에 BSA (2 mg/ml) 용액을 농도별로 triplicate한다. 7 × 3 = 21 well

② Western blot에서 사용하는 BSA는 만들어서 사용하지 않는다(pure BSA 상품 사용).

③ 추출한 단백질 용액을 1 μL 씩 96-well Plate에 triplicate한다.

④ Reagent A와 S를 24.5 : 0.5 (μl) 비율로 20X 용량을 만들고 inverting한 후, 25 μL씩 넣는다.

⑤ Reagent B 200 μl를 각 well에 넣고 서랍 안에서 반응시킨다. [15분, 암실]

⑥ Microplate reader에 96-well plate를 넣고 컴퓨터 소프트웨어에 다음과 같이 설정하고 데이터를 얻는다. 655nm, Speed M, 5 sec

⑦ BSA standard curve 회귀분석을 통해서 sample의 농도를 구한다.

표 9.1 농도별 BSA 용액.

Conc. (mg/ml)	0	3	6	9	12	15	18
Vol. (μl)	0	1.5	3	4.5	6	7.5	9

4. 단백질 가열

- 추출한 단백질 용액의 부피 36 μl를 새로운 튜브에 넣고 가열기에서 100°C, 8분간 가열하고 얼음 용기에서 2분 식힌 후, Spin down을 거쳐서 −20°C에 보관한다.

5. Gel 제조

① Gel을 넣기 위한 frame을 준비한다.

② Gel 조합법(표 9.2)에 있는 시약들을 순서대로 넣어 separating gel 8 mL을 제조하고, 5.8 ml을 frame 안에 분주한다. (Separating gel의 농도는 protein의 kDa에 반비례한다.)

- 기포가 발생하면 그 위에 100% ethanol (or methanol) 200 μL을 넣어서 제거한다. (methanol: 눈 또는 섬박 주의)

③ Separating gel 2.5 mL의 발열 반응이 끝난 후, gel 조합법에 있는 시약들을 순서대로 넣어서 stacking gel 2 mL을 제조하고, separating gel 위에 1.6 mL을 넣고 comb frame을 끼워서 굳힌다.

- Comb frame을 끼우는 도중에 기포가 생기면, 밀어내서 제거한다.

표 9.2 Gel 조합.

	Separating Gel				
Conc.	6%	8%	10%	12%	15%
MW Range (k)	63~245	63~180	25~135	17~100	11~75
DW	4.24 mL	3.68 mL	3.20 mL	2.64 mL	1.84 mL
Acrylamide Mix	1.60 mL	2.16 mL	2.64 mL	3.20 mL	4.00 mL
1.5 M Tris (pH 8.8)	2 mL				
10% SDS	80 μL				
10% APS	80 μL				
TEMED	6.4 μL	4.8 μL	3.2 μL		
Total	8 mL				

Stacking Gel	
DW	1.4 mL
Acrylamide Mix	330 μL
1.0 M Tris (pH 6.8)	250 μL
10% SDS	20 μL
10% APS	20 μL
TEMED	2 μL
Total	2 mL

④ 금속 용기에 D.W.를 Gel Frame이 잠길 정도로 붓고서 침수시키고 냉장고에 보관한다.(4°C For Overnight)

6. Run

① Gel frame의 유리부분을 70% EtOH로 씻어낸다.

② Casting frame (Cassette)을 조립하고 1X running Buffer (SDS buffer)를 붓는다.

③ Frame이 잠기는 부분 (내부)에 가득 채우고 바깥쪽 (외부)은 절반 정도만 붓는다(그림 9.1).

- [1X SDS는 5X SDS를 D.W에 5배 희석해서 만든다]
- [Store 5X SDS At −20°C & 1X SDS At RT]

④ Casting frame을 기울이고 약간 두드려서 큰 기포를 제거하고, gel comb의 왼쪽부터 protein ladder (Marker), samples, 1X SDS에 해당하는 lane의 순서대로 white tip을 각 lane에 밀착하고, 처음에는 조금 넣어 위치를 확인하고 lane을 채운다.

⑤ Total volume of sample lane (Sample 9 μL)의 경우, Marker Lane (Marker 3 μL + 1X SDS 6 μL), Null Lane (1X SDS 9 μL) [Lane의 Running 흐트러짐 방지]을 설정하다.

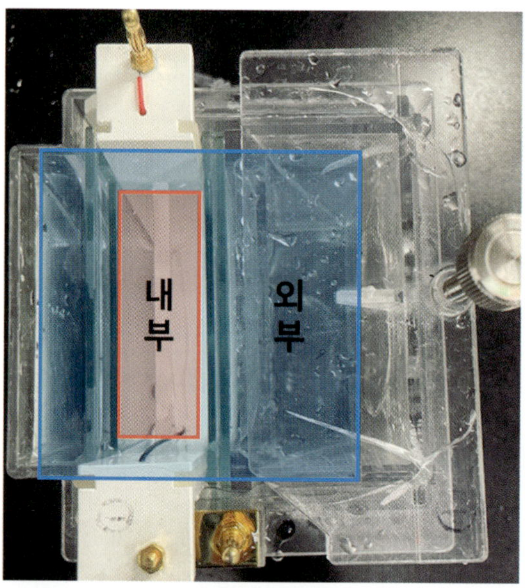

그림 9.1 Buffer 위치 구분 외부 (청색 사각형), 내부 (적색 사각형)

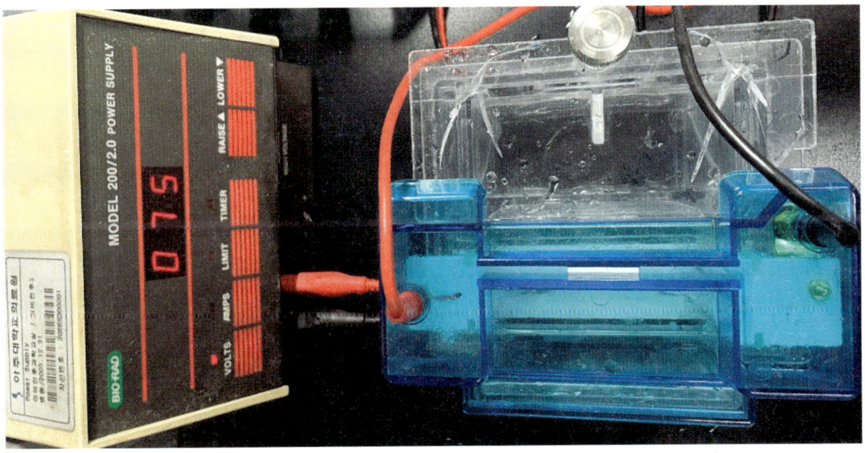

그림 9.2 Electrophoresis 장치를 이용해서 Running을 진행한다.

- Troubleshooting: Sample이 적으면, 양쪽 맨 끝 lane은 null lane으로 지정한다.
- Troubleshooting: Comb에 bubble or gel이 있으면, 주사기 (Syringe)로 1X R. Buffer를 넣어서 제거한다.

⑤ Electrophoresis equipment (80−100* V)에 casting frame을 연결시켜서 반응시킨다(그림 9.2).

⑥ Sample이 stacking gel과 separating gel 경계선에 위치하고, marker의 band가 분리되기 시작하면, 130*−150 V로 조정해서 band가 전부 전개될 때까지 반응시킨다. [아래쪽 마지막 근처까지]

⑦ 1X running buffer는 used rb glass bottle에 넣어서, 나중에 Rinse 5 times 한다.

7. Transfer

① Scraper로 gel을 조심스럽게 분리하고, 용기에 transfer buffer를 채우고 아래와 같이 순서대로 sandwich를 만든다.

② [−극] Sponge 1개 -> 3M Paper 2개 → Gel → PVDF Membrane 1개 → 3M Paper 2개 → Sponge 1개 [+극] (그림 9.3).

- [PVDF는 MeOH에 1 min 적셔 놓고 반응 후 사용한다]
- [Transfer buffer와 D.W는 냉장고에 미리 넣어 4°C로 냉각해 둔다]
- [Sandwich 제조할 때, 기포가 발생하지 않도록 주의한다]

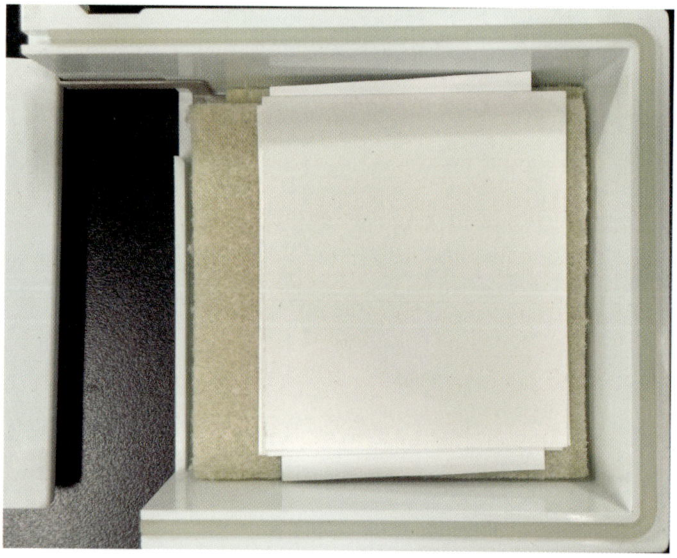

그림 9.3 Sponge, 3M Paper, Gel, PVDF Membrane, #M Paper를 순서대로 얹은 모습

③ Casting frame (for transfer)에 sandwich를 넣고 남은 공간에 sponge를 더 채우고서, 내부에 cold T. Buffer를, 외부에 cold D.W를 부은 후 electrophoresis equipment에 반응시킨다. [30V, 1H] (그림 9.4)

④ 이후, plastic 용기에 ponceau S solution을 붓고, transferred membrane (PVDF)을 넣어서 5 min 동안 반응시키고, 1X PBST [Tween 20]에 washing한다.
[미리 Band를 확인하는 것이며, 해당 과정은 생략 가능하다]

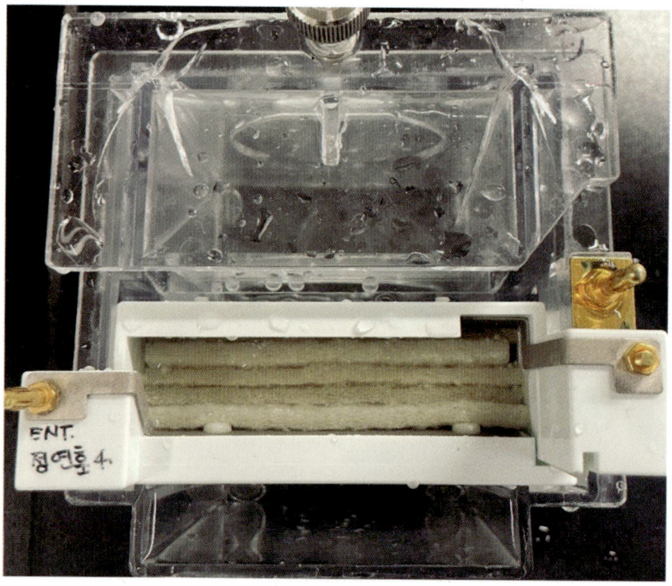

그림 9.4 Transfer 과정 직전의 모습

8. 1차 항체 반응

① 전자저울에 50 ml conical tube를 얹고 뚜껑을 열고서 영점을 맞춘 후, [5% skim milk solution 40 ml 제조]

② Skim milk powder 2 g을 넣고 1X PBST [Tween 20]를 40 mL까지 채워서 뚜껑을 닫고 shaker에서 섞어준다.

③ T. membrane을 1X PBST에 도포 후, kDa에 따라서 필요한 부분으로 잘라내서,

④ 각각의 T. membrane의 앞쪽 모서리를 하나 자르고, Ab (이름, kDa)를 볼펜으로 표시한다.

⑤ Skim Milk S.에 transferred membrane을 반응시킨다 [60-70 RPM, 1H] [Blocking] (그림 9.5).

⑥ 완료 후, 남은 Skim Milk S.를 15 mL tube에 넣어서 냉장고에 보관한다. [2nd Ab Dilution에 사용한다]

⑦ T. Membrane을 1X PBST로 washing한다. [90-100 RPM, (5 Min, 4 Times) + (10 Min, 3 Times)]

⑧ 1st Ab를 1X PBST에 dilution해서 T. Membrane과 함께 넣고 냉장고의 shaker에서 반응시킨다. [4°C, Overnight]

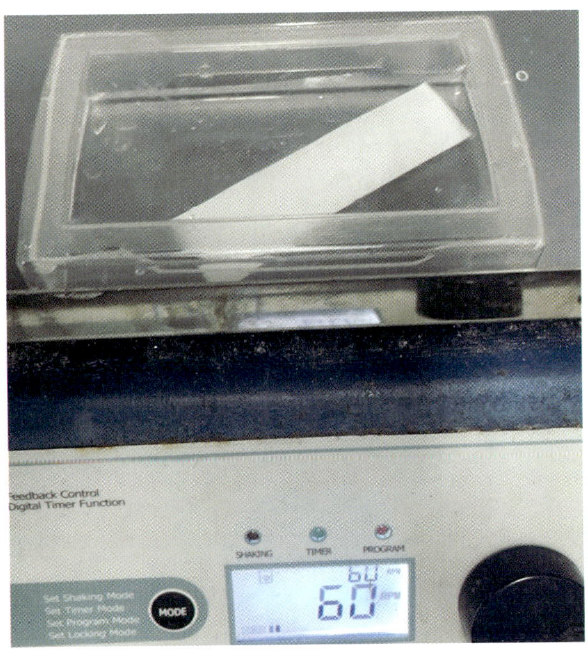

그림 9.5 Shaker에서 반응중인 Membrane

⑨ 1st Ab 종류에 따라서 dilution 비율은 상이하고 재사용 가능하다 [Used Dilution At −20°C]

9. 2차 항체 반응

① 1X PBST로 T. membrane을 여러 번 washing 한다. [1st Ab 제거]

② [90 RPM, (5 min, 4 times) + (10 min, 3 times)]

③ 2nd Ab Dilution with Skim Milk은 2nd Ab와 Skim Milk S.를 1:5000 비율로, 5 ml으로 제조하여 용기에 채워서 T. Membrane을 반응시킨다. [60 RPM, 1 H]

④ 1X PBST로 T. Membrane을 여러 번 washing 한다. [2st Ab 제거]

⑤ [90 RPM, (5 min, 4 times) + (10 min, 3 times)]

10. 현상

① ECL solutions [Peroxide, Luminol]을 순서대로 각각 1 mL씩 넣고 혼합한 용액으로 T. Membrane을 반응시킨다. [1 min]
[Chemical blotting 장비로 현재 상태에서 아래의 과정을 생략하고 촬영할 수 있다] (그림 9.6)

② T. Membrane을 전부 cover film안에 밀착해서 넣고 taping으로 밀봉하여, cover box의 덮개를 닫는다.

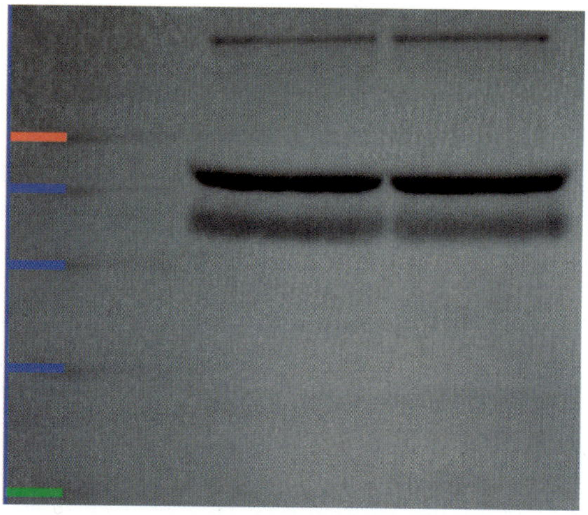

그림 9.6 Blotting 촬영 장비에서 식별한 항원–항체 반응 (왼쪽의 막대 표시는 단백질의 크기이다.)

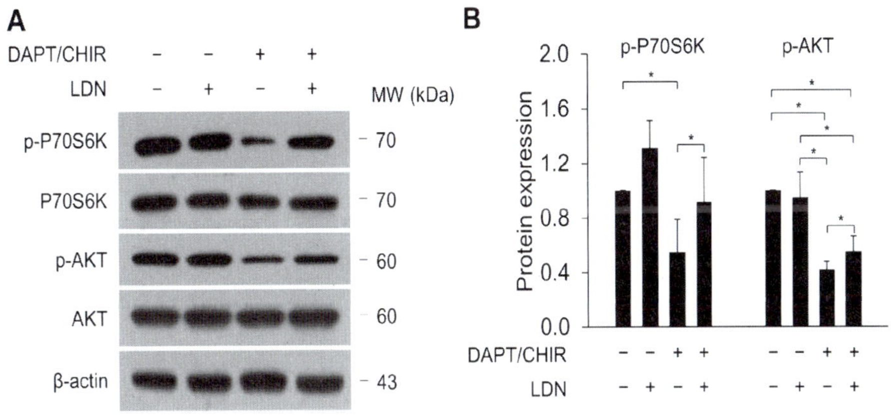

그림 9.7 A) 단백질 레벨에서 발현량을 확인하여, B) 정량적으로 표현할 수 있다.
(출처: Kim YJ, Jeong IH, Ha JH, Kim YS, Sung S, Jang JH, Choung Y-H. The Suppression of Ubiquitin C-Terminal Hydrolase L1 Promotes the Transdifferentiation of Auditory Supporting Cells into Hair Cells by Regulating the mTOR Pathway. Cells. 2024; 13(9):737.)

③ Fixer, D.W, Developer 각각의 전용 금속용기에 해당 용액을 붓는다. [Dev., Fix.는 암실에서 작업한다]

- [Dev., Fix. Dilution은 D.W.와 각각 1:4 비율로 사용하고, 재사용이 가능하다]

④ Cover box안에 Photographic Film 1장을 넣어서 반응시킨다. [Ex: 1, 2, 3 min]

⑤ 시간이 지난 후, Photo. Film을 집개로 집어서 development 한다. [15 sec]

- [Developer: Band를 진하게 한다]
- [Troubleshooting: 시료가 적어서 band가 적다고 판단할 때는 Pico ECL solution 으 로 반응시키고 현상한다.]

⑥ Film을 D.W에 넣어서 Dev. Solution을 씻겨내고, Fix. Solution에 넣고 반응시킨다. [7 Sec]

- [Fixer: film을 투명화 시킨다]

⑦ Dry oven에서 film을 건조한 후 관찰할 수 있다.

참 고 문 헌

1. Choi SJ, Kim SW, Lee JB, Lim HJ, Kim YJ, Tian C, So HS, Park R, Choung YH. Gingko biloba extracts protect auditory hair cells from cisplatin-induced ototoxicity by inhibiting perturbation of gap junctional intercellular communication. Neuroscience. 2013;244:49-61.
2. Choo OS, Lee YY, Kim YS, Kim YJ, Lee DH, Kim H, Jang JH, Choung YH. Effect of statin on age-related hearing loss via drug repurposing. Biochim Biophys Acta – Mol Cell Res (BBA-MCR). 2022;1869(11):119331.
3. Jung JS, Lee JM, Kang H, Park K, Kim YS, Ha JH, So S, Sung S, Yun JH, Jang JH, Choi

SJ, Choung YH. miR-409-3p regulates IFNG and p16 signaling in human blood of aging related hearing loss. Cells. 2024;13:1595.

4. Kim YJ, Jeong IH, Ha JH, Kim YS, Sung S, Jang JH, Choung Y-H. The Suppression of Ubiquitin C-Terminal Hydrolase L1 Promotes the Transdifferentiation of Auditory Supporting Cells into Hair Cells by Regulating the mTOR Pathway. Cells. 2024; 13(9):737.
5. Kim YJ, Kim J, Kim YS, Shin B, Choo OS, Lee JJ, Choung YH. Connexin 43 acts as a pro-apoptotic modulator in cisplatin-induced auditory cell death. Antioxid Redox Signal. 2016; 25(11):623-636.
6. Kim YJ, Kim J, Tian C, Lim HJ, Kim YS, Chung JH, Choung YH. Prevention of cisplatin-induced ototoxicity by the inhibition of gap junctional intercellular communication in auditory cells. Cell Mol Life Sci 2014 Oct;71(19):3859-3871.
7. Tian CJ, Kim YJ, Kim SW, Lim HJ, Kim YS, Choung YH. A combination of cilostazol and Ginkgo biloba extract protects against cisplatin-induced Cochleo-vestibular dysfunction by inhibiting the mitochondrial apoptotic and ERK pathways. Cell Death Dis. 2013;4:e509.
8. Tian C, Kim YH, Kim YC, Park KT, Kim SW, Kim YJ, Lim HJ, Choung YH. Korean red ginseng ameliorates acute 3-nitropropionic acid-induced cochlear damage in mice. Neurotoxicology. 2013;34:42-50.

CHAPTER 10

면역세포화학 염색

Immunocytochemistry

1. 개요

면역세포화학 염색(검사)는 항원에 특이적으로 결합하는 항체의 원리를 이용하여, 세포 검체에서 핵, 세포질 또는 세포막에 존재하는 특정 단백질(항원)의 유무 및 성질을 연구하는 방법이다.

면역세포화학 염색은 세포의 원형상태에서 특정단백질의 발현을 관찰하는 것으로, Western blot이나 ELISA처럼 세포를 분쇄해서 모든 단백질을 추출한 뒤에 타겟항체를 처리하는 것과는 차이가 있다.

면역세포화학 염색은 Direct와 Indirect 방법으로 나눈다. Direct 방법은 항체 하나만을 붙여서 특정 단백질을 확인하는 것으로 형광 시그널이 약하다. Indirect 방법은 1차 항체는 타겟 단백질에 붙이고, 형광 시그널이 강한 2차 항체를 1차 항체에 붙이는 방법이다(그림 10-1) .

면역세포화학(immunocytochemistry) 염색은 '세포'를 대상으로, 면역조직화학(immunohistochemistry) 염색은 '조직'을 대상으로 할 때 사용한다. 실험원리는 같으나 방법이 다르다. Section 3, Chapter 18를 참조하면 된다.

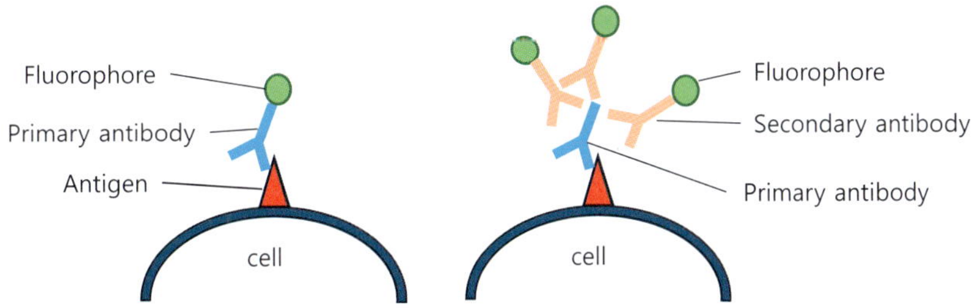

그림 10.1 면역세포화학염색 방법

2. 실험방법

실험 방법의 흐름은 그림 10.2와 같다.

① 20 × 20 cover slip을 100% EtOH에 넣고 소독해서 보관한다. (sealing을 해서 상온 보관함.)

② 소독한 cover slip을 화염 멸균 후 식히고 dish에 넣고 media를 채운 뒤 눌러서 기포 제거 및 바닥에 고정시킨다. (60Φ 기준 1 ml DMEM배지 넣고 cover slip 고정후 남은 DMEM배지 넣음.)

③ 목적에 따라 cell 수 등을 정해 배양한다.

④ 원하는 만큼의 cell이 자라면 cover slip을 떼고 media를 제거한다. → 1X PBS, 2 time washing → new dish에 옮김(cell debris가 많을 경우 옮겨서 진행 아니면 안 옮겨도 됨.) → Fix warming 된 4% PFA 15min or Incubating the cells in 100% methanol (chilled at −20°C) at room temperature for 5 min. → 1X PBS, 2 time washing → suction

⑤ 0.05% T-X100 in PBS(Blocking buffer) 분주 후 10 min permeabilization 시킨다.

⑥ Plate에 D.W 적신 3M paper를 깔아 두고 parafilm을 위에 두고 위치조정한다. parafilm 위에 40 μl, 3% BSA in 0.05% T-X100 in PBS(Blocking solution) 분주 후 cell이 있는 면의 cover slip이 blocking solution에 닿게 뒤집어 1 hr 반응시킨다. (cover slip을 누르지 않음. Solution이 옆으로 새어 나올 수 있으며, Solution에 기포가 생기지 않아야 됨.)

⑦ Primary Ab (ex. SIRT 1, Rabbit, 1:100, 100 μl 만들어 사용)를 blocking solution에 dilution시켜 만든다.

⑧ Plate에 있는 기존 parafilm과 cover slip 전체를 들어 Plate 밖으로 꺼내 놓고, new parafilm을 plate에 기포가 생기지 않게 놓는다.

⑨ 40 μl의 primary Ab를 분주 후 4°C, 1Day 반응시킨다. (or RT에서 1H 반응 후 바로 다음 단계 진행한다.)

⑩ Primary Ab는 최대한 덜어 재사용한다.

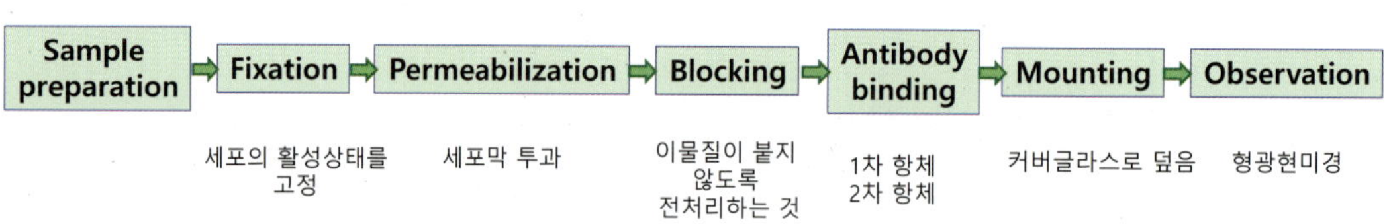

그림 10.2 면역세포화학 염색 실험 순서

⑪ Dish에 cell 면이 위로 가게 놓고 1X PBST로 5 min간, 3회 세척한다.

⑫ Plate에 새로 parafilm을 놓고 secondary Ab (ex. cy3-Rb, 1:100 dilution in 1X PBST)로 RT에 1H 반응시킨다. (호일로 감싸 빛을 차단한 상태로 진행. Secondary Ab는 re-use 하지 않으며, 조건에 따라 농도를 변경 가능하다.)

⑬ Dish에 cell 면이 위로 가게 놓고 1X PBST로 5 min간 3회 세척한다.

⑭ Suction 후 DAPI (1:10,000 in 1X PBST)를 만들어서 첨가 후 실온에서 5 min간 반응시킨다.

⑮ Suction 후 1X PBST로 5min간 3회 세척한다.

⑯ Slide glass 위에 without DAPI mounting solution 분주한 후 cover slip의 cell면이 mounting solution에 닿게 뒤집어 놓고 매니큐어로 고정시킨다.

⑰ 현미경으로 관찰한다 (보관은 −20°C에 slide glass를 보관한다.) (그림 10.3).

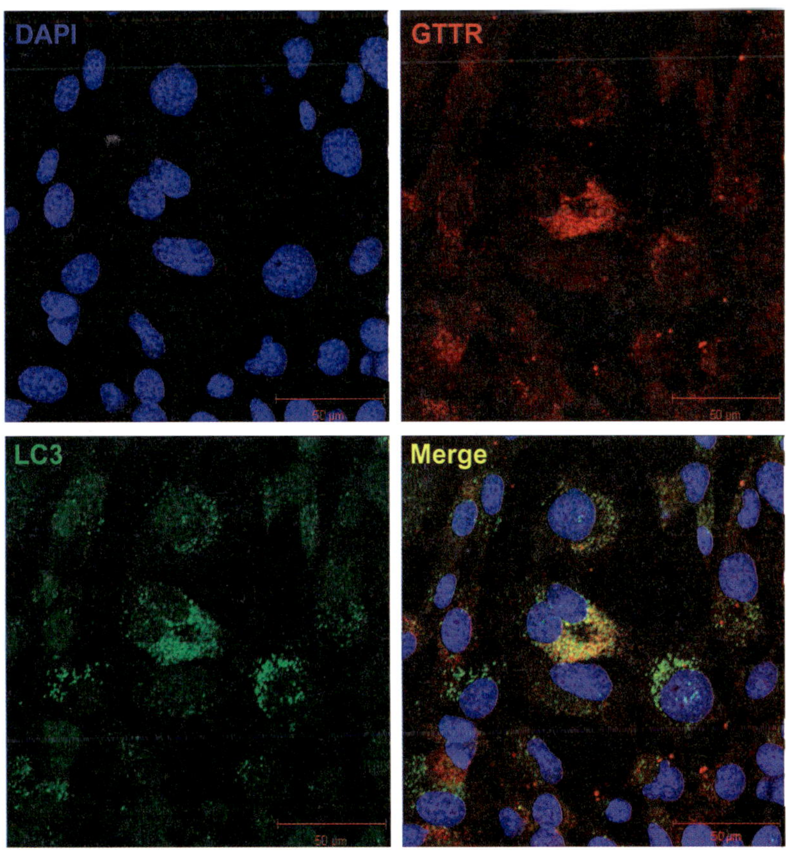

그림 10.3 면역세포화학 염색. GM(gentamicin) 유발 이독성의 기전으로 autophagy 감소를 확인함. GTTR (Gentamicin conjugated Texas red), LC3 (light chain 3, autophagy marker).
(출처: Kim YJ, Tian C, Kim J, Shin B, Choo OS, Kim YS, Choung YH. Autophagic flux, a possible mechanism for delayed gentamicin-induced ototoxicity. Sci Rep. 2017;7:41356.)

참 | 고 | 문 | 헌

1. Choi SJ, Kim SW, Lee JB, Lim HJ, Kim YJ, Tian C, So HS, Park R, Choung YH. Gingko biloba extracts protect auditory hair cells from cisplatin-induced ototoxicity by inhibiting perturbation of gap junctional intercellular communication. Neuroscience. 2013;244:49-61.
2. Choo OS, Lee YY, Kim YS, Kim YJ, Lee DH, Kim H, Jang JH, Choung YH. Effect of statin on age-related hearing loss via drug repurposing. Biochim Biophys Acta – Mol Cell Res (BBA-MCR). 2022;1869(11):119331.
3. Choung YH, Choi SJ, Joo JS, Lee JB, Lee HK, Lee SJ. Green tea prevents down-regulation of gap junction intercellular communication in human keratinocytes treated with PMA. Eur Arch Otorhinolaryngol 2011;268(6):885-892.
4. Choung YH, Moon SK, Park HJ. Functional study of GJB2 in hereditary hearing loss. Laryngoscope 2002:112;1667-1671.
5. Kim YJ, Jeong IH, Ha JH, Kim YS, Sung S, Jang JH, Choung YH. The Suppression of Ubiquitin C-terminal Hydrolase L1 Promotes the Transdifferentiation of Auditory Supporting Cells into Hair Cells by Regulating the mTOR Pathway. Cells. 2024;13:737.
6. Kim YJ, Kim J, Kim YS, Shin B, Choo OS, Lee JJ, Choung YH. Connexin 43 acts as a pro-apoptotic modulator in cisplatin-induced auditory cell death. Antioxid Redox Signal. 2016; 25(11):623-636.
7. Kim YJ, Tian C, Kim J, Shin B, Choo OS, Kim YS, Choung YH. Autophagic flux, a possible mechanism for delayed gentamicin-induced ototoxicity. Sci Rep. 2017;7:41356.
8. Lee YY, Ha J, Kim YS, Ramani S, Sung S, Gil ES, Choo OS, Jang JH, Choung YH. Abnormal Cholesterol Metabolism and Lysosomal Dysfunction Induce Age-Related Hearing Loss by Inhibiting mTORC1-TFEB-Dependent Autophagy. Int J Mol Sci 2023; 24:17513.

칼부하 염료통과 시험
Scrape loading dye transfer (SLDT)

1. 개요

Scrape Loading Dye Transfer (SLDT)는 세포막을 물리적으로 손상시키는 방법을 이용하여 분자들이 세포들 간에 확산되는 능력을 평가하는 기법이다. 이 방법은 세포 간의 gap junction을 통해 소분자들이 어떻게 전달되는지 확인하는 데 주로 사용된다(그림 11.1).

2. SLDT의 응용

① **세포 간 전달**: gap junction이 형성되는 정도와 세포 간 신호 전달의 효율성을 측정하는데 사용된다.

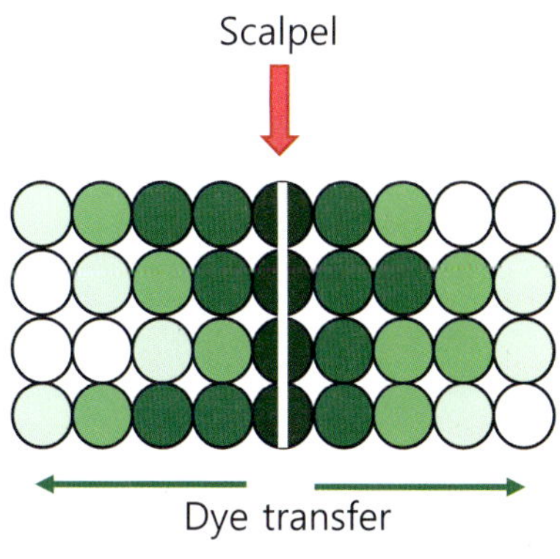

그림 11.1 **SLDT**

② **gap junction 연구**: 세포 간에 gap junction을 통한 물질 교환의 이상을 확인하여, 질병 모델에서 gap junction의 역할을 평가할 수 있다. (예. 심장이나 신경계에서 gap junction 장애와 관련된 질환 연구)

③ **약물 또는 유전자 처리 효과 평가**: 약물 또는 유전자 조작 등을 처리가 gap junction을 어떻게 변화시키는지를 SLDT를 통해 모니터링 가능하다.

3. SLDT 방법

① **Scrape (긁기)**: 세포를 배양한 후 #15 또는 #20 surgical scalpel를 이용하여 세포층을 물리적으로 긁는다(그림 11.2). 이 긁는 동작은 세포막을 손상시켜 세포 내부와 외부 사이의 장벽을 일시적으로 파괴한다. 이 때 날카로운 칼 날로 살짝 그어야지, 칼날이 옆으로 밀리면 세포층이 모두 옆으로 밀리게 되어 실험을 실패하게 된다.

② **Loading (로딩)**: 긁힌 부위에 소분자 형광 염료, 예를 들면 0.5% Lucifer yellow (M.W. 457.25)를 첨가한다. 이 염료는 손상된 세포를 통해 세포 내부로 들어간다. 5-10분후에 염료가 섞인 media를 제거하고, PBS로 rinse 한다.

③ **Dye Transfer (염료 전이)**: 염료가 세포 내로 로딩된 후, 세포내 염료가 세포 간의 gap junction을 통해 인접한 손상되지 않은 세포들로 퍼져 나간다. gap junction이 활발할 경우, 염료는 많은 세포로 확산되며, 그 반대의 경우 염료의 확산이 제한된다.

④ 분석: 형광 현미경을 사용하여 염료가 얼마나 많은 세포로 전이되었는지를 관찰한다(그림 11.3). 이 과정에서 세포 간의 gap junction을 통한 소분자의 전달 능력을 정량화할 수 있다(그림 11.4).

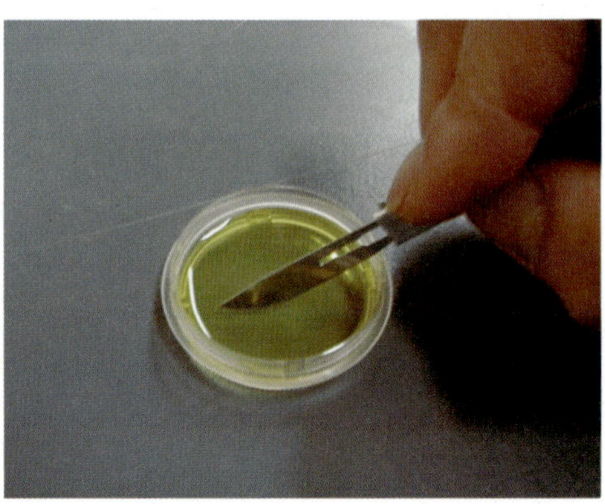

그림 11.2 SLDT 실험. scrape-loading 과정

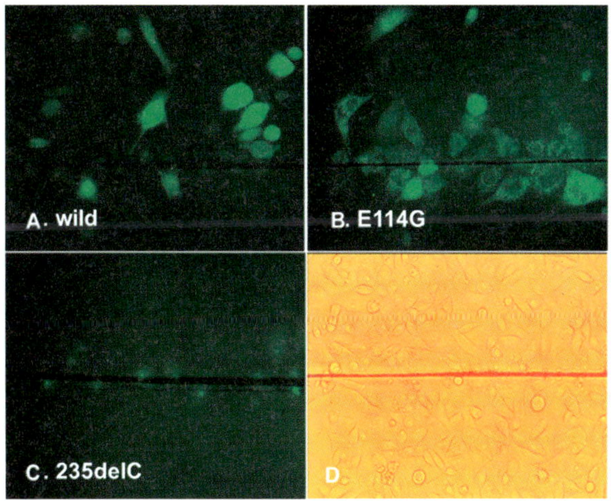

그림 11.3 SLDT 실험결과. Gap junction이 없는 HeLa cell에 Cx 26 wild(**A**) E114G(**B**) 235delC(c)를 transfection 시켰을 때, 235delC 세포에서는 dye transfer가 이루어지지 않았다. (**D**) Phase contrast. (출처: Choung YH, Moon SK, Park HJ. Functional study of GJB2 in hereditary hearing loss. Laryngoscope 2002:112;1667-1671.)

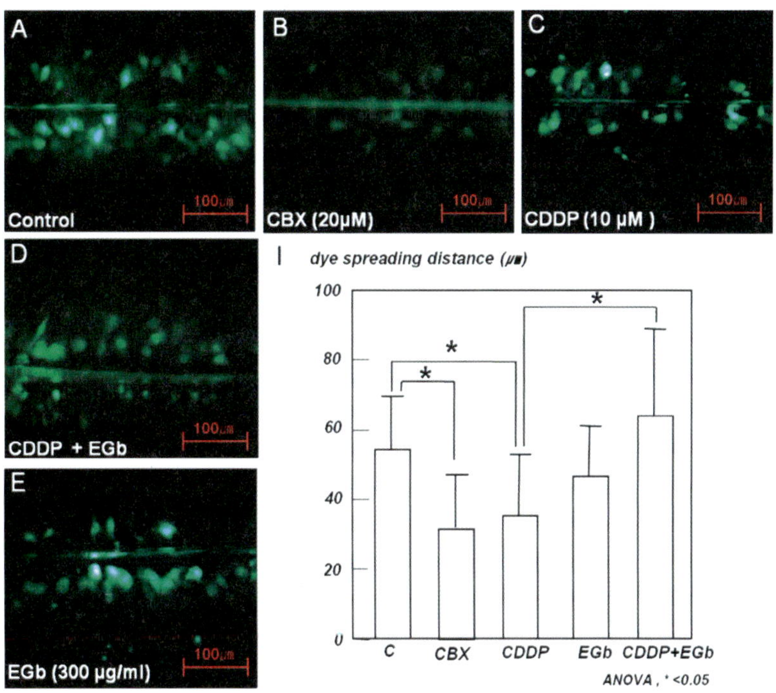

그림 11.4 SLDT 실험 결과 정량평가. **A)** 루시퍼 옐로우(Lucifer Yellow) 염료는 긁힌 라인에 로딩된 HEI-OC1 세포에서 인접한 4-5 세포로 전달된다. **A)** 대조군 세포 **B)** Carbenoxolone (20 μM, 24 h) **C)** cisplatin (10 μM, 24 h) **D)** CDDP + EGb **E)** EGb 처리한 세포
(출처: Choi SJ, Kim SW, Lee JB, Lim HJ, Kim YJ, Tian C, So HS, Park R, Choung YH. Gingko biloba extracts protect auditory hair cells from cisplatin-induced ototoxicity by inhibiting perturbation of gap junctional intercellular communication. Neuroscience. 2013 Aug 6;244:49-61.)

참 | 고 | 문 | 헌

1. Choi SJ, Kim SW, Lee JB, Lim HJ, Kim YJ, Tian C, So HS, Park R, Choung YH. Gingko biloba extracts protect auditory hair cells from cisplatin-induced ototoxicity by inhibiting perturbation of gap junctional intercellular communication. Neuroscience. 2013;244:49-61
2. Choung YH, Choi SJ, Joo JS, Lee JB, Lee HK, Lee SJ. Green tea prevents down-regulation of gap junction intercellular communication in human keratinocytes treated with PMA. Eur Arch Otorhinolaryngol 2011;268(6):885-892.
3. Choung YH, Moon SK, Park HJ. Functional study of GJB2 in hereditary hearing loss. Laryngoscope 2002:112;1667-1671.
4. Choung YH, Park K, Raynov AM, Kim CH, Choung PH. Expression of gap junction proteins connexin 26 and connexin 43 in human middle ear cholesteatoma. Acta Oto-Laryngologica 2006;126:138-143.
5. Kim YJ, Kim J, Kim YS, Shin B, Choo OS, Lee JJ, Choung YH. Connexin 43 acts as a pro-apoptotic modulator in cisplatin-induced auditory cell death. Antioxid Redox Signal. 2016; 25(11):623-636.
6. Kim YJ, Kim J, Tian C, Lim HJ, Kim YS, Chung JH, Choung YH. Prevention of cisplatin-induced ototoxicity by the inhibition of gap junctional intercellular communication in auditory cells. Cell Mol Life Sci 2014;71(19):3859-3871.

CHAPTER 12

형광회복측광법

Fluorescence recovery after photobleaching (FRAP)

1. 개요

FRAP(Fluorescence Recovery After Photobleaching, 형광회복측광법)은 살아있는 세포나 생체 시스템 내에서 형광으로 표지된 분자의 이동성과 동역학을 연구하는 생물물리학적 기법이다. 살아있는 세포 내에서 실시간으로 분자 이동성 및 상호작용을 평가하는 데 매우 유용한 기술이다.

2. FRAP의 응용

① **세포막 유동성 연구**: 세포막의 gap junction을 통한 세포간 신호물질의 교환연구가 가능하다.

② 단백질 간 상호작용 분석

③ 세포골격, 소포체, 핵 구조와 같은 세포 내부 구조의 동역학 이해

④ 살아있는 세포에서 분자 확산 연구

3. FRAP 방법 (그림 12.1)

① **형광 표지**: 관심 있는 분자(단백질, 지질 등)에 형광 염료를 부착하여 현미경으로 관찰할 수 있도록 한다. 예를 들면 Calcein-AM (M.W. 994.86)을 사용한다.

② **광표백(Photobleaching)**: 고강도의 레이저를 이용해 샘플의 특정 영역을 표적 삼아, 그 영역 내의 형광 분자들이 비형광성(표백) 상태가 되도록 한다. Calcein-AM의 경

우에는 488nm laser로 photobleaching 한다.

(그림 12.1에서 흰색 원으로 표시된 부분이 photobleaching된 부분임.)

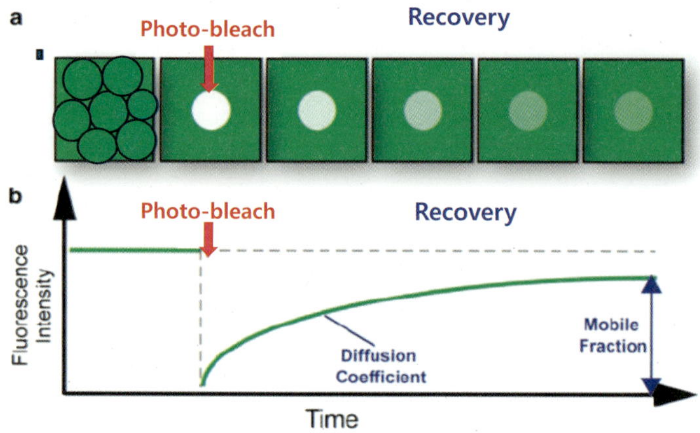

그림 12.1 FRAP의 간단한 모식도.

(출처: Carman, C. V. (2011). Overview: imaging in the study of integrins. In Integrin and Cell Adhesion Molecules (pp. 159-189). Humana Press, Totowa, NJ.)

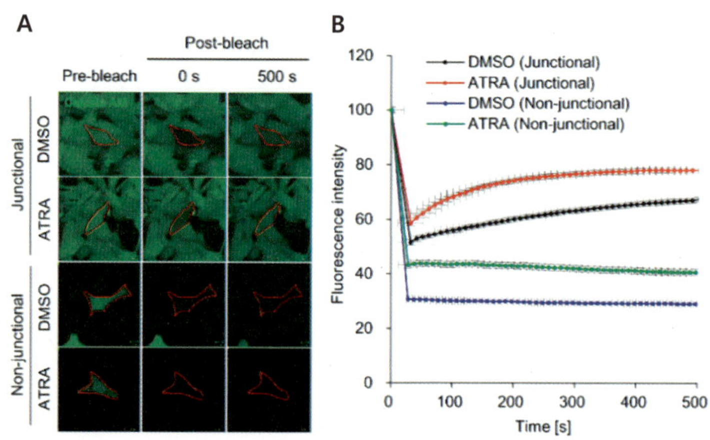

그림 12.2 FRAP 결과. 간극결합 증강제인 ATRA는 CDDP(시스플라틴)로 유발된 이독성에 대한 FSK(포스콜린)의 보호 효과를 증대시켰다. **(A)** 간극결합 활성을 평가하기 위한 FRAP(형광회복후 표백) 실험. HEI-OC1 세포 단층은 칼세인 AM(2 μM, 10분, 녹색)으로 처리한 후 레이저로 광표백 하였다. 광표백된 세포에서 형광의 회복은 500초 동안 매 10초마다 모니터링 되었다. 표백된 영역은 빨간 점선으로 표시되어 있다. ATRA(50 μM, 4시간) 처리된 HEI-OC1 세포의 접촉(junctional) 및 비접촉(non-junctional) 상태에서 표백 전, 표백 직후(0초), 그리고 회복 후(500초)의 대표적인 공초점 미세그래프가 제시되었다. **(B)** FRAP 데이터의 시간 경과 요약은 최소 세 개의 개별 세포에 대해 수행되었다. 모든 표백된 세포에서 광표백 전 각 세포에 존재하는 형광 신호는 100%로 표준화되었다.

(출처: Kim YJ, Lee JS, Kim H, Jang JH, Choung YH. Gap junction-mediated intercellular communication of cAMP prevents CDDP-induced ototoxicity via cAMP/PKA/CREB pathway. Int J Mol Sci. 2021;22:6327.)

③ 형광현미경을 이용하여 photobleaching된 곳의 형광 intensity를 측정한다.

④ **회복 단계**: photobleaching 이후, photobleaching된 영역의 주변부에 있는 분자들이 이동하면서 비표백된 형광 분자들이 표백된 영역으로 이동하면서 형광이 회복 된다. 회복된 형광(fluorescence recovery)의 intensity를 측정한다.

⑤ 형광 회복 속도는 분자의 확산 속도 및 이동성에 대한 정보를 제공한다(그림 12.2).

참 고 문 헌

1. Carman, C. V. (2011). Overview: imaging in the study of integrins. In Integrin and Cell Adhesion Molecules (pp. 159-189). Humana Press, Totowa, NJ.
2. Kim YJ, Kim J, Kim YS, Shin B, Choo OS, Lee JJ, Choung YH. Connexin 43 acts as a pro-apoptotic modulator in cisplatin-induced auditory cell death. Antioxid Redox Signal. 2016; 25(11):623-636.
3. Kim YJ, Kim J, Tian C, Lim HJ, Kim YS, Chung JH, Choung YH. Prevention of cisplatin-induced ototoxicity by the inhibition of gap junctional intercellular communication in auditory cells. Cell Mol Life Sci 2014;71(19):3859-3871.
4. Kim YJ, Lee JS, Kim H, Jang JH, Choung YH. Gap junction-mediated intercellular communication of cAMP prevents CDDP-induced ototoxicity via cAMP/PKA/CREB pathway. Int J Mol Sci. 2021;22:6327.

귀 기초연구 Basic Research Of EAR

CHAPTER 13

다전극 분석

Multi-electrode analysis (MEA)

1. 개요

Axion BioSystems의 Maestro Pro 및 Maestro Edge(그림 13.1)는 신경 3D 구조를 위한 기능적 전기생리학 분석을 제공한다. Maestro 플랫폼을 사용하면 하나 이상의 개별 오가노이드에서 전기적 활동을 쉽게 캡처할 수 있으며, 오가노이드에 대한 다른 표준 분석을 보완하는 기능적 신경 종말점을 제공한다. 전기적 활동은 전극(회색 원) 위에 배양된 오가노이드의 뉴런(주황색)에서 기록된다. Maestro MEA 시스템은 활동, 동기화 및 신동(activity, synchrony, and oscillation)을 포함한 신경망 기능의 주요 매개변수를 감지한다.

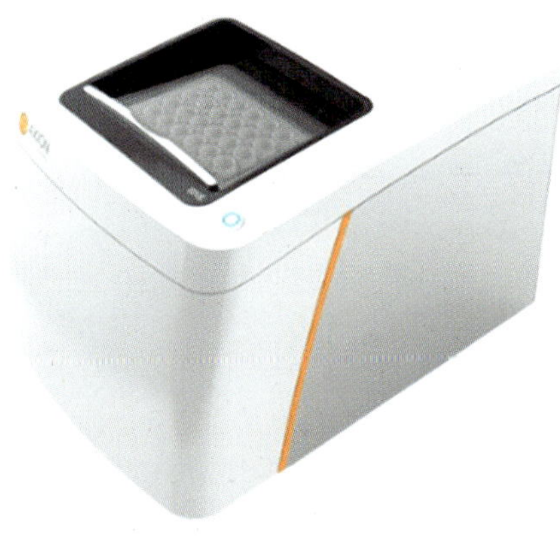

그림 13.1 Maestro Edge MEA System (Axion BioSystems)

2. Maestro Pro or Edge MEA System (Axion BioSystems)

① MEA 실험 준비하기 위해 플레이트 코팅: Boric acid (H_3BO_3) 3.10 g과 sodium tetraborate ($Na_2B_4O_7$) 4.75 g을 증류수에 용해시켜 Borate buffer 1 L (pH 8.4)를 만든다.

② 준비된 borate buffer에 50% PEI를 희석하여 0.1% PEI 용액을 만든다. 그리고 0.22 μm filter로 여과한다. (0.05% – 0.1% PEI 용액은 최장 1개월 4°C 보관을 권장한다.)

③ MEA 플레이트의 각 well에 0.1% PEI 용액을 50 μl씩 넣는다(그림 13.2). 그리고 약 1시간동안 BSC에서 상온 보관한다.

④ 웰이 마르지 않도록 주의하면서 PEI 용액을 걷어낸다.

⑤ 증류수 300 μl × 4회 세척한다.

⑥ BSC에서 MEA 플레이트의 뚜껑을 닫고 air-dry 한다. (overnight)

- MEA 플레이트의 건조과정은 세포의 이상적인 부착을 위해 매우 중요한 과정이다.

⑦ 제조사의 사용자 매뉴얼에 배지를 준비한다.

⑧ Laminin 용액 (1 mg/ml)을 medium 15 ml에 tube를 부드럽게 뒤집어가면서(gently mix) 희석하여 최종농도 20 μg/ml로 만든다.

- 냉동상태의 laminin 저장용액(stock solution)은 상온 또는 4°C에서 천천히 overnight 해동한다. 절대 37°C water bath에서 해동하거나 vortex하지 말것.

⑨ 사용자 프로토콜에 따라 신경세포를 최종용량 5 mL이 되도록 medium에 준비한다. 그리고 살아있는 세포수(viable cell number)를 계산한다.

⑩ 9번 단계에서 준비된 세포용액을 20 μg/ml laminin 용액 5 ml과 섞어서 laminin의 최종 농도가 10 μg/ml이 되도록 한다.

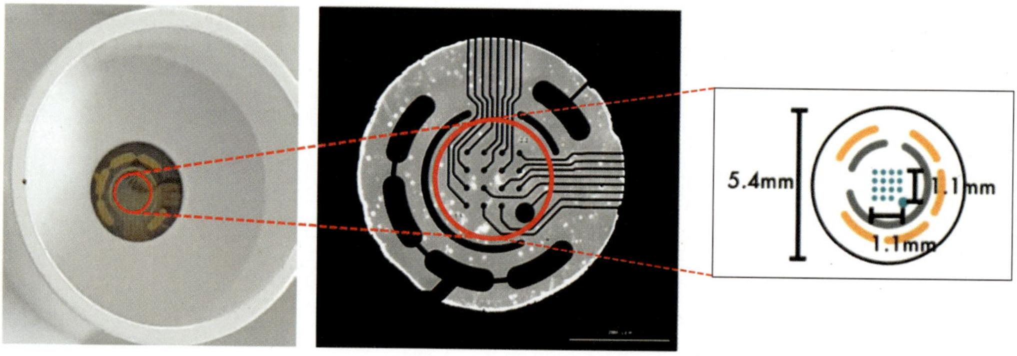

그림 13.2 MEA plate의 well.

⑪ 이렇게 만들어진 세포용액 10 ml을 15 ml centrifuge tube에 넣고 380 × g에서 5분간 원심분리 한다.

⑫ 별도로, 20 μg/ml laminin 용액 500 μl에 medium 500 μl를 추가하여 10 μg/ml laminin 용액 1 ml을 준비한다.

⑬ 원심분리 종료후 상층액(supernatant)을 조심스럽게 걷어낸다.

⑭ 이렇게 얻은 세포침전물(cell pellet)에 12번 단계에서 준비된 10 μg/ml laminin 용액을 섞어서 세포의 최종농도가 28,000 viable neurons/μl이 되도록 한다.

⑮ 세포용액을 1.5 ml centrifuge tube에 옮겨 담는다. 이제 MEA 플레이트에 cell seeding 준비가 다 된 상태이다.

⑯ 세포 또는 오가노이드를 loading 한다(그림 13.3).

⑰ 배지 추가 플레이트를 기울여 웰 벽면을 따라 천천히 배지(media)를 넣어준다. 그리고 pipette tip을 이용하여 배지와 세포 droplet 사이의 표면장력을 끊어준다.

- Organoid의 경우: Organoid가 훼손되지 않도록 미리 pipette tip 끝부분을 잘라서 옮긴다. 특히 pipette으로 organoid를 빨아당긴 후 organoid가 tip 아랫부분에 잘 위치하도록 pipette을 똑바로 세우고 droplet형태로 최대한 넓은 면적이 바닥면에 닿도록 내보낸다.

⑱ **배지 추가**: 플레이트를 기울여 웰 벽면을 따라 천천히 배지(media)를 넣어준다. 그리고 pipette tip을 이용하여 배지와 세포 droplet 사이의 표면장력을 끊어준다.

- 추가배지 용량: 1,000 μl (6-well); 500 μl (24-well); 300 μl (48-well); 150 μl (96-well)
- 배지는 50%만 교환한다. 그리고, MEA 측정하는 당일에는 배지교환을 하지 않는다.

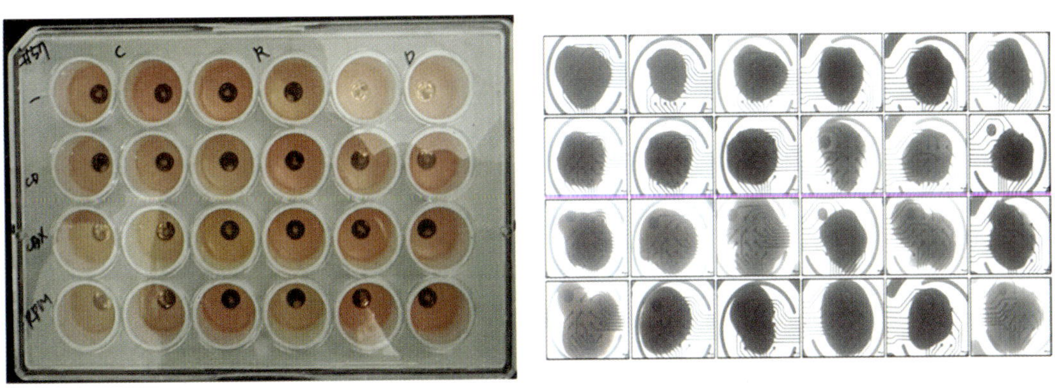

그림 13.3 플레이트에 오가노이드를 올린 모양

⑲ AxIS Navigator 프로그램을 연다.

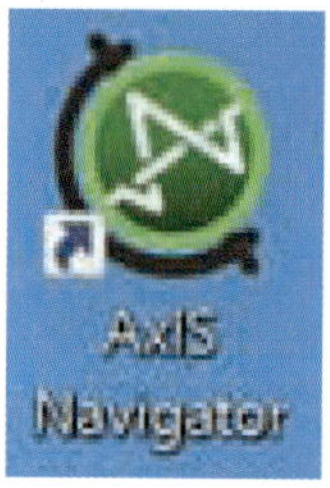

⑳ Maestro Edge의 배양기에 플레이트를 넣어준다(그림 13.4).

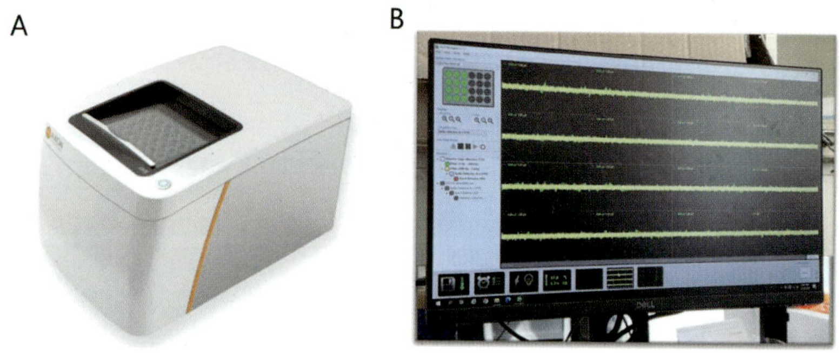

그림 13.4 **A)** MEA 배양기 **B)** MEA 프로그램

㉑ 활성 플레이트 선택한다. (예. CYTOVIEW MEA 6 또는 CYTOVIEW MEA 24)

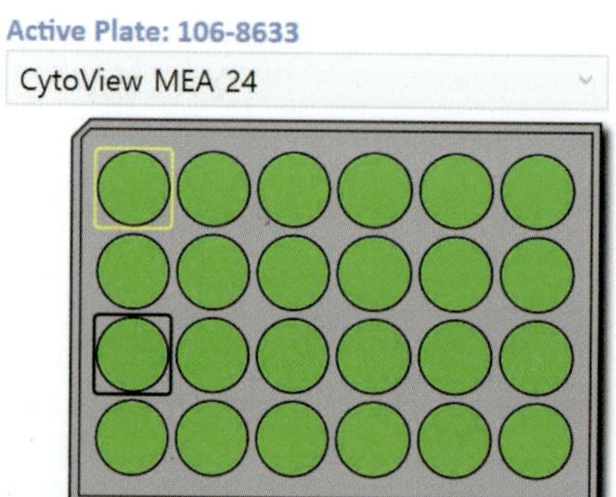

㉒ 온도 (37°C) 와 5% CO_2를 맞춘다.

㉓ Streams에서 프로토콜을 선택한다. (예. Neural network recordings, Cardiomyocyte recordings 등)

㉔ 저장 아이콘을 선택하여 결과를 저장할 곳을 지정한다.

㉕ File Play에서 시작 및 기록한다.

㉖ 데이터를 분석한다. (예. AXION STANDALONE TOOLS을 이용하여 분석한다.)(그림 13.5)

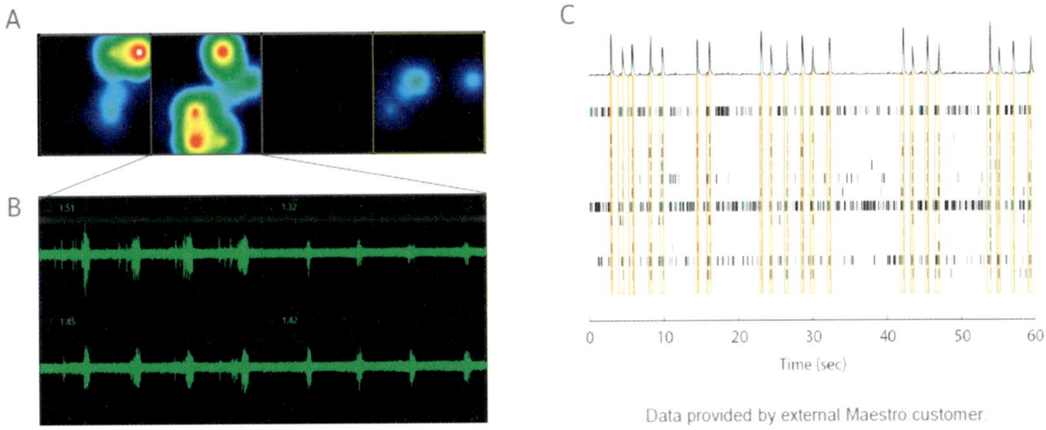

그림 13.5 **A)** 4개의 뇌 오가노이드의 발화율을 나타내는 활동 맵 **B)** 하나의 웰에 있는 서로 다른 전극에서 기록된 연속 전압 데이터. 활동은 동일한 오가노이드의 여러 위치에서 기록된다. **C)** 전체 16개 전극과 네트워크 연결에 걸쳐 B의 오가노이드에 의해 생성된 스파이크를 보여주는 넓은 래스터 플롯으로 인해 네트워크 버스트가 발생한다. 청록색 눈금 표시는 전극 버스트를 나타내고 주황색 상자는 네트워크 버스트를 나타낸다.
(출처: Axion BioSystems)

참 | 고 | 문 | 헌

1. Axis navigator user guide. Software manual for the MAESTRO™ MEA SYSTEMS (Version 3.7 September 2022)

노화
Senescence

1. 개요

노화란 살아있는 생명체의 구조와 기능적인 특성이 시간이 지남에 따라 점진적으로 쇠퇴하면서 질병과 사망에 대해 취약해지는 현상을 말하며 세포 수준에서 개체 수준까지 넓은 의미를 포함한다.

노화는 다양한 원인에 의해 복합적으로 발생하는 것으로 알려져 있다. 노화의 요인으로 가장 잘 알려진 것은 염색체의 말단을 보호하는 반복적인 염기 서열인 텔로미어의 단축이다. 세포 분열 시마다 텔로미어의 길이는 짧아지게 되는데, 어느 정도 수준까지 길이가 짧아지면 세포는 더 이상 분열할 수 없게 되어 노화가 일어나게 된다. 또한, 반복되는 세포 분열로 인해 유전자의 돌연변이가 축적되고 이로 인해 세포 기능이 저하되어 노화가 발생할 수 있다.

대사적 요인으로서의 노화는 세포 내에서 에너지 공장 역할을 하는 미토콘드리아의 기능이 나이가 들면서 저하되어 에너지 생산이 감소하고, 활성 산소종(Reactive Oxygen Species, ROS)이 증가하여 세포 손상을 일으킴으로써 발생할 수 있다. 이러한 활성 산소종이 축적되면서 발생하는 여러 염증 반응 또한 노화의 원인이 될 수 있다.

줄기세포의 고갈 또한 노화의 원인이 될 수 있다. 줄기 세포는 여러 다른 세포로 분화할 수 있는 초기 단계의 세포로서 손상된 조직을 재생하고 유지하는 역할을 한다. 그러나 나이가 들면서 줄기세포의 상기된 이유로 인해 줄기세포의 기능이 저하되거나 재생 능력이 감소하여 조직을 복구할 수 있는 능력이 떨어지게 되어 노화를 유발할 수 있다.

2. 노화성 난청과 기전

청각 기관의 노화는 나이가 들어가면서 따라 청력이 점진적으로 상실되는 과정으로, 이를 노화성 난청(presbycusis, age-related hearing loss)이라고 한다. 청각 기관의 노화는 여러 가지 생리적, 환경적 요인에 의해 발생할 수 있으며, 이는 사회적 역할, 삶의 질, 심리적 건강에 큰 영향을 미칠 수 있다.

노화성 난청의 원인으로 가장 높은 비율을 차지하는 것은 내이의 손상으로 인한 것이다. 내이의 달팽이관 내부에 있는 청각 유모 세포가 노화에 의해 손상되거나 사멸함에 따라 소리를 전기 신호로 변환하는 능력이 저하된다. 또한, 내이를 구성하는 청신경 세포가 감소하거나 기능이 저하되어 소리에 의한 전기적 신호 전달이 어려워질 수 있다. 노화에 의한 내이의 손상은 활성 산소종의 축적으로 인해 발생할 수 있고, 내이로의 혈액 공급이 감소하여 유모 세포와 다른 세포들이 필요한 영양소와 산소를 충분히 공급받지 못해 발생할 수 있다.

3. *In vitro* 노화 모델

현재 *In vitro*에서 청각 세포의 노화에 관련한 연구를 하기 위해서 다양한 방법이 시도되고 있다. 일반적으로 H_2O_2를 사용하지만, 본 연구실에서는 성숙한 코르티 기관에서 파생된 HEI-OC1 세포에서 doxorubicin을 이용한 청각세포 노화 모델을 수립하였다. 이렇게 수립된 HEI-OC1 노화 모델은 *In vivo* 노화 청각세포와 유사하게 TFEB의 발현이 감소하였고 LAMP1 및 LC3B의 발현이 증가하는 노화의 형질을 보였다.

In vitro 노화 모델 유도 방법은 다음과 같다.

1 Doxorubicin을 이용한 노화 모델

Doxorubicin은 다양한 암 치료에 사용되는 항암제로서 강력한 항암 효과를 가지고 있지만 세포의 산화 스트레스와 관련된 부작용을 유발하고, 이로 인해 노화와 유사한 생리적 변화를 일으키는 것으로 연구되어 있다. Doxorubicin은 DNA에 결합해 복제와 전사를 억제하고 이로 인해 세포가 사멸에 이르게 되고 세포 내 항산화 효소의 기능을 억제해 ROS 생성을 증가시켜 세포 손상을 일으킨다. 그 외에도 미토콘드리아 손상, 텔로미어 단축 등 노화를 유발하는 특성을 갖고 있다.

① HEI-OC1 세포를 10% FBS가 포함된 high-glucose Dulbecco's Modified Eagle's Medium 배지에서 배양한다.

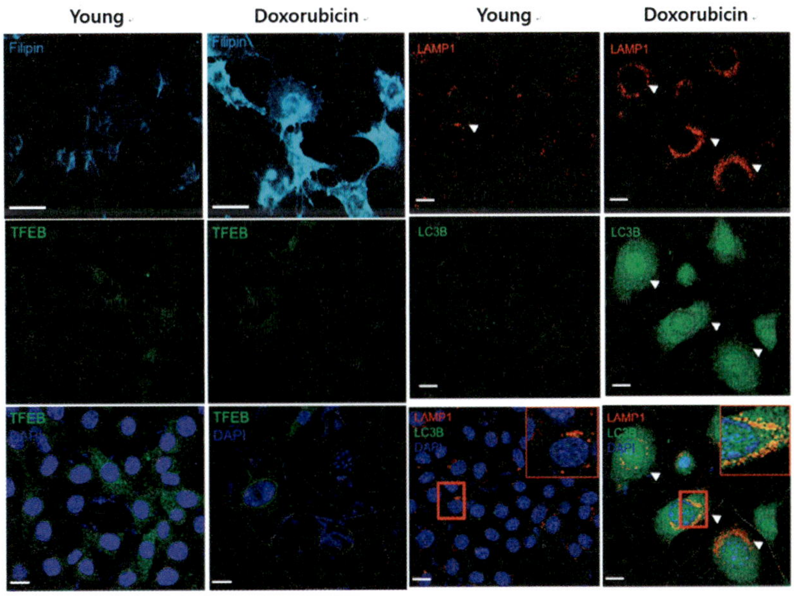

그림 14.1 Doxorubicin 유도 HEI-OC1 노화 모델. TFEB, LAMP1, LC3B와 같은 노화 마커 확인 (출처: Lee YY, Ha J, Kim YS, Ramani S, Sung S, Gil ES, Choo OS, Jang JH, Choung YH. Abnormal Cholesterol Metabolism and Lysosomal Dysfunction Induce Age-Related Hearing Loss by Inhibiting mTORC1-TFEB-Dependent Autophagy. Int J Mol Sci 2023; 24:17513.)

② 세포가 배양접시에 약 90% 자라게 되면 Trypsin/EDTA를 이용해 새로운 배양접시로 계대배양한다.

③ 계대배양 후 하루 뒤 세포가 바닥에 잘 부착된 것을 확인한 후 배양 배지에 100 ng/mL doxorubicin을 섞어서 배지를 교환해준다.

④ Doxorubicin이 포함된 배지는 3일에 한번 교환하고, 총 5일간 배양한다.

⑤ 5일간 배양 후 세포를 수확하여 노화 관련 유전자를 RT-qPCR로 확인하거나 노화 마커를 ICC를 통해 노화 유도를 확인할 수 있다(그림 14.1).

2 H_2O_2를 이용한 노화 모델

과산화 수소, 즉 H_2O_2는 활성산소종(ROS, Reactive Oxygen Species) 중 하나로, 세포 대사 과정에서 자연적으로 생성되는 물질이다. 낮은 농도에서는 세포 신호 전달에 관여하는 중요한 분자이지만 높은 농도의 H_2O_2는 세포 내 단백질, 지질, DNA를 산화시켜 세포 기능을 저해한다. 세포의 노화에도 H_2O_2가 관여한다고 잘 알려져 있다.

① HEI-OC1 세포를 10% FBS가 포함된 high-glucose Dulbecco's Modified Eagle's Medium 배지에서 배양한다.

② 세포가 약 70~80% 밀도로 자라면 H_2O_2를 50 uM~1 mM 농도로 섞은 세포 배양액

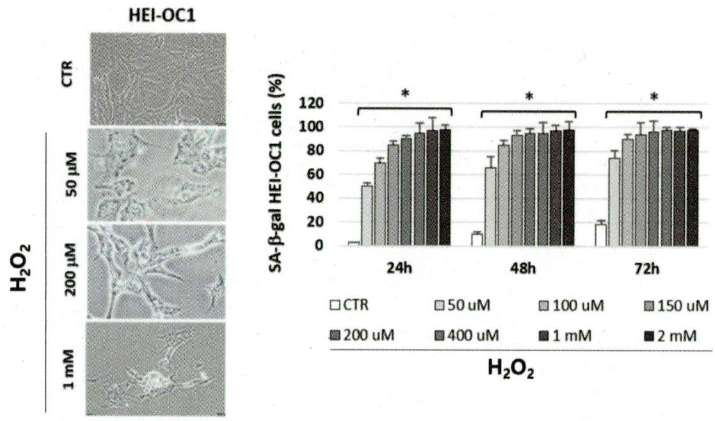

그림 14.2 H_2O_2 유도 HEI-OC1 노화 모델. H_2O_2 농도에 따른 세포 형태 변화 (left) 및 노화 마커인 SA-b-galactosidase의 발현 비교 (right)
(출처: Rivas-Chacón, Luz del Mar, et al. Role of oxidative stress in the senescence pattern of auditory cells in age-related hearing loss. Antioxidants 2021;10(9): 1497.)

으로 교체해준다.

③ 1시간 또는 2시간 뒤 새로운 세포 배양액으로 교환해 준다.

④ H_2O_2를 처리하고 하루 또는 이틀 뒤 ICC를 통해 노화 마커 단백질의 발현을 조사하거나 세포를 수확하여 노화 관련 유전자를 분석한다(그림 14.2).

참 고 문 헌

1. Kim YJ, Choo OS, Lee JS, Jang JH, Woo HG, Choung YH. BCL2 interacting Protein 3-like/NIX-mediated mitophagy plays an important role in the process of age-related hearing loss. Neuroscience. 2021 Feb 10;455:39-51.
2. Lee YY, Gil ES, Jeong IH, Kim HT, Jang JH, Choung YH. Heat Shock Factor 1 Prevents Age-Related Hearing Loss by Decreasing Endoplasmic Reticulum Stress. Cells. 2021 Sep;10:2454-2470.
3. Lee YY, Ha J, Kim YS, Ramani S, Sung S, Gil ES, Choo OS, Jang JH, Choung YH. Abnormal Cholesterol Metabolism and Lysosomal Dysfunction Induce Age-Related Hearing Loss by Inhibiting mTORC1-TFEB-Dependent Autophagy. Int J Mol Sci 2023 Dec 15; 24:17513.
4. Rivas-Chacón, Luz del Mar, et al. Role of oxidative stress in the senescence pattern of auditory cells in age-related hearing loss. Antioxidants 2021;10(9): 1497.

CHAPTER 15

형질주입
Transfection

1. 개요

형질수입(Transfection)이란 외부의 유전자를 바이러스가 아닌 매개체를 통해 진핵세포 내로 도입하여 유전적인 특성을 변화시키는 과정을 말한다. 유전자를 도입하고자 하는 세포 유형이나 유전자 도입 매개체에 따라 박테리아 같은 원핵세포에 유전자를 도입하는 transformation, 바이러스를 매개로 유전자를 진핵세포에 도입하는 transduction으로 명명하기도 한다.

Transfection을 하는 방법으로는 다음과 같다.

① 대표적으로 인공적으로 생산한 리포좀(liposome)에 DNA나 RNA를 감싸 세포막의 인지질 이중층을 통과하게 하는 리포펙션(lipofection).

② 세포에 전기적 충격을 가해 일시적으로 세포막의 인지질 결합을 약하게 만들어 순간적으로 외부 유전자가 세포 내로 들어가게 하는 전기천공법(electroporation).

③ 유전 물질을 미세관을 이용해 세포 내로 직접 주입하는 미세주입법(microinjection).

④ 칼슘 인산염법(calcium phosphate)을 이용해 DNA를 칼슘 이온과 결합시켜 세포에 도입하는 방법.

⑤ 양전하를 띠는 고분자 화합물인 polyethylenimine(PEI)를 음전하를 띠는 DNA와 결합시켜 세포 내로 도입하는 방법.

Transfection 방법 중 효율적이고 간편한 방법으로는 양이온성 리포좀(cationic liposome)인 lipofectamine을 이용한 리포펙션으로 그 과정은 다음과 같다.

1 세포 배양

Transfection을 수행할 세포를 적당한 밀도로 배양한다. 세포는 배양접시에 부착되어 있어야 하며 60~90%의 세포 밀도가 가장 적절하다.

2 유전 물질 준비

세포로 도입할 유전 물질 (DNA 혹은 RNA)를 높은 순도로 준비한다. DNA의 경우 대개 플라즈미드 DNA 형태로 도입한다. 플라즈미드 DNA를 대장균에 형질 전환하면 타겟 플라즈미드를 갖는 대장균 콜로니를 얻을 수 있고 이를 LB 배지에서 배양 후 mini- 혹은 midi-prep을 이용해 필요한 양의 플라즈미드를 얻을 수 있다(그림 15-1).

3 유전 물질과 lipofectamine 복합체 형성

Lipofectamine 시약과 플라즈미드 DNA(또는 RNA)를 각각 혈청이 포함되지 않은 배지(주로 Opti-MEM을 사용함)에 희석한 후, 두 용액을 혼합하여 복합체를 형성한다. 제품에 따라 상이하지만 혼합 후 상온에서 5~20분 반응한다. 반응하는 동안 세포의 배양액을 무혈청 배지로 교체하고 인큐베이터에서 배양한다.

4 Transfection

유전물질/lipofectamine 복합체 혼합액을 무혈청 배지로 교체한 세포에 직접 처리한다. 처리 후 배양 접시를 흔들어 lipofectamine 복합체가 세포 전체로 고르게 부착될 수 있도록 하고 인큐베이터에서 4~6시간 반응한다.

5 배양 및 분석

Transfection 후 4~6시간이 지나면 배양액을 제거하고 세포에 맞는 배양액으로 교체해

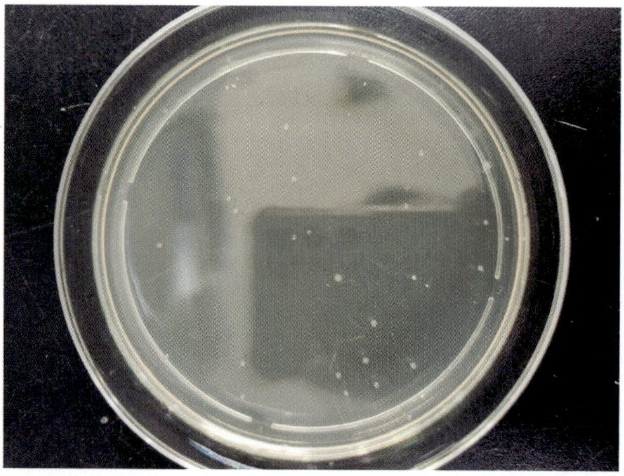

그림 15.1 타겟 플라즈미드를 대장균에 형질 전환하여 LB plate에 배양 후 자란 대장균 콜로니

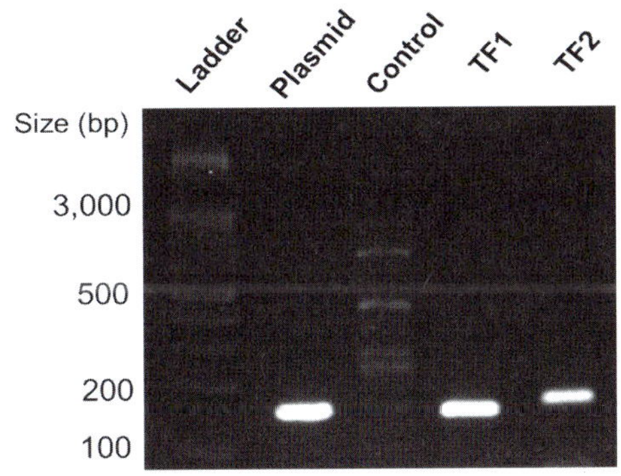

그림 15.2 **PCR을 이용한 transfection(TF) 확인**

준다. 24~48시간이 지나면 원하는 DNA 혹은 RNA가 세포 내로 잘 도입되었는지 확인할 수 있다. Transfection이 잘 이루어졌는지 확인하는 방법으로는 플라즈미드 DNA에 형광 리포터가 포함되어 있다면 형광을 띠는 세포를 형광 현미경으로 관찰할 수 있고, 플라즈미드 DNA에 포함된 항생제 저항성 유전자에 맞는 항생제를 처리해 세포가 생존하는지를 확인하는 방법, 중합효소 연쇄 반응(polymerase chain reaction, PCR)을 이용해 세포 내로 원하는 유전자가 잘 도입되었는지 확인하는 방법 등이 있다(그림 15.2).

Transfection은 생명 과학 연구에 매우 유용한 실험 기법으로 특정 유전자를 세포에 도입하여 해당 유전자의 발현과 기능을 연구하거나 질병을 치료하기 위해 치료 유전자를 환자 세포에 도입하는 연구에 사용될 수 있고, 특정 단백질을 대량으로 생산하기 위해 세포에 해당 단백질의 유전자를 도입하여 단백질을 대량으로 생산할 수 있다. 또한, micro RNA(miRNA)와 small interfering RNA (siRNA) 같은 RNA interference나 크리스퍼(CRISPR)와 같은 유전자 편집 기술을 transfection을 통해 도입함으로써 특정 유전자의 기능을 억제하거나 제거하여 유전자 기능을 연구할 수 있다.

참 고 문 헌

1. Jung JS, Lee JM, Kang H, Park K, Kim YS, Ha JH, So S, Sung S, Yun JH, Jang JH, Choi SJ, Choung YH. miR-409-3p regulates IFNG and p16 signaling in human blood of aging related hearing loss. Cells. 2024;13:1595.
2. Tian C, Kim YJ, Hali S, Choo OS, Lee JS, Jung SK, Park CB, Choung YH. Suppressed expression of LDHB promotes age-related hearing loss via aerobic glycolysis. Cell Death Disease. 2020;11(5):375.
3. Kim YJ, Choo OS, Lee JS, Jang JH, Woo HG, Choung YH. BCL2 interacting Protein 3-like/NIX-mediated mitophagy plays an important role in the process of age-related hearing loss. Neuroscience. 2021;455:39-51.
4. Kim YJ, Kim J, Kim YS, Shin B, Choo OS, Lee JJ, Choung YH. Connexin 43 acts as a pro-apoptotic modulator in cisplatin-induced auditory cell death. Antioxid Redox Signal. 2016; 25(11): 623-636.

5. Kim YJ, Kim J, Tian C, Lim HJ, Kim YS, Chung JH, Choung YH. Prevention of cisplatin-induced ototoxicity by the inhibition of gap junctional intercellular communication in auditory cells. Cell Mol Life Sci 2014;71(19):3859-3871.

6. Lee YY, Choo OS, Kim YJ, Gil ES, Jang JH, Kang Y, Choung YH. Atorvastatin Prevents Hearing Impairment in the Presence of Hyperlipidemia. Biochim Biophys Acta – Mol Cell Res (BBA-MCR). 2020;1867(12):118850.

짧은 간섭 RNA

Small interfering RNA (siRNA)

1. 개요

Small 또는 short interfering RNA(siRNA)는 특성 유전사 발현을 억제하는 약 20~25개의 뉴클레오타이드로 이루어진 짧은 이중 가닥 RNA 분자이다. 작은 크기 때문에 세포 내에서 안정적이고 다양한 표적 유전자를 하나의 siRNA가 조절할 수 있다는 특징이 있다.

siRNA는 RNA interference라는 메커니즘을 통해 상보적인 배열을 갖는 RNA의 특이적인 절단을 유도하는데, 먼저 siRNA가 RNA-induced silencing complex(RISC)라는 단백질 복합체와 결합하면 RISC는 siRNA의 이중 가닥을 분리하여 한 가닥을 RISC를 이루고 있는 단백질 중 하나인 argonaute(AGO)에 결합시키고 나머지 가닥은 분해된다. 그 후 siRNA-RISC 복합체는 siRNA와 상보적인 서열을 가진 표적 mRNA를 찾아 결합하고 AGO 단백질이 결합한 mRNA를 절단하여 분해하는 과정을 거쳐 표적 유전자의 발현을 억제하는 것이다(그림 16.1).

2. 실험 방법

외부에서 화학적으로 합성한 siRNA는 세포막을 쉽게 통과할 수 없기 때문에 세포 내로 도입하기 위해서는 siRNA 또는 siRNA 전구체를 전사할 수 있는 DNA 서열을 삽입한 플라즈미드(short hairpin RNA, shRNA)를 liposome과 같은 전달체로 매개하여 transfection 해야 한다. Liposome을 이용한 siRNA의 transfection 과정은 일반적인 transfection 과정과 동일하다.

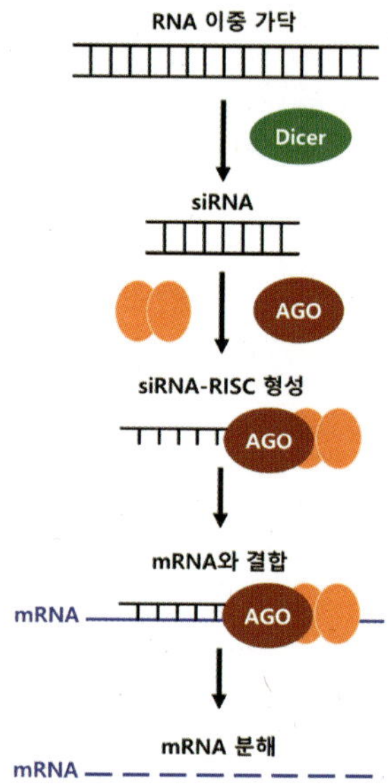

그림 16.1 siRNA가 mRNA를 분해하는 과정

① Transfection을 수행할 60~90%의 세포 밀도로 6 well plate에 배양한다.

② 세포로 도입할 siRNA (또는 shRNA 플라즈미드)를 500 ng/ul 이상의 높은 순도로 준비한다.

③ Lipofectamine 시약과 siRNA 5 ug을 각각 혈청이 포함되지 않은 Opti-MEM 125 ul에 희석한 후, 두 용액을 혼합하여 복합체를 형성한다. 제품에 따라 상이하지만 혼합 후 상온에서 5~20분 반응한다. 반응하는 동안 세포의 배양액을 Opti-MEM으로 1 ml 교체하고 인큐베이터에서 배양한다.

④ 유전물질/lipofectamine 혼합액을 Opti-MEM이 채워져 있는 상태로 세포에 직접 처리한다. 처리 후 배양 접시를 흔들어 lipofectamine 복합체가 세포 전체로 고르게 부착될 수 있도록 하고 인큐베이터에서 4~6시간 반응한다.

⑤ Transfection 후 4~6시간이 지나면 배양액을 제거하고 세포에 맞는 배양액으로 교체해준다. 24~48시간이 지나면 원하는 siRNA가 세포 내로 잘 도입되어 발현하는지 확인할 수 있다.

3. siRNA transfection 확인

siRNA를 직접 transfection하였을 경우 RT-qPCR을 이용해 siRNA 자체의 발현율을 분석하거나 siRNA가 표적으로 하는 유전자의 발현이나 단백질 발현을 분석하는 방법을

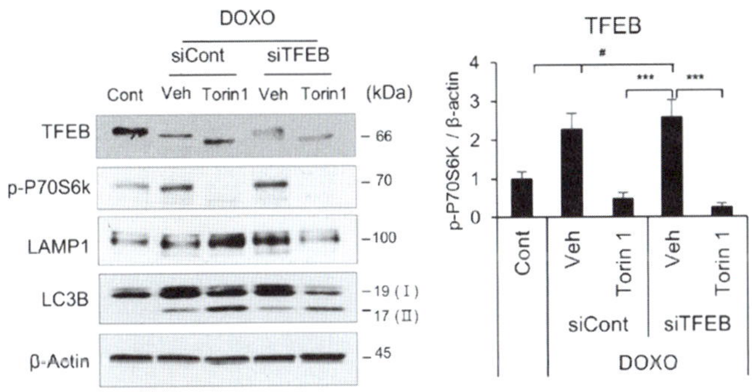

그림 16.2 TFEB-siRNA 도입 후 western blot을 이용한 TFEB 및 관련 단백질의 발현 분석
(출처: Lee YY, Ha J, Kim YS, Ramani S, Sung S, Gil ES, Choo OS, Jang JH, Choung YH. Abnormal Cholesterol Metabolism and Lysosomal Dysfunction Induce Age-Related Hearing Loss by Inhibiting mTORC1-TFEB-Dependent Autophagy. Int J Mol Sci 2023; 24:17513.)

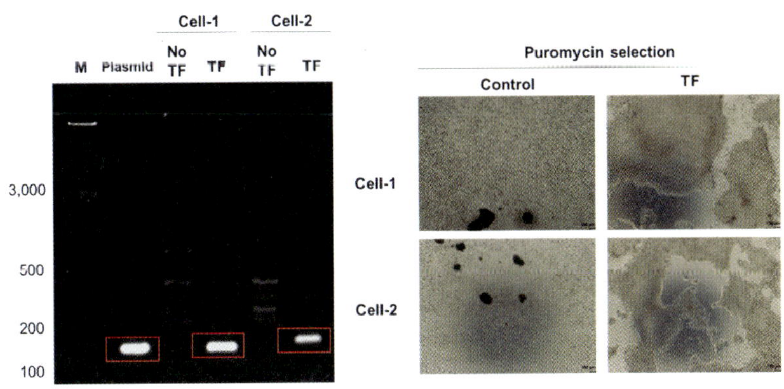

그림 16.3 shRNA 플라즈미드 도입 후 PCR-전기영동 및 항생제 저항성을 이용한 확인

사용한다(그림 16.2).

shRNA 플라즈미드가 잘 도입되었는지 확인하는 방법으로는 플라즈미드 특이적인 PCR 프라이머를 제작해 PCR을 수행 후 전기영동으로 확인하는 방법과 siRNA 플라스미드가 항생제 저항성을 가지고 있다면 해당 항생제를 처리해 세포가 생존하는지 확인하는지 확인하는 방법이 있다(그림 16.3).

참 고 문 헌

1. Kim YJ, Choo OS, Lee JS, Jang JH, Woo HG, Choung YH. BCL2 interacting Protein 3-like/NIX-mediated mitophagy plays an important role in the process of age-related hearing loss. Neuroscience. 2021;455:39-51
2. Lee YY, Gil ES, Jeong IH, Kim HT, Jang JH, Choung YH. Heat Shock Factor 1 Prevents Age-Related Hearing Loss by Decreasing Endoplasmic Reticulum Stress. Cells. 2021;10:2454-2470.

3. Lee YY, Ha J, Kim YS, Ramani S, Sung S, Gil ES, Choo OS, Jang JH, Choung YH. Abnormal Cholesterol Metabolism and Lysosomal Dysfunction Induce Age-Related Hearing Loss by Inhibiting mTORC1-TFEB-Dependent Autophagy. Int J Mol Sci 2023; 24:17513.

4. Mendonça, L. S., MC Pedroso de Lima, and S. Simões. Targeted lipid-based systems for siRNA delivery. Journal of drug delivery science and technology. 2012;22(1):65-73.

5. Pandey S, Lee MC, Lim JW, Choung YH, Jang KJ, Park SB, Kim JE, Chung JH, Garg P. SHIMT1 siRNA-loaded hyperosmotic nanochains for blood-brain/tumor barrier post-transmigration therapy. Biomaterials. 2022;281:121359.

6. Rao, Donald D., et al. siRNA vs. shRNA: similarities and differences. Advanced drug delivery reviews 2009;61(9): 746-759.

7. Tian C, Kim YJ, Hali S, Choo OS, Lee JS, Jung SK, Park CB, Choung YH. Suppressed expression of LDHB promotes age-related hearing loss via aerobic glycolysis. Cell Death Disease. 2020;11(5):375.

SECTION 03

Ex vivo study

Chapter 17 와우 박리
Cochlear dissection

Chapter 18 면역조직화학 염색
Immunohistochemistry

Chapter 19 투과전자현미경
Transmission electron microscope (TEM)

Chapter 20 주사전자현미경
Scanning electron microscope (SEM)

와우 박리
Cochlear dissection

1. 개요

난청은 사람에게서 가장 흔한 감각계 질병이며, 감각신경성 난청의 원인은 유전, 이독성, 자가면역, 감염, 노화 등 다양하다. 난청의 원인과 치료를 위해 사람을 대상으로 한 연구에는 한계가 있다. 그래서 대체동물을 이용한 많은 연구가 진행되고 있으며, 이 중 설치류를 이용한 동물연구가 활발히 이루어지고 있다. 설치류의 와우를 이용한 난청 연구를 위해 와우 해부 후 *ex vivo*를 이용한 연구가 활용되고 있다. 와우박리(Cochlear dissection)는 cochlear surface preparation이라고도 하며, 와우내의 organ of Corti 부분의 조직을 분리하여 *in vitro* 환경에서 배양하는 것을 의미한다.

*In vitro study*는 cell line을 가지고 하는 실험으로 채내 환경을 재현할 수 없으며 불사멸화 세포를 사용하는 한계를 지닌다. *In vivo* 동물 실험은 비용과 동물이 많이 사용되며 약물적용 및 조건의 변화를 쉽게 조절할 수 없다는 한계를 지닌다. 이에 생체조직을 떼어내 media 환경에서 배양하는 *ex vivo* study는 체내조직 환경을 최대한 유지하며 실질조직을 배양, 조절함으로 다양한 실험을 할 수 있다는 장점이 있다(그림 17.1). 하지만 출생후 1주가 넘어가면 와우를 분리하기 힘들며, media에서 2주이상 배양하기 힘들다는 단점이 있다.

2. 실험준비

① **생후 3-7일 동물**: 7일 이상이 되면 골이 두꺼워 와우제거가 어렵다.
② **해부현미경(그림 17.2)**: 탁상용 작은 현미경
③ **멸균기(sterilizer) (그림 17.3)**: 200°C에 기구의 tip을 꽂아 소독하며 사용한다.

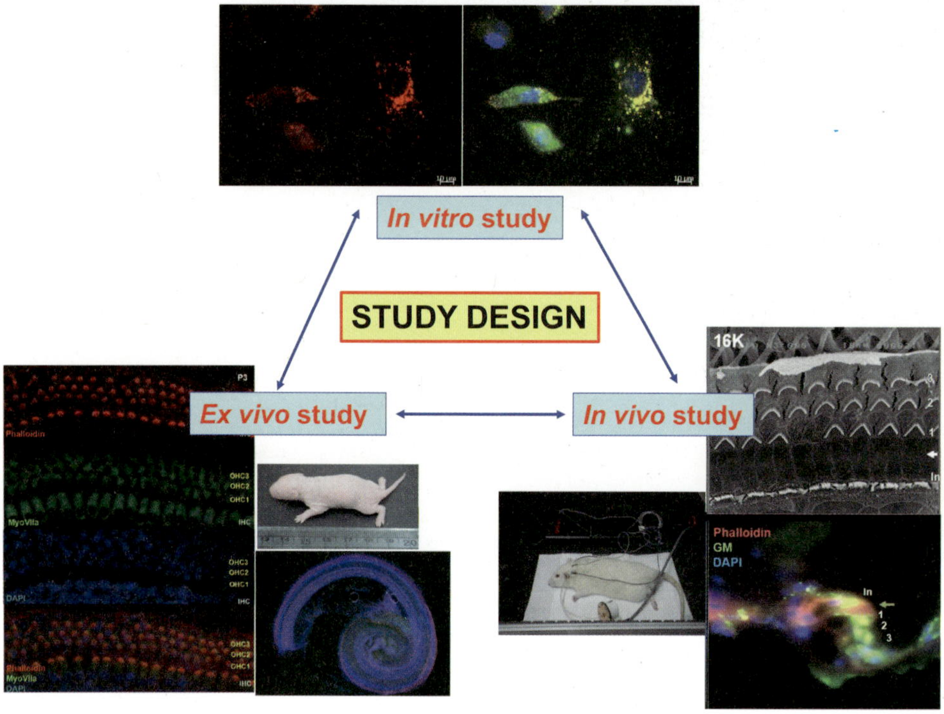

그림 17.1 **Study design**

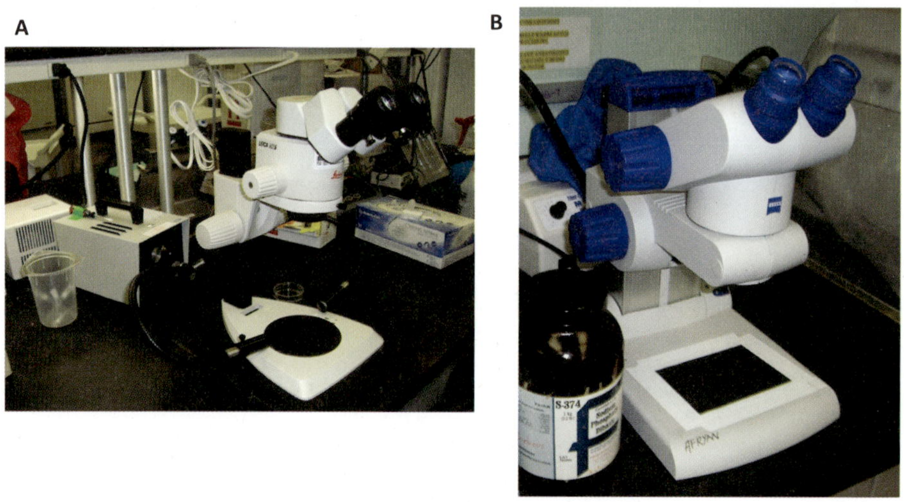

그림 17.2 **Cochlear dissection microscope.** **A)** Leica **B)** Zeiss

④ **수술 도구(그림 17.4)**: micro-forcep, sharp pick 등이 필요하다.

⑤ **Warm bath(그림 17.5)**: 배양액, PBS 등을 warming한다.

⑥ **1 ml 실린지**

A B

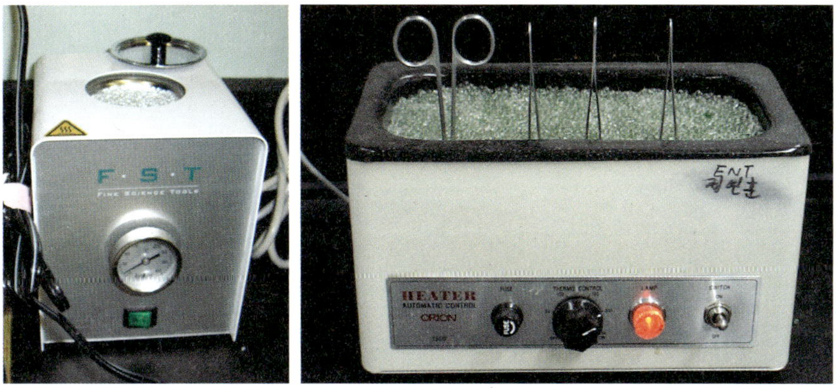

그림 17.3 **Sterilizer.** **A)** Fine Science tools **B)** Heater – Automatic control (ORION)

A B C D E

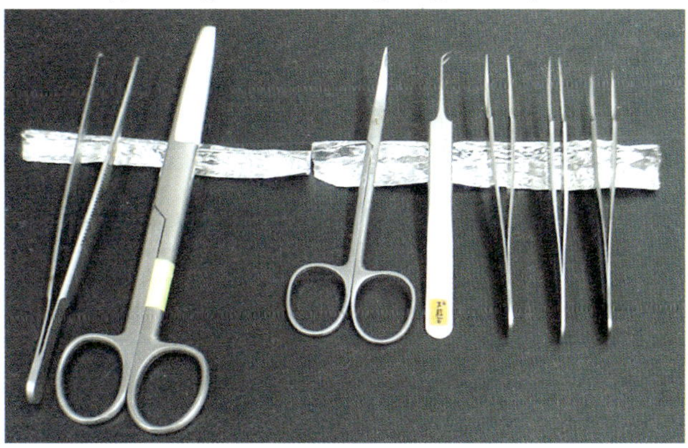

그림 17.4 **Surgical instrument.** **A)** Tissue forcep, **B)** Scissor, **C)** Sharp scissor, **D)** Curved pinset, **E)** Straight pinset

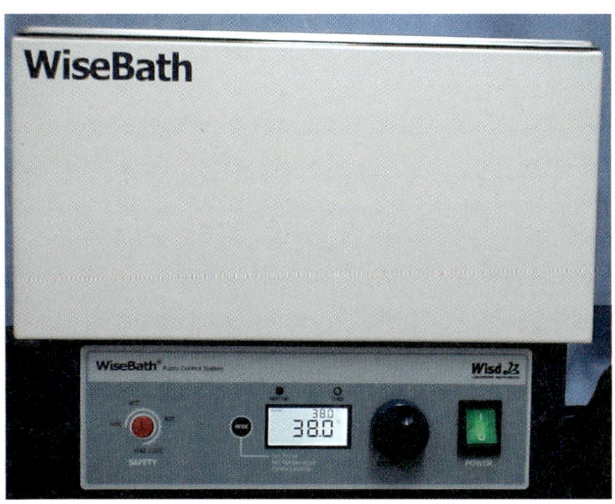

그림 17.5 **Warm bath.**

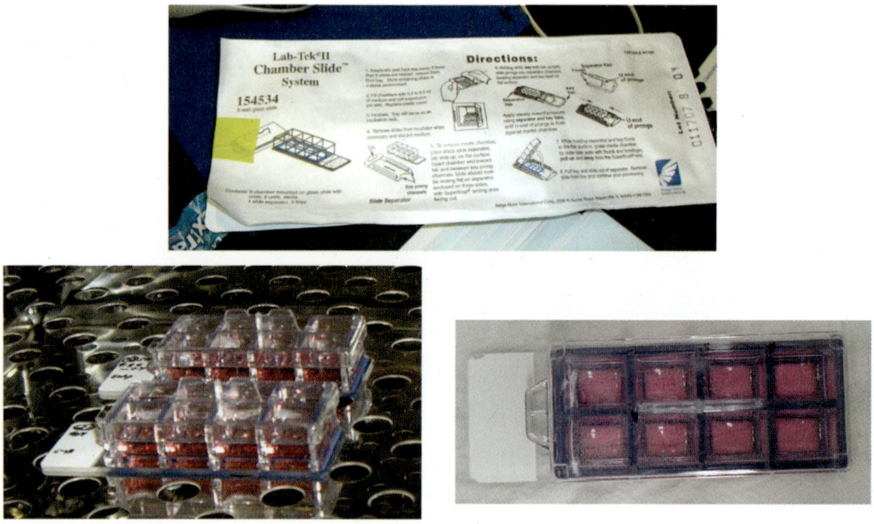

그림 17.6 **Culture dish – 8 well (Lab-Tek® II Chamber Slide™ System).**

⑦ **배양용 dish(그림 17.6)**: 8 well dish를 주로 사용한다.

⑧ 배양액(High glucose DMEM, 10% Fetal Bovine Serum (FBS), 0.06 mg/ml Penicillin)

⑨ 1X PBS (0.06 mg/ml Penicillin)

⑩ 70 % 에탄올

⑪ 37°C, 5% CO_2 세포/조직 배양기

3. 실험 방법

① 70% 에탄올을 분무하여 동물을 세척한다. – 가능한 깨끗하게 해야 contamination이 되지 않는다.

② 가위 또는 단두대로 동물의 머리를 분리한다.

③ 외피를 절개 후 두개골을 노출시킨다.

④ 두개골 안쪽을 따라 가위를 끼워 왼쪽과 오른쪽으로 나눈다.

⑤ 두뇌를 제거 후 penicillin 첨가된 1X PBS가 담긴 dish에 옮긴다.

⑥ 해부현미경을 이용하여 주변 조직을 제거하여 cochlea를 분리해 낸다(그림 17.7).

⑦ 새 1X PBS가 담긴 dish에 cochlea 조직을 옮긴다.

⑧ Cochlear temporal bone을 조각 내어 제거한다.

⑨ Cochlear basal turn 부분 (hook region)을 잡아 cochlear turn이 모두 포함된 조직

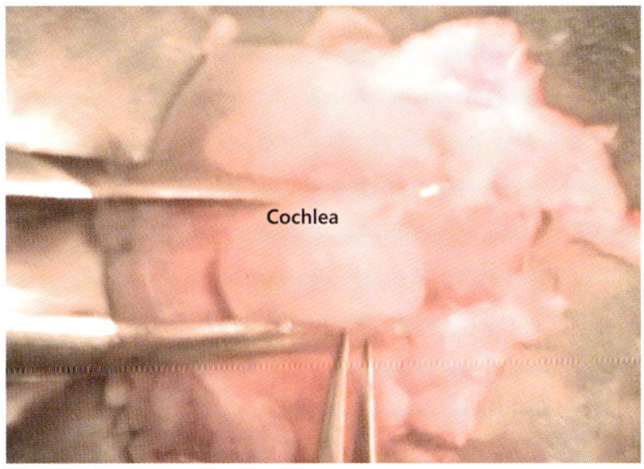

그림 17.7　Cochlea 분리.

을 분리한다.

⑩ Basal hook region을 잡고 lateral wall과 일부 neuron쪽을 제거한다(그림 17.8~10).

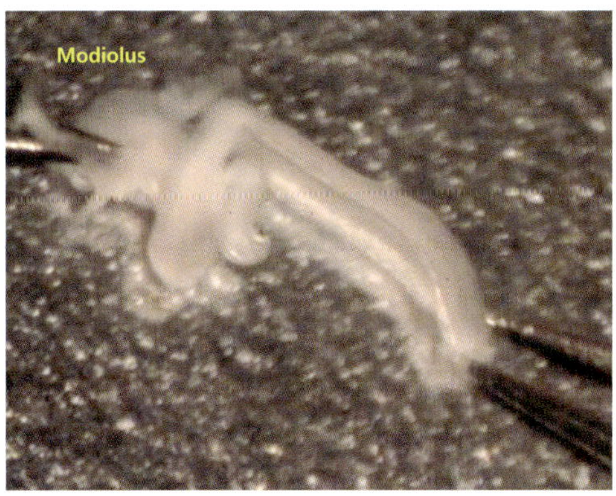

그림 17.8　Modiolus(spiral ganglion)으로 부터 cochlear turn 조직을 분리한다.

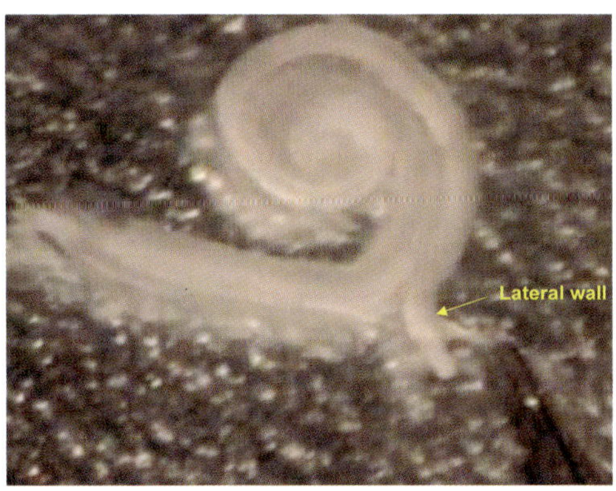

그림 17.9　Hook portion을 잡고 Lateral wall을 분리한다.

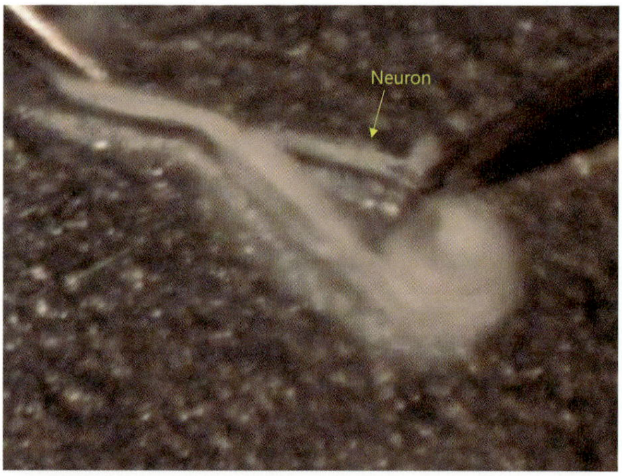

그림 17.10　Neuron 분리.

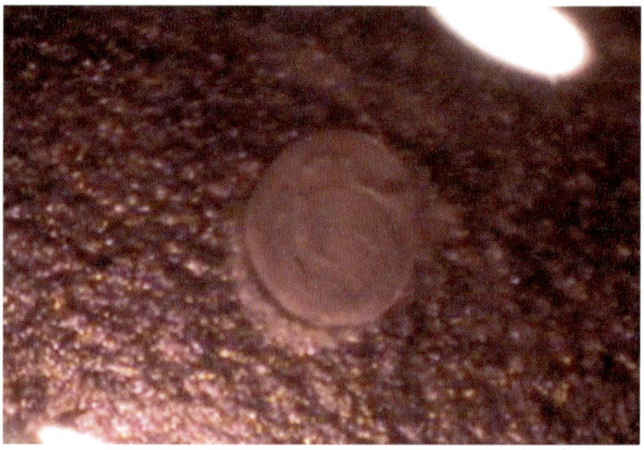

그림 17.11　Dish에 고정된 Organ of Corti.

⑪ 실린지 needle을 이용하여 와우의 Reisner's membrane을 펼쳐서 dish 바닥에 눌러 organ of Corti를 배양 dish에 고정시킨다(그림 17.11). 그림 17.12는 샘플을 정리하기 위해 잘려지는 단면을 보여준다.

⑫ PBS를 배양액으로 교체한다.

⑬ 37°C, 5% CO_2 조건에서 배양한다.

⑭ 샘플을 염색한다(그림 17.13).

☞ 위 과정에서 수술기구를 고온 멸균기에 자주 담가 사용함으로써 소독을 해야 contamination을 피할 수 있다.

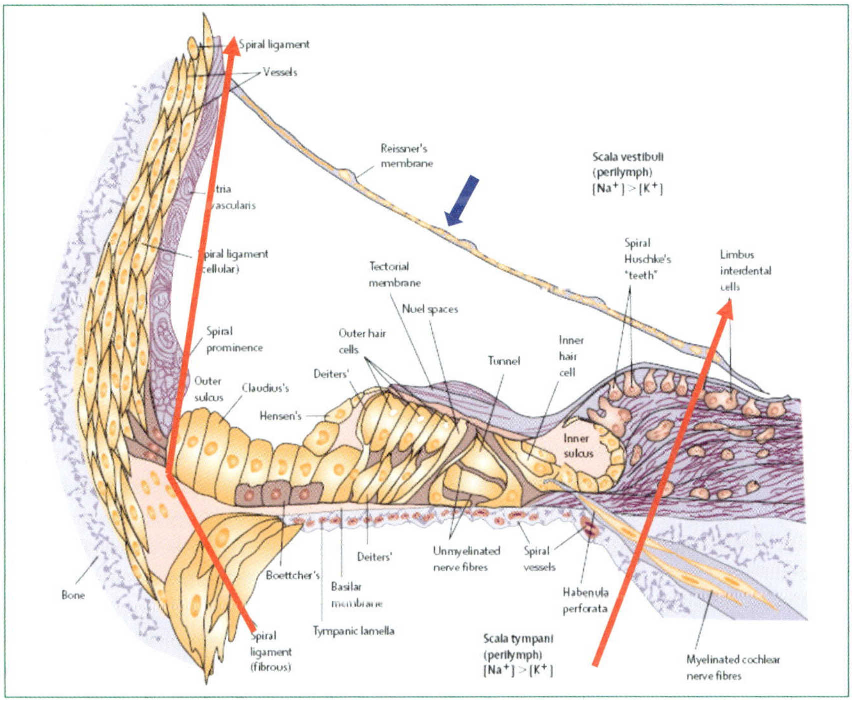

그림 17.12 Sample preparation. Red arrow 경계면으로 Organ of Corti를 박리하고, Reissner's membrane (blue arrow)을 펼쳐서 dish 바닥에 누르면 샘플이 고정된다.

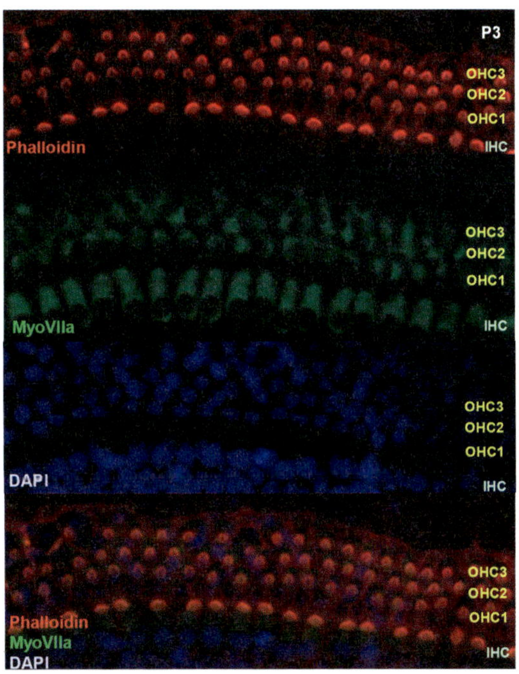

그림 17.13 Cochlear explant 면역조직화학 염색. P3 쥐의 outer hair cell (OHC) 3줄, inner hair cell (IHC) 1줄이 깨끗하게 관찰된다.

참 | 고 | 문 | 헌

1. Choung YH, Kim SW, Tian C, Min JY, Lee HK, Park SN, Lee JB, Park K. Korean red ginseng prevents gentamicin-induced hearing loss in rats. Laryngoscope 2011;121:1294-1302.
2. Choung YH, Taura A, Park K, Choi SJ, Masuda M. Ryan AF. Generation of highly-reactive oxygen species is closely related to hair cell damage in rat organ of Corti treated with gentamicin. Neuroscience 2009;161(1):214-226.
3. Choi SJ, Kim SW, Lee JB, Lim HJ, Kim YJ, Tian C, So HS, Park R, Choung YH. Gingko biloba extracts protect auditory hair cells from cisplatin-induced ototoxicity by inhibiting perturbation of gap junctional intercellular communication. Neuroscience. 2013;244:49-61.
4. Kim YJ, Kim K, Lee YY, Choo OS, Jang JH, Choung YH. Downregulated UCHL1 accelerates gentamicin-induced auditory cell death autophagy. Mol Neurobiol. 2019;56(11):7433-7447.
5. Kim YJ, Tian C, Kim J, Shin B, Choo OS, Kim YS, Choung YH. Autophagic flux, a possible mechanism for delayed gentamicin-induced ototoxicity. Sci Rep. 2017;7:41356.
6. Tian CJ, Kim YJ, Kim SW, Lim HJ, Kim YS, Choung YH. A combination of cilostazol and Ginkgo biloba extract protects against cisplatin-induced Cochleo-vestibular dysfunction by inhibiting the mitochondrial apoptotic and ERK pathways. Cell Death Dis. 2013;4:e509.
7. Tian C, Kim YH, Kim YC, Park KT, Kim SW, Kim YJ, Lim HJ, Choung YH. Korean red ginseng ameliorates acute 3-nitropropionic acid-induced cochlear damage in mice. Neurotoxicology. 2013;34:42-50.

면역조직화학 염색
Immunohistochemistry

1. 개요

면역조직화학은 면역염색의 가장 일반적인 방법이다. 특수 항원(단백질)에 항체가 결합하는 원리를 이용하는 것으로, immunohistochemistry는 조직 검체에서 핵, 세포질 또는 세포막에 존재하는 단백질(항원)의 유무를 항체로 확인하여 광학현미경으로 관찰하는 방법이다. 세포에서 시행되는 면역세포화학(immunocytochemistry) 염색과 원리는 동일하며 단지 샘플이 세포단위가 아니라 조직이라는 점이 다르다.

2. 실험방법

실험방법은 면역세포화학염색과 거의 동일하며, 여기서는 간단히 정리한다.

① **Deparaffinization / Rehydration**

- slide warmer (60-70℃): 1 h
- xylene(15 min), new xylene(1h)
- EtOH (3 min): 100% > 100% > 90% > 80% > 70% > 3 D.W

② **Antigen retrieval**

- IHC-Tek (90℃, 20 min)
- 3 D.W washing (5 min × 2)

③ **Endogenous peroxidase inhibition (blocking)**

- blocking: 3% hydrogen peroxidase blocking (10 min)
  * peroxide buffer 제조: H_2O_2 18 ml (in MeOH 282 ml)

- 3 D.W washing (5 min × 2)
- 0.35% triton X-100 (10 min)
  * 0.35% triton 제조 : 1xPBS (200ml) + triton × 100 (700 ul)
- 3 D.W washing (5 min × 2)
- DACO펜 -> suction
- 1% BSA로 blocking (1h) : 뚜껑 닫고
  * 1% BSA 제조 : total 50 ml, 0.5 g BSA 파우더 (in 0.35% triton × −100 in 1 × PBS)

④ **Primary antibody incubation**

- 1% BSA suction
- 1차 항체 30 ul (4℃, overnight)

* 1차 항체 제조

- Myosin7a + Sox2 : 조직 3개. (1:200) 0.54 ul (in 108 ul 1% BSA)

⑤ **Secondary antibody incubation**

- 1차 항체 suction
- 1xPBST washing (10 min × 3)
  * 1xPBST 제조 : 100 ml 10 × PBS + 900 ml 3 D.W = 1xPBS(1L), 1 × PBS + 5 ml Triton × 100
- 1 × PBST suction

* 2차 항체 제조

- Myosin7a + Sox_2 : 조직 3개. (1:500) 0.21 ul (in 108 ul 1% BSA)
- 2차 항체 30 ul (1h, RT)
- 1 × PBST washing (10 min × 3)

⑥ **DAPI staining**

- DAPI (1:5000): 0.1 ul (in 1 ml 1 × PBST)
- 희석한 DAPI 2분 반응 (조직 경우 특히, 핵 염색이 잘 안될 때는 시간 1~3분으로 조정)
- 1 × PBST washing (5 min × 2)
- 1 × PBST suction

⑦ **Mounting**

- Mounting (without DAPI) 3~5 ul

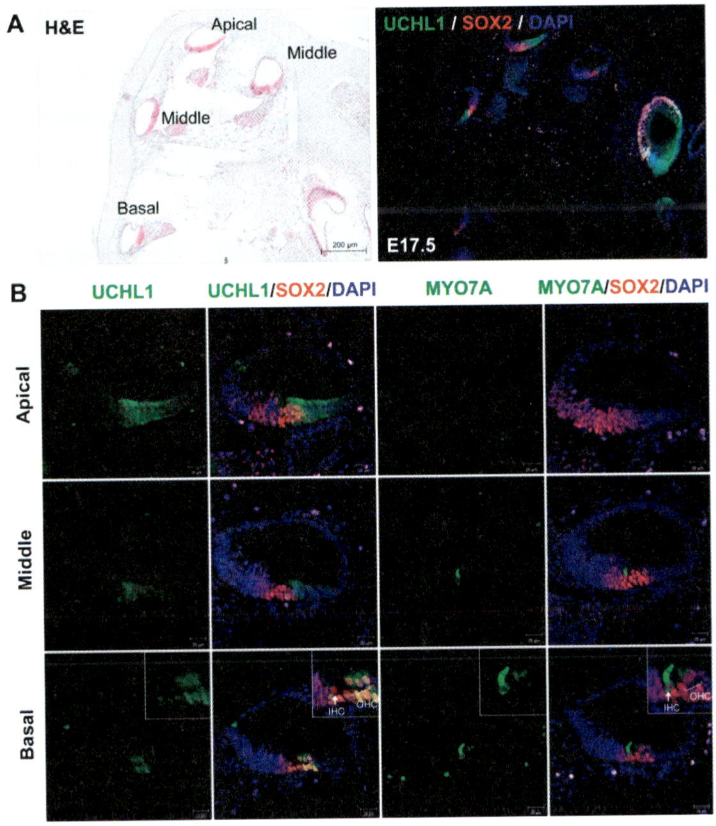

그림 18.1 E17.5 쥐 달팽이관에서 UCHL1의 발현 A) E17.5의 달팽이관에서 UCHL1의 저배율 H&E 염색 및 면역조직화학. B) 달팽이관의 정점, 중간 및 기저 회전에서 얻은 코르티 기관의 UCHL1, SOX2 및 MYO7A의 대표적인 면역조직화학 이미지.
(출처: Kim YJ, Jeong IH, Ha JH, Kim YS, Sung S, Jang JH, Choung YH. The Suppression of Ubiquitin C-terminal Hydrolase L1 Promotes the Transdifferentiation of Auditory Supporting Cells into Hair Cells by Regulating the mTOR Pathway. Cells. 2024;13:737)

– 메니큐어로 고정

⑧ 현미경으로 관찰한다(그림 18.1~3).

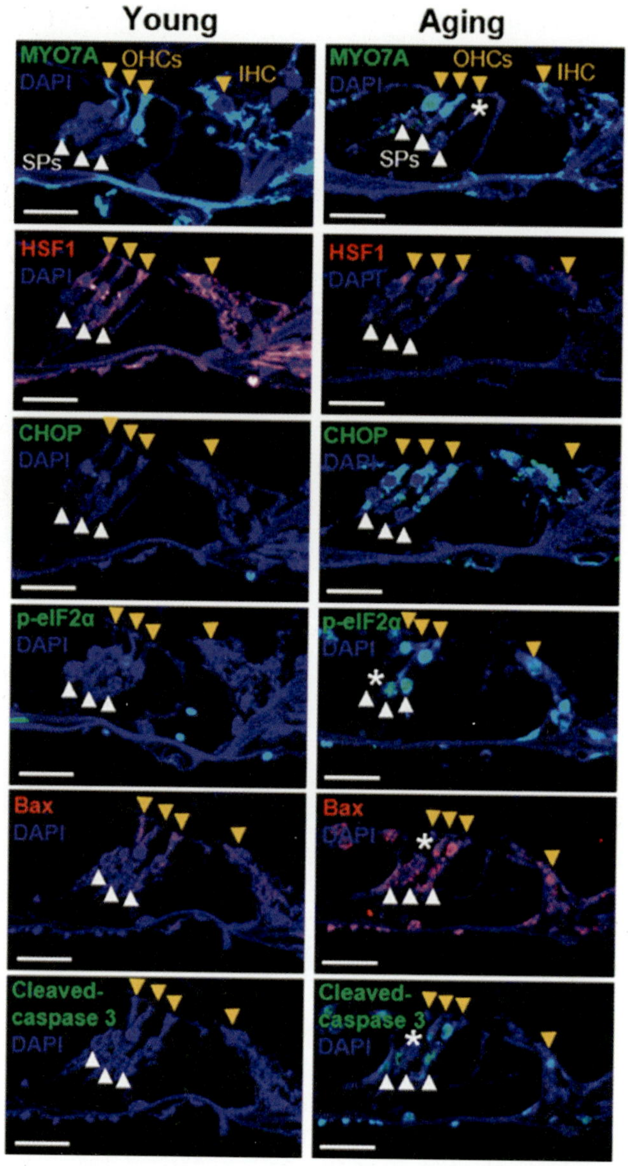

그림 18.2 노화성난청 (ARHL)이 있는 생쥐의 달팽이관은 HSF1 및 열 충격 단백질(HSP) 발현이 감소하고 소포체(ER) 스트레스 및 내인성 세포사멸 마커의 발현이 증가한 것으로 나타남. HSF1 발현 수준에 따른 ER 스트레스와 세포사멸 사이의 관계를 평가하기 위해 항-MYO7A, 항-HSF1, 항-CHOP, 항-p-eIF2 및 항-Bax 항체로 면역 염색함.

(출처: Lee YY, Gil ES, Jeong IH, Kim HT, Jang JH, Choung YH. Heat Shock Factor 1 Prevents Age-Related Hearing Loss by Decreasing Endoplasmic Reticulum Stress. Cells. 2021;10:2454-2470.)

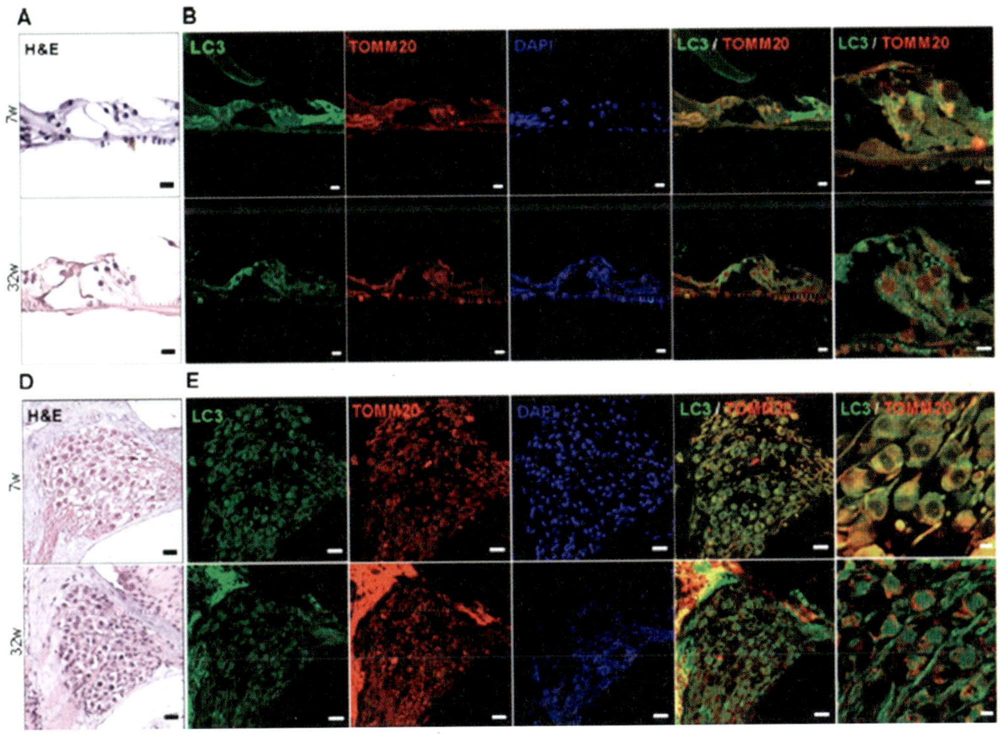

그림 18.3 7주와 32주 생쥐의 대표적인 면역조직화학염색 유모 세포 (A, B) 및 나선신경절 세포(D, E)의 TOMM20(빨간색), LC3(녹색) 염색 이미지.
(출처: Kim YJ, Choo OS, Lee JS, Jang JH, Woo HG, Choung YH. BCL2 interacting Protein 3-like/NIX-mediated mitophagy plays an important role in the process of age-related hearing loss. Neuroscience. 2021;455:39-51.)

참 고 문 헌

1. Choo OS, Lee YY, Kim YS, Kim YJ, Lee DH, Kim H, Jang JH, Choung YH. Effect of statin on age-related hearing loss via drug repurposing. Biochim Biophys Acta – Mol Cell Res (BBA-MCR). 2022;1869(11):119331.
2. Lee YY, Gil ES, Jeong IH, Kim HT, Jang JH, Choung YH. Heat Shock Factor 1 Prevents Age-Related Hearing Loss by Decreasing Endoplasmic Reticulum Stress. Cells. 2021;10:2454-2470.
3. Lee YY, Ha J, Kim YS, Ramani S, Sung S, Gil ES, Choo OS, Jang JH, Choung YH. Abnormal Cholesterol Metabolism and Lysosomal Dysfunction Induce Age-Related Hearing Loss by Inhibiting mTORC1-TFEB-Dependent Autophagy. Int J Mol Sci 2023; 24:17513.
4. Kim YJ, Choo OS, Lee JS, Jang JH, Woo HG, Choung YH. BCL2 interacting Protein 3-like/NIX-mediated mitophagy plays an important role in the process of age-related hearing loss. Neuroscience. 2021;455:39-51.
5. Kim YJ, Jeong IH, Ha JH, Kim YS, Sung S, Jang JH, Choung YH. The Suppression of Ubiquitin C-terminal Hydrolase L1 Promotes the Transdifferentiation of Auditory Supporting Cells into Hair Cells by Regulating the mTOR Pathway. Cells. 2024;13:737.
6. Kim YJ, Lee JS, Kim H, Jang JH, Choung YH. Gap junction-mediated intercellular com-

munication of cAMP prevents CDDP-induced ototoxicity via cAMP/PKA/CREB pathway. Int J Mol Sci. 2021 June;22:6327.

7. Park S, Kim YJ, Shama H, Kim D, Gwon Y, Kim W, Park S, Ha CW, Choung YH, Kim J. Graphene hybrid inner ear organoid with enhanced maturity. Nano Lett. 2023;23(1):5573-5580.

8. Park SH, Kim H, Lee YY, Kim YJ, Jang JH, Choo OS, Choung YH. Development of intracorporeal differentiation of stem cells to induce one-step mastoid bone reconstruction during otitis media surgeries. Polymers. 2022;14(5):877.

투과전자현미경
Transmission electron microscope (TEM)

1. 개요

일반램프(파장 약 500 nm)를 광원으로 사용하는 광학현미경과 달리 투과전자현미경은 전자[electron; 파장 약 6 pm (10-12 m)]를 광원으로 사용하여 나노미터 크기의 물체를 관찰할 수 있다. 500 nm의 파장을 가진 일반광원으로는 최대 200 nm의 해상도를 가질 수 있으나 더 높은 해상도를 위한 보다 짧은 파장의 광원(400 nm보다 짧은 파장의 광선은 사외선영역이나)은 일반 광학현미경으로 관찰이 불가능하다.

투과전자현미경의 원리는 전자발생기로부터 방출된 전자빔이 조직을 투과하고 조직의 밀도에 따라 흡수되거나 산란되고 통과한 전자빔의 일부가 전파렌즈(electromagnetic lens)에 의해 초점이 맞추어져 바닥의 스크린에 도달하여 영상이 만들어진다. 즉 조직의 밀도에 따른 전자빔의 그림자에 의해 이미지가 만들어지게 된다. 100,000 V 전압의 전자 파장은 0.0038 nm로 이 전자빔을 이용시 예측해상도는 0.24 nm에 달한다.

전자현미경법을 위한 조직처리과정에서는 몇 가지 중요한 점을 염두에 두어야 한다. 첫째, 월등한 해상도로 조직의 고정이 적절해야 한다. 광학현미경법을 위한 메탄올이나 포르말린은 조직의 변형을 초래하여 초미세구조를 관찰하는 전자현미경법을 위한 고정액으로는 적합하지 않다. 둘째, 영상은 진공상태에서 얻어지기 때문에 조직의 탈수화가 필수적이다. 셋째, 조직이 전자가 투과할 수 있을 정도로 얇아야 한다. 즉 250 nm 이상의 조직 두께는 통상적인 투과전자현미경에서 영상을 얻을 수 없다. 그러므로 조직은 플라스틱레진(plastic resin)에 포매(embedding)되어야 초박막 절편이 가능해진다. 넷째, 일반조직은 전자현미경에서 영상을 얻을 만큼의 대비(contrast)가 부족하므로 대개 납과 같은 중금속으로 염색이 되어야 한다.

2. 실험 방법

① 24 웰 플레이트에 세포를 배양한다.

② 0.1 M cacodylate buffer로 5분간 세척을 3회 반복한다.

③ 1% OsO_4 / 1% Potassium ferrocyanide (sigma #P39870)에 30분간 둔다.

④ 0.1 M cacodylate buffer로 5분간 세척을 3회 반복한다

⑤ 40% → 50% → 60% → 70% → 80% → 90% → 95% 알코올 용액으로 5분간 세척한다.

⑥ 100% 알코올 용액으로 5분간 2회 세척한다.

⑦ 100% alcohol : epon (2 : 1) 용액에 30분간 둔다

⑧ 100% alcohol : epon (1 : 1) 용액에 60분간 둔다.

⑨ 100% alcohol : epon (1 : 2) 용액에 90분간 둔다.

⑩ 순수한 epon 용액에 overnight 둔다.

⑪ 순수한 epon 용액에 넣어서 60도 배양기에서 48시간 둔다.

⑫ ultra-thin (두께 80~120 nm)으로 절편한다.

⑬ uranyl acetate, lead citrate 염색한다.

⑭ 현미경으로 관찰한다.

3. 기기 정보

Ultramicrotome : EMUC7, Leica

전자현미경: SIGMA500, Zeiss

4. 시약

① Epon mixture

- Epon812 : 50 g (polyscience # 00553)
- DDSA : 25 g (polyscience # 13700)
- NMA : 25 g (polyscience # 19000)
- DMP-30 : 1.5 ~ 2.0ml (polyscience #36000)

② EM 고정액 제조

농도		Formalin (5%)	Glutaraldehyde (25%)	Cacodylate buffer(1M)	$CaCl_2$	D.W
1 X	1 L	200 ml	80 ml	100 ml	0.05 g	620 ml
	500 ml	1000 ml	40 ml	50 ml	0.025 g	310 ml
	250 ml	50 ml	20 ml	25 ml	0.0125 g	155 ml
	100 ml	20 ml	8 ml	20 ml	0.005 g	62 ml

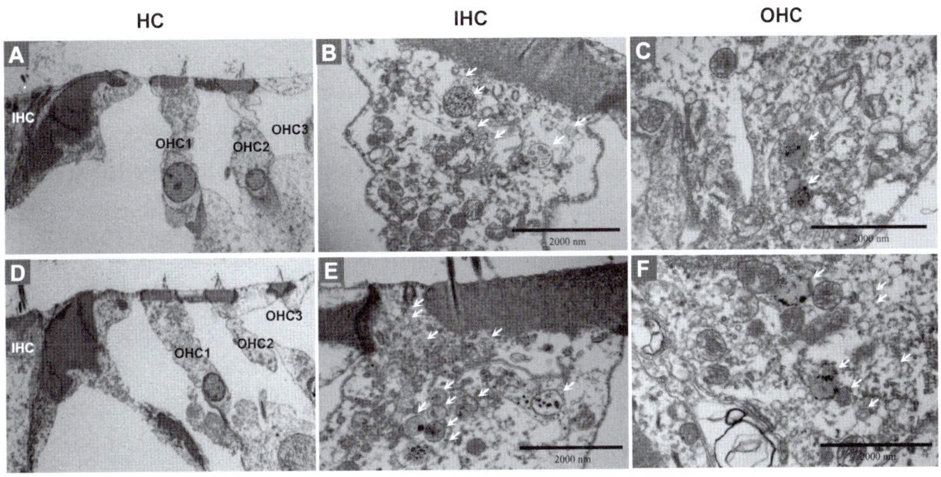

그림 19.1 GM은 달팽이관 유모 세포에서 자가포식소체 축적을 유도함. GM 주입**(D-F)** 및 주입되지 않은 **(A-C)** SD 쥐의 자가포식소체의 TEM 이미지. 저배율 TEM 이미지는 코르티 기관의 단면을 나타냄. OHC, 외유모세포; IHC, 내부 유모 세포**(A, D)**. 외부 모발**(B, E)** 및 내부 모발 세포**(C, F)**의 자가포식 액포의 대표적인 TEM 현미경 사진. 흰색 화살표는 자가포식 액포형 구조를 나타냄. (출처: Kim YJ, Tian C, Kim J, Shin B, Choo OS, Kim YS, Choung YH. Autophagic flux, a possible mechanism for delayed gentamicin-induced ototoxicity. Sci Rep. 2017;7:41356.)

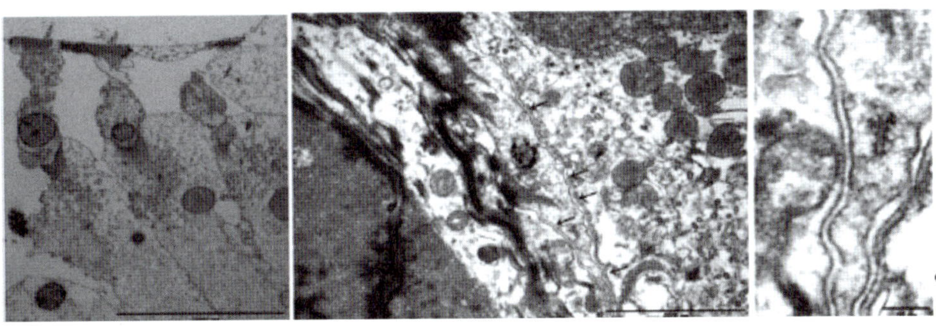

그림 19.2 시스플라틴으로 인한 청력 손실에 대한 간극 결합 차단제(CBX)의 효과. 쥐 달팽이관의 간극 결합에 대한 TEM 이미지. 검은색 화살표는 세포간 간극 결합 플라크의 존재를 나타냄.
(출처: Kim YJ, Kim J, Kim YS, Shin B, Choo OS, Lee JJ, Choung YH. Connexin 43 acts as a pro-apoptotic modulator in cisplatin-induced auditory cell death. Antioxid Redox Signal. 2016 Oct 10; 25(11):623-636.)

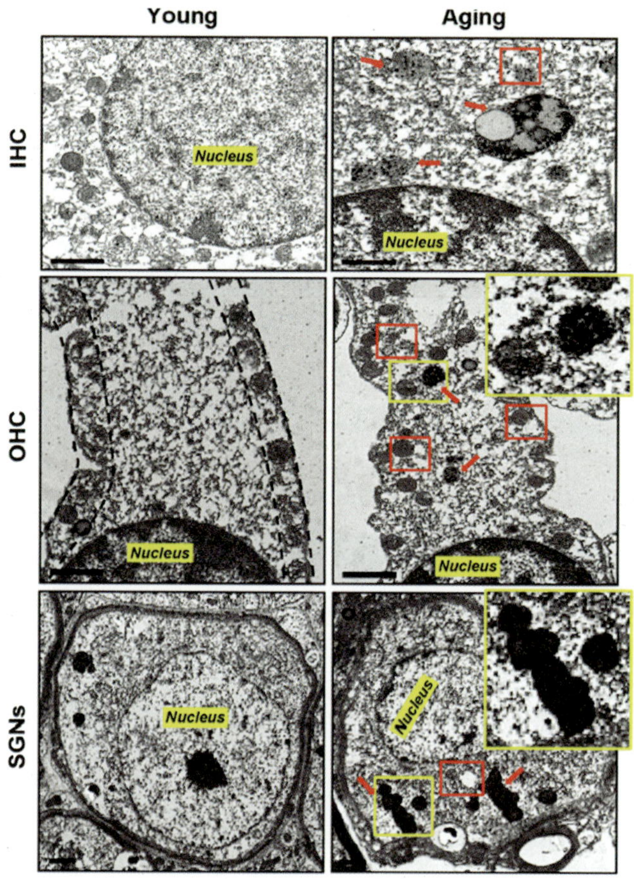

그림 19.3 노화성난청 및 젊은 달팽이관의 투과전자현미경 이미지. 노화성난청이 있는 생쥐의 달팽이관에서는 콜레스테롤 수치, 콜레스테롤 합성 및 리포푸신 응집이 증가한 것으로 나타남. 내유모 세포(IHC), 외유모 세포(OHC), 나선신경절(SGNs). 빨간색 상자: 자가분해소체, 빨간색 화살표 또는 노란색 상자: 노화성난청 그룹에서 비정상적으로 확대된 리소좀, 리포푸신 응집체.
(출제: Lee YY, Ha J, Kim YS, Ramani S, Sung S, Gil ES, Choo OS, Jang JH, Choung YH. Abnormal Cholesterol Metabolism and Lysosomal Dysfunction Induce Age-Related Hearing Loss by Inhibiting mTORC1-TFEB-Dependent Autophagy. Int J Mol Sci 2023; 24:17513.)

- Formalin: Merck (#2302600)
- Glutaraldehyde; Sigma (#G5882)
- Sodium cacodylate: EMS (#12300)
- Calcium chloride: Sigma (#C3881)

참 고 문 헌

1. Kim YJ, Choo OS, Lee JS, Jang JH, Woo HG, Choung YH. BCL2 interacting Protein 3-like/NIX-mediated mitophagy plays an important role in the process of age-related hearing loss. Neuroscience. 2021;455:39-51.
2. Kim YJ, Tian C, Kim J, Shin B, Choo OS, Kim YS, Choung YH. Autophagic flux, a possible mechanism for delayed gentamicin-induced ototoxicity. Sci Rep. 2017;7:41356.
3. Kim YJ, Kim J, Kim YS, Shin B, Choo OS, Lee JJ, Choung YH. Connexin 43 acts as a pro-apoptotic modulator in cisplatin-induced auditory cell death. Antioxid Redox Signal. 2016 Oct 10; 25(11):623-636
4. Lee YY, Ha J, Kim YS, Ramani S, Sung S, Gil ES, Choo OS, Jang JH, Choung YH. Abnormal Cholesterol Metabolism and Lysosomal Dysfunction Induce Age-Related Hearing Loss by Inhibiting mTORC1-TFEB-Dependent Autophagy. Int J Mol Sci 2023; 24:17513
5. Park S, Kim YJ, Shama H, Kim D, Gwon Y, Kim W, Park S, Ha CW, Choung YH, Kim J. Graphene hybrid inner ear organoid with enhanced maturity. Nano Lett. 2023;23(1):5573-5580.
6. Tian C, Kim YJ, Hali S, Choo OS, Lee JS, Jung SK, Park CB, Choung YH. Suppressed expression of LDHB promotes age-related hearing loss via aerobic glycolysis. Cell Death Disease. 2020 May 15;11(5):375.

CHAPTER 20

주사전자현미경
Scanning electron microscope (SEM)

1. 개요

TEM보다 늦게 개발된 SEM은 전자현미경에서 나온 전자(electron)가 조직과 충돌하면 조직의 표면에서 이차적인 전자가 방출되고 이것을 현미경(detector)에서 검출하여 나오는 전자의 수에 따라 명암이 결정됨으로써 최종 이미지가 완성된다. 전자선을 집속하여 미세한 점광원(probe)으로 형성한 후 시료표면을 주사하므로 주사전자현미경이라 칭한다. TEM과 같이 내부는 진공이 유지되므로 일반적으로 시료의 전처리가 요구된다. 특히 생물 시료와 같이 부도체인 시료는 전기전도성을 부여하기 위하여 금이나 백금으로 코팅하여 관찰한다.

2. 실험방법

(Mouse Cochlea Microdissection Technique for SEM)

① 쥐를 해부하여 달팽이관을 분리한다.

② 분리한 달팽이관을 4°C에서 밤새 동일한 4% glutaraldehyde 용액에 넣어둔다.

③ PBS로 3회 세척한 후 PBS로 채워진 Petri dish에 달팽이관을 넣는다

④ 2mm 다이아몬드 burr를 사용하여 달팽이관의 modiolus에 수직으로 잡기 위해 측두골의 포스트 부분을 뚫는다

⑤ 달팽이관의 모든 회전을 명확하게 볼 수 있을 때까지 달팽이관 뚜껑을 충분히 얇게 만든다(2 mm 다이아몬드 burr 사용). 달팽이관 위에 얇은 뼈 조각은 그대로 유지한다.

⑥ hook 영역을 볼 수 있도록 oval window 통해 0.5 mm 다이아몬드 burr를 사용하여 vestibule을 완전히 개방한다. 달팽이관의 안전하게 하기 위해 전정벽을 유지한다.

⑦ Round window로부터 기저부의 scala tympani의 뼈 캡슐을 제거한다.

⑧ 0.5 mm 드릴과 집게를 사용하여 달팽이관 정점에서 중간 회전까지 귀 캡슐을 완전히 제거합니다. 기저부의 기저막 뼈 부분과 lateral wall을 유지하여 달팽이관을 안정적으로 유지한다.

⑨ 집게를 사용하여 stria vascularis를 완전히 제거한다.

⑩ Reissner membrane을 완전히 제거한 다음 마지막으로 Tectorial membrane을 제거한다.

⑪ 분리한 시료를 4°C에서 밤새 동일한 4% glutaraldehyde 용액에 넣어 고정한다.

⑫ PBS로 3회 세척한다.

⑬ 중금속인 1-2% OsO_4를 사용하여 후고정한다. (조직을 더욱 안정시키고 전기전도성을 증가시킨다.)

⑭ PBS로 3회 세척한다.

⑮ 샘플은 50%, 70%, 90%, 95% 및 100% 아세톤으로 순차적으로 탈수 작업을 한다.

⑯ 각 표본을 hexamethyldisilazane에 노출시키고 공기중에서 건조시킨 다음 금속 박막으로 코팅하여 시료대(stub)에 부착한다.

⑰ 시료를 관찰한다(그림 20.1~5).

3. 결과 해석

1. 와우는 주파수 특이성이 있기 때문에 주파수에 해당하는 적절 부위를 scan 해야 한다(그림 20.1).
2. 와우의 유모세포 손상여부 파악(그림 20.2 and 20.3)
3. 전정기관의 유모세포 손상여부 파악(그림 20.4 and 20.5)

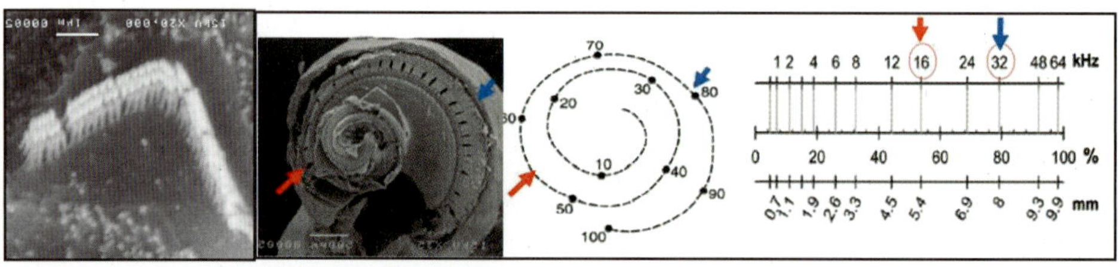

그림 20.1 rat 와우의 주파수(16,32kHz) 특이성.
(출처: Viberg A. Hearing Res 2004;197:1-10)

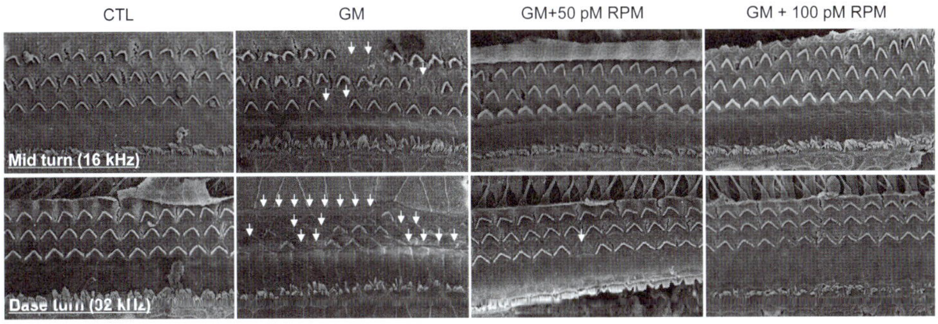

그림 20.2 RPM(rapamicin)에 의한 자가포식 플럭스(autophagic flux)의 활성화는 GM으로 인한 청력 손실을 보호함. D) 16 kHz(상단 이미지) 및 32 kHz 영역(하단 이미지)의 코르티 기관에 있는 외부 유모세포 부동섬모 다발의 SEM 이미지. 흰색 화살표는 부동모의 손실을 나타냄.
(출처: Kim YJ, Tian C, Kim J, Shin B, Choo OS, Kim YS, Choung YH. Autophagic flux, a possible mechanism for delayed gentamicin-induced ototoxicity. Sci Rep. 2017;7:41356.)

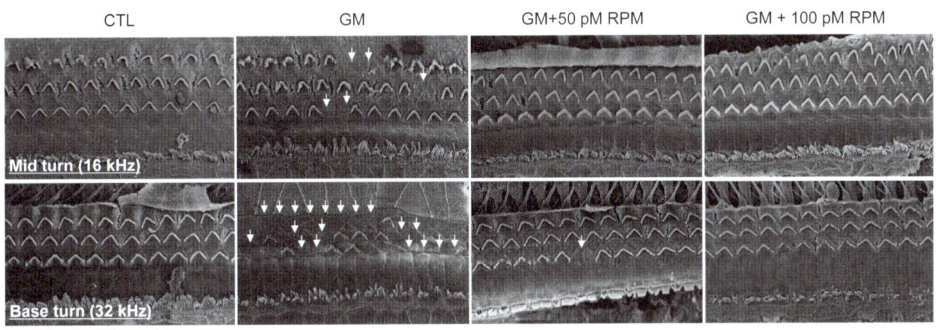

그림 20.3 주사 전자 현미경(SEM)으로 코르티 기관을 관찰한 결과. 기저회전부(32 kHz)와 중간회전부(16 kHz)에서 GM 그룹은 KRG+GM 그룹에 비해 외유모세포(OHC)의 섬모 손실이 유의하게 더 큰 것으로 나타남 (*$P < 0.05$). OHC 손상은 중간회전부보다 기저회전부에서 훨씬 더 심각함. KRG나 생리식염수로 처리한 그룹은 두 개의 와우 회전부 모두에서 정상적인 모양과 배열의 섬모와 유모세포를 보여줌.
(출처: Choung YH, Kim SW, Tian C, Min JY, Lee HK, Park SN, Lee JB, Park K. Korean red ginseng prevents gentamicin-induced hearing loss in rats. Laryngoscope 2011;121:1294-1302.)

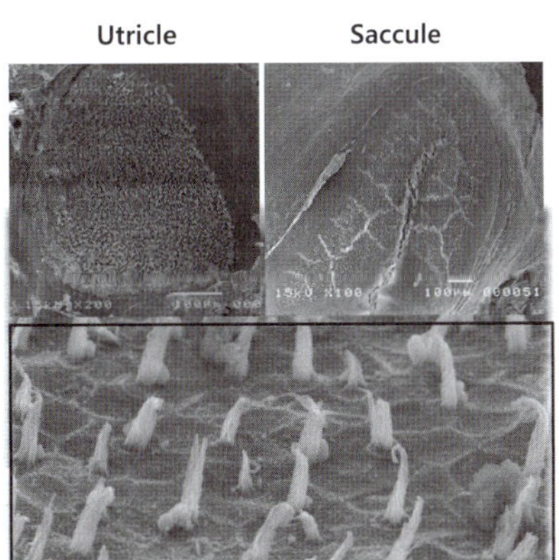

그림 20.4 Utricle과 saccule의 SEM 소견.

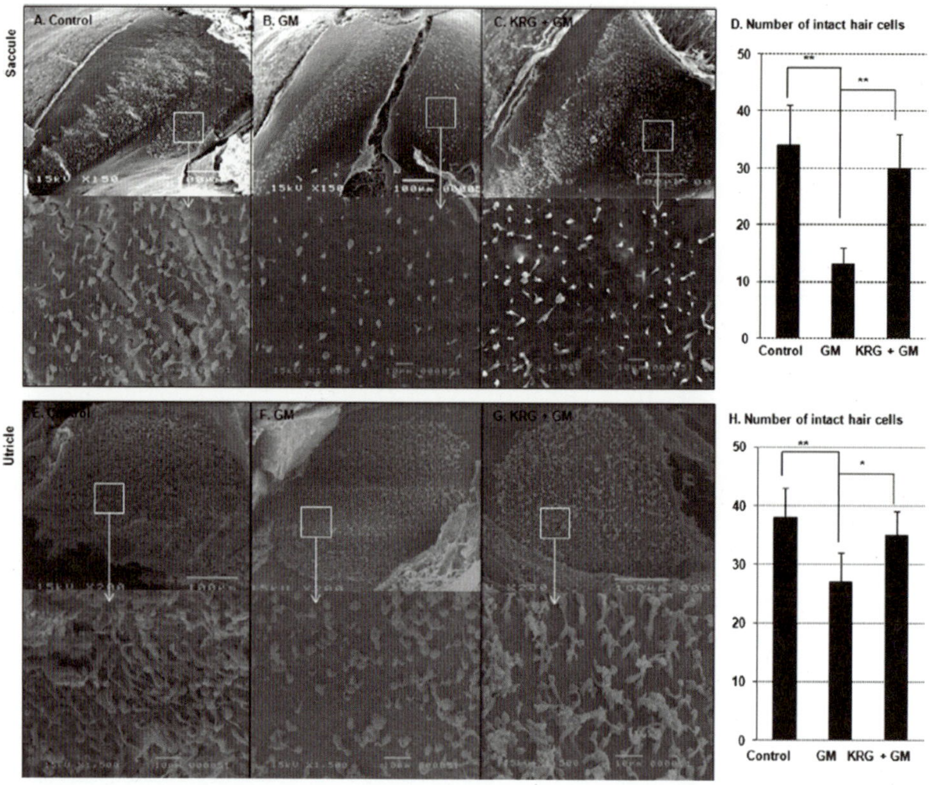

그림 20.5 Gentamicin (GM)에 의해 손상된 saccule과 utricle의 유모세포(B, F)와 고려홍삼(Korean red ginseng, KRG)의 보호효과(C, G), D, H는 정량평가.

(출처: Tian CJ, Kim SW, Kim YJ, Lim HJ, Park R, So HS, Choung YH. Red ginseng protects against gentamicin-induced balance dysfunction and hearing loss in rats through antiapoptotic functions of ginsenoside Rb1. Food Chem Toxicol. 2013 Oct;60:369-376.)

참 | 고 | 문 | 헌

1. Choi SJ, Kim SW, Lee JB, Lim HJ, Kim YJ, Tian C, So HS, Park R, Choung YH. Gingko biloba extracts protect auditory hair cells from cisplatin-induced ototoxicity by inhibiting perturbation of gap junctional intercellular communication. Neuroscience. 2013;244:49-61.
2. Choung YH, Kim SW, Tian C, Min JY, Lee HK, Park SN, Lee JB, Park K. Korean red ginseng prevents gentamicin-induced hearing loss in rats. Laryngoscope 2011;121:1294-1302.
3. Kim YJ, Kim J, Kim YS, Shin B, Choo OS, Lee JJ, Choung YH. Connexin 43 acts as a pro-apoptotic modulator in cisplatin-induced auditory cell death. Antioxid Redox Signal. 2016; 25(11):623-636.
4. Kim YJ, Tian C, Kim J, Shin B, Choo OS, Kim YS, Choung YH. Autophagic flux, a possible mechanism for delayed gentamicin-induced ototoxicity. Sci Rep. 2017;7:41356.
5. Tian CJ, Kim SW, Kim YJ, Lim HJ, Park R, So HS, Choung YH. Red ginseng protects against gentamicin-induced balance dysfunction and hearing loss in rats through antia-

poptotic functions of ginsenoside Rb1. Food Chem Toxicol. 2013;60:369-376.

6. Tian C, Kim YJ, Hali S, Choo OS, Lee JS, Jung SK, Park CB, Choung YH. Suppressed expression of LDHB promotes age-related hearing loss via aerobic glycolysis. Cell Death Disease. 2020;11(5):375.

귀 기초연구 Basic Research Of EAR

SECTION 04

In vivo study

Chapter 21 동물의 종류
Experimental animals

Chapter 22 동물 모델
Animal models

Chapter 23 넉아웃/넉인 마우스
Knock-out/Knock-in mouse : Cre-LoxP system

Chapter 24 청각뇌간유발반응
Auditory brainstem response (ABR)

Chapter 25 이명
Tinnitus

Chapter 26 형질전환 마우스 유전형분석
Transgenic mouse genotyping

Chapter 27 RNA 염기서열
RNA sequencing

Chapter 28 FACS
Fluorescence-activated cell sorting

Chapter 29 공초점 현미경
Confocal microscopy

동물의 종류
Experimental animals

1. 마우스(Mouse)

인간과 유전적으로 약 95%가 일치하여 인간 질병을 연구하기 위한 실험 동물로 적합하다. 또한 유전적 변형이 쉬워 다양한 유전자 변형 마우스 모델이 이미 개발되어 있다. 마우스는 크기가 작고 온순하고 다루기 쉬운 성격을 가지고 있어 실험적으로 접근하기 수월하며, 번식 주기가 약 21일로 인간에 비해 매우 짧아 빠른 세대 교체가 가능할 뿐만 아니라 한번에 4~12마리의 새끼를 낳기 때문에 다수의 개체를 확보하기에도 용이하다. 마우스는 유전학, 약리학, 면역학, 암생물학, 신경과학 등 거의 모든 생명과학 분야에서 활용되고 있다. 난청 관련 연구에는 다음과 같은 마우스 종이 주로 사용된다.

1 CBA/CaJ 마우스

CBA/CaJ 마우스는 나이가 들면서도 비교적 청각을 잘 유지하는 특성 때문에 유전적 변이가 아닌 자연적인 청력 변화를 관찰하는 데 유리하다. 생후 약 18개월부터 청력이 손실되기 시작하므로 장기간의 청각 손실 연구에 적합하다. 또한 유전적 배경이 잘 정립되어 있어 다양한 유전자 변형을 일으키기에도 용이하고 청각에 관련된 유전자들의 변이가 거의 없거나 매우 적기 때문에, 소음, 약물과 같은 환경적 요인에 의한 청각 손실의 민감성을 연구하는 데 적합하다.

2 C57BL/6J 마우스

C57BL/6J 마우스(그림 21.1)는 노화에 따른 청력 손실이 다른 마우스 종에 비해 매우 이른 시기에 시작되는 것으로 알려져 있다. 일반적으로 생후 6개월이 넘으면 고주파수 영역에서의 청력이 손실되기 시작하고 그 이후에 전 주파수 영역으로 청력 손실이 점차

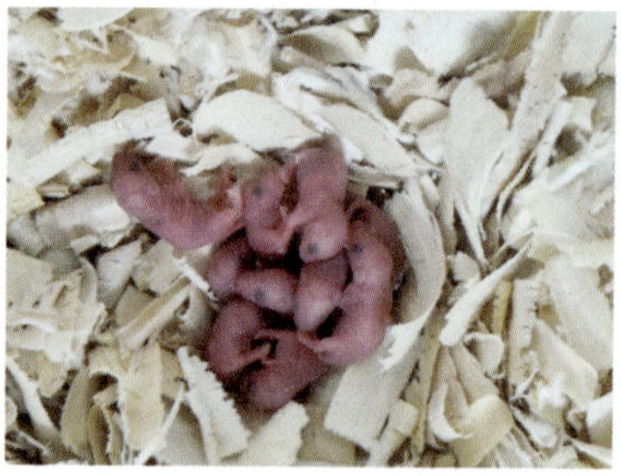

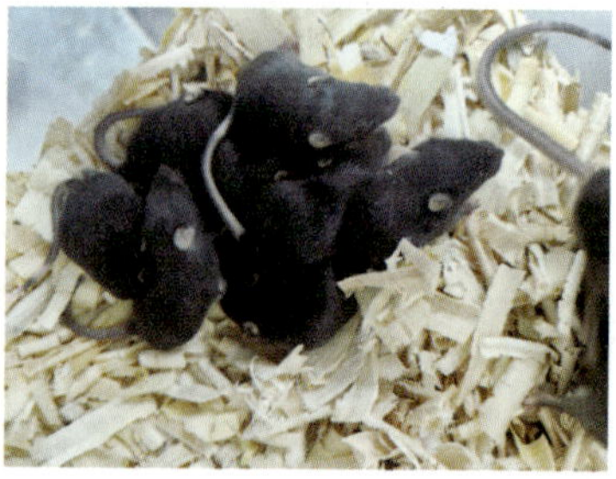

P2 P16

그림 21.1 생후 2일 및 16일째의 마우스(C57BL/6)

적으로 확대된다. 이러한 특성은 인간의 노화성 난청과 유사한 점이 있어 고령화와 관련된 청각 손실 연구에 적합하다.

3 DBA/2J 마우스

DBA/2J 마우스는 태어날 때는 정상적인 청각을 가지지만, 생후 약 2~3개월 이후에 빠르게 청각을 상실하는 경향을 갖는다. DBA/2J 마우스는 청각 관련 유전자인 Cdh23, Fscn2 등의 돌연변이를 가지고 있어, 선천적으로 청력 손실이 발생하는 경향이 있는데 특히 고주파수에서의 청력 손실이 조기에 나타난다. 이 과정에서 내이 유모세포의 퇴화가 뚜렷하게 나타나기 때문에 유모세포 퇴화와 관련된 다양한 연구에 활용될 수 있다. 이런 특성 때문에 조기에 청력이 손상되는 선천적 난청이나 청소년기 및 성인 초기 난청 연구에 적합하다.

2. 랫(*Rat*)

마우스와 함께 실험 동물로 가장 널리 사용되고 있으며 인간과 유사한 생리적, 유전적 특성을 가지고 있다. 마우스에 비해 크기가 크고 다루기 쉬워 마우스보다 정밀한 실험이 가능하고, 수명 또한 2~3년으로 길어 장기적인 연구에도 적합하다. 랫 또한 약 21일 주기의 번식 주기를 가지고, 한번에 6~12마리의 새끼를 낳기 때문에 비용적으로나 시간적으로 이점을 가진다. 난청 관련 연구에 사용되는 랫은 다음과 같다.

1 Fischer 344 (CDF)

Fischer 344 랫 (그림 21.2)은 빠른 노화 특성을 보이는 종으로 이들은 나이가 들면서 자연스럽게 내이 외유모세포의 손상으로 인한 노인성 난청을 겪기 때문에, 청력 손실이 노

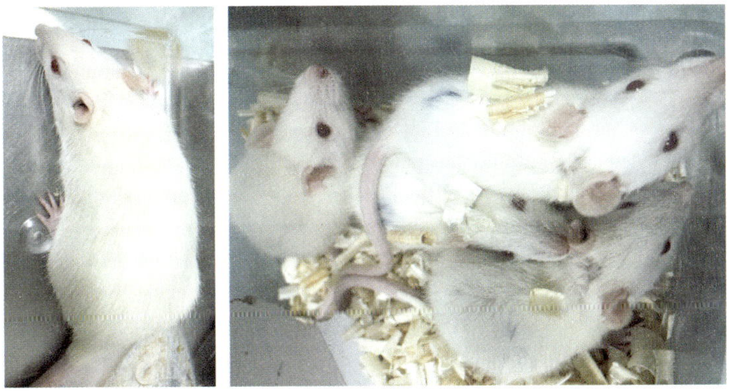

그림 21.2 **Fischer (CDF) 랫(Rat)**

화와 어떻게 연관되는지를 연구하는 데 적합하다. 또한 Fischer 344 랫은 유전적 배경이 안정적이기 때문에, 다양한 연구에서 일관된 결과를 얻는 데 유리해 청각 연구에서도 신뢰성 높은 데이터를 제공할 수 있다.

2 Sprague-Dawley (SD)

SD 랫은 유전적 배경이 안정적이고 한번에 새끼를 많이 낳기 때문에 다양한 연구에 활용이 용이한데, 특히 소음에 노출되었을 때, 와우에서 유모세포 손상과 청신경 손상이 나타난다. 이러한 현상은 인간에게서 발생하는 소음성 난청과 매우 유사하기 때문에 소음성 난청 연구에 사용할 수 있다. 또한, SD 랫은 유모세포 재생이나 와우 이식 연구에서 많이 사용되는데, 손상된 청각 기관을 재생하는 연구나 인공 와우 이식 후 청각 회복 과정에서 나타나는 신경 가소성(neural plasticity)을 연구하는 데 적합하다.

3 Wistar

Wistar 랫은 다양한 연구에서 사용되는 실험용 쥐로 난청 분야에서는 소음에 의한 청각 손상이나 이독성(ototoxicity) 약물에 의한 난청 연구에 주로 사용된다. 소음에 장기간 노출되었을 때, 와우의 유모세포가 손상되어 소음성 난청이 발생하는데, 이 과정이 인간의 소음성 난청과 유사하다. 또한, 아미노글리코사이드나 시스플라틴과 같은 이독성 약물에 의해 청각 손상이 발생하는데 이 과정이 인간에서의 약물 반응과 매우 유사하기 때문에 이독성 난청 연구에 적합하다.

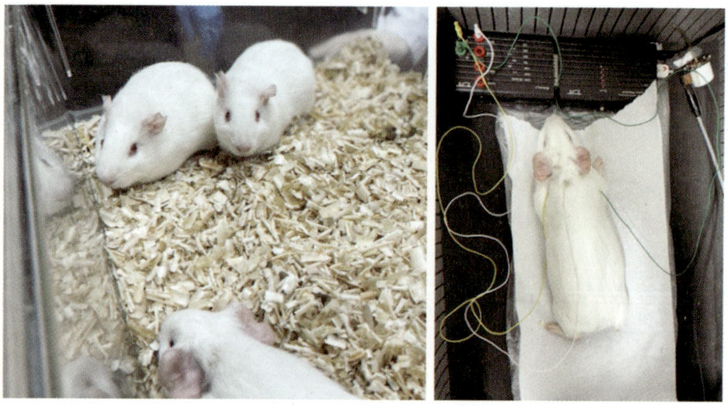

그림 21.3 기니피그를 이용한 청력검사(Auditory Brainstem Response, ABR)

3. 기니피그*(Guinea Pig)*

기니피그 (그림 21.3)는 인간과 비슷한 면역체계를 가지고 있고 크기가 마우스에 비해 크고 수명도 길다. 온순한 성격을 가지고 있어 실험에 용이하고 번식 주기가 약 59~72일로 상대적으로 긴 편이며 한번에 1~6 마리의 새끼를 낳는다.

기니피그의 내이 구조는 인간과 매우 유사한데 그 중에서도 달팽이관의 구조가 비슷하여 여러 청각 연구에 유리하다. 기저막의 형태와 기능 또한 인간과 유사해 음파의 전도와 변환 과정을 연구할 수 있다. 기니피그는 인간과 유사한 청력 범위를 가지고 있고 청각 신경 반응이 인간과 유사하여, 소리에 대한 신경학적 반응을 연구하는 데 적합하다.

기니피그의 귀 구조는 외과적 접근이 용이하여, 정밀한 청각 연구를 위한 수술적 조작이 가능하고 기니피그는 마우스보다 크기 때문에 해부학적 실험이 용이하다. 이러한 이유 때문에 기니피그는 인공 와우 등의 청각 보조 기기의 연구와 테스트에 자주 사용된다.그 외에도 기니피그는 인간과 유사한 면역 반응을 보이기 때문에 백신 개발과 면역 반응 연구에 많이 사용된다.

참고문헌

1. Chung J, Jung Y, Hur S, Kim JH, June S, Kim WD, Choung YH, Oh SH. Development and Characterization of a Biomimetic Totally Implantable Artificial Basilar Membrane System. Frontiers in Bioengineering and Biotechnology. 2021;9:693849.
2. Ha J, Kim H, Jang JH, Park HY, Choung YH. Transtympanic soft tissue tympanoplasty can replace conventional techniques elevating tympanic membranes. Eur Arch Otorhinolaryngol. 2022;279(12):5639-5645.
3. Kim YJ, Choo OS, Lee JS, Jang JH, Woo HG, Choung YH. BCL2 interacting Protein 3-like/NIX-mediated mitophagy plays an important role in the process of age-related

hearing loss. Neuroscience. 2021;455:39-51.

4. Kim YJ, Jeong IH, Ha JH, Kim YS, Sung S, Jang JH, Choung YH. The Suppression of Ubiquitin C-terminal Hydrolase L1 Promotes the Transdifferentiation of Auditory Supporting Cells into Hair Cells by Regulating the mTOR Pathway. Cells. 2024;13:737.
5. Kim YJ, Lee JS, Kim H, Jang JH, Choung YH. Gap junction-mediated intercellular communication of cAMP prevents CDDP-induced ototoxicity via cAMP/PKA/CREB pathway. Int J Mol Sci. 2021;22:6327.
6. Lee MY, Jung SK, Jang J, Choi H, Choung YH. Jang JH. Sialyllactose preserves residual hearing after cochlear implantation. Sci Rep. 2024;14(1):13376.
7. Lee YY, Choo OS, Kim YJ, Gil ES, Jang JH, Kang Y, Choung YH. Atorvastatin Prevents Hearing Impairment in the Presence of Hyperlipidemia. Biochim Biophys Acta – Mol Cell Res (BBA-MCR). 2020;1867(12):118850.
8. Lee YY, Gil ES, Jeong IH, Kim HT, Jang JH, Choung YH. Heat Shock Factor 1 Prevents Age-Related Hearing Loss by Decreasing Endoplasmic Reticulum Stress. Cells. 2021;10:2454-2470.
9. Lee YY, Ha J, Kim YS, Ramani S, Sung S, Gil ES, Choo OS, Jang JH, Choung YH. Abnormal Cholesterol Metabolism and Lysosomal Dysfunction Induce Age-Related Hearing Loss by Inhibiting mTORC1-TFEB-Dependent Autophagy. Int J Mol Sci 2023; 24:17513.
10. Lee YY, Kim YJ, Gil ES, Kim HT, Jang JH, Choung YH. Type 1 diabetes induces hearing loss: functional and histological findings in an Akita mouse model. Biomedicines 2020;8(9):E343.
11. Park SH, Kim H, Lee YY, Kim YJ, Jang JH, Choo OS, Choung YH. Development of intracorporeal differentiation of stem cells to induce one-step mastoid bone reconstruction during otitis media surgeries. Polymers. 2022;14(5):877.
12. Seonwoo H, Kim SW, Shin B, Jang KJ, Lee MC, Choo OS, Choi MJ, Kim J, Lim KT, Jang JH, Chung JH, Choung YH. Latent stem cell-stimulating therapy for regeneration of chronic tympanic membrane perforations using IGFBP2-releasing chitosan patch scaffolds. Biomaterials Applications 2019;34(2):198-207.

동물 모델
Animal models

1. 개요

난청은 사람에게서 가장 흔한 감각계 질병으로 감각신경성 난청의 원인은 유전, 이독성, 소음, 자가면역, 감염, 노화, 스트레스 등 다양하며 난청의 원인과 치료를 위해 사람을 대상으로 한 연구에는 한계가 있다. 주요증상은 어지럼증, 이명, 청력 손실 등이며, 대부분 영구적인 청력 손실을 겪게 된다.

1940년대 aminoglycoside의 약물 중 하나인 streptomycin 도입 시기부터 이독성 약물에 대한 연구가 본격적으로 시작되었다. 이독성 난청과 연관이 있는 약물은 시스플라틴과 같은 백금 화합물 항암제나 아미노글라이코사이드 항생제 등이다. Aminoglycoside 항생제에 의한 난청은 주로 delayed onset으로, 약물을 2~3개월이상 지속 사용해야 발생하며, 주로 청각유모세포의 손상을 일으킨다고 알려져 있다. 반면 cisplatin 항암제에 의한 난청은 약물 사용 즉시 나타나며, 와우의 유모세포외에 지지세포, 신경절, 외측벽 손상을 일으킨다고 한다.

소음성난청은 지속적인 큰 소음이나 폭발음에 의해서 발생한다. 주로 유모세포의 손상을 야기시키는데, 일시적 손상후 수시간에서 수일 이내 회복이 되는 temporary threshold shift (TTS)와 영구적 손상으로 남는 permanent threshold shift (PTS)로 나뉘게 된다. 스트레스 유발 난청은 그 스트레스의 종류가 다양하여 modeling 하기 쉽지 않지만, 여러 스트레스 후 회복시간 및 가능성을 감소시킴으로서 modeling 할 수 있다.

사람의 난청의 원인규명과 치료법 개발을 위해서 사람을 대상으로 하는 것은 한계가 있다. 가장 좋은 것은 실험동물을 사용하는 것으로, 실험의 목적 및 방법에 따라 적절한 동물모델을 사용하는 것이 중요하다. 소동물로는 Zebra fish, mouse, rat, guinea pig 등이 있고, 대동물로는 dog, pig, monkey 등이 사용된다. 이 중 설치류를 이용한 난청 동물 모델이 난청연구에 가장 많이 사용되고 있다.

2. Cisplatin 이독성 난청 동물모델

1 Cisplatin 이독성난청

- Cisplatin은 백금화합물 항암제의 하나로 두경부, 폐, 방관, 고환, 난소 암 등에 사용되며, 오심, 구토, 신경독성, 이독성, 신독성 등을 나타낸다.
- 이독성을 일으키는 chemotherapeutic agent는 다음과 같다.
  Cisplatin, carboplatin, vincristine, vinblastine, nitrogen mustard
- 내이의 전반적인 degenerative change를 일으킨다.
  ① Cochlear system: 난청, 이명,
  ② Vestibular system: 어지럼, 불균형
- 청력 소실의 경우 대부분 약물투여후 1~2일 이내에 고주파수 난청을 양측 귀에서 대칭적으로 보이기 시작하며, 오래되면 전 주파수 난청을 초래한다(그림 22.1).

2 Cisplatin 이독성난청 동물모델 제작 방법

① 동물은 7~8주령의 수컷 mouse 또는 rat을 사용한다. 모든 rat은 24℃의 온도와 40~45%의 습도가 유지된 곳에서 사육하며, 12시간 간격으로 낮과 밤의 순환 주기를 유지한다.

② 그림 22.2와 같이 실험군은 Control 군, 이독성 약물군(cisplatin, CDDP), 이독성 약

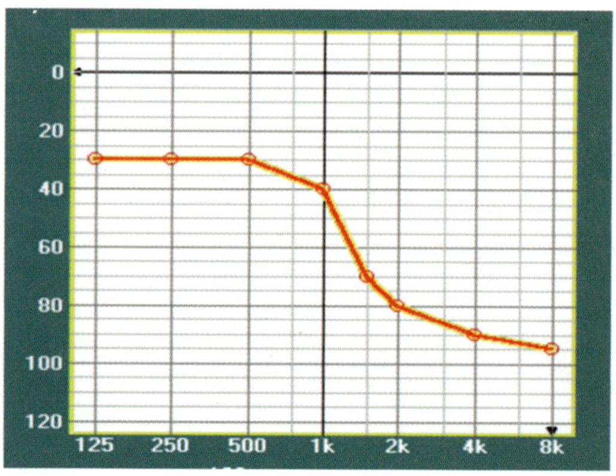

그림 22.1 이독성 약물에 의한 난청 청력도(사람)

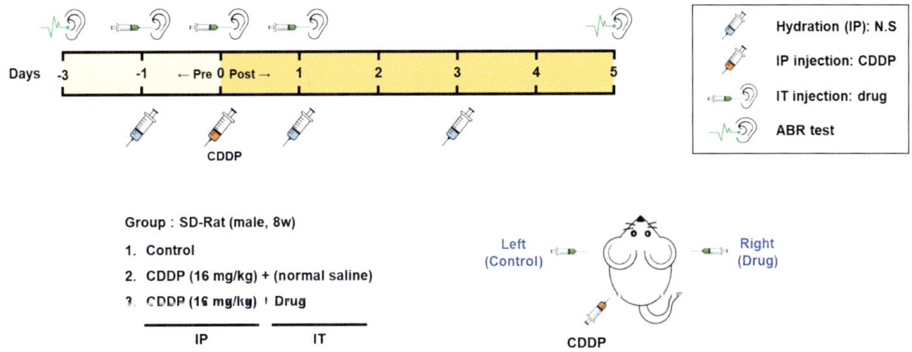

그림 22.2 Cisplatin 이독성난청 동물모델 제조 schedule

물 + Drug 군으로 나누어서 실험한다.

③ 실험에 들어가기에 앞서 ABR 검사로 정상 청력임을 확인한다.

④ 약물투여는 Control 군을 제외한 나머지 실험군에 마취된 상태로 고실내 투여를 실시한다.

⑤ 마취가 완전히 깬 것을 확인한 후, CDDP (16 mg/kg)를 복강에 투여한다.

⑥ Control 군은 N.S(25 ml/kg)을 복강에 투여한다.

⑦ CDDP에 대한 수화요법(hydration)을 위해 CDDP가 투여 되기 하루 전날, 다음날, 3일 후 총 3회에 걸쳐 N.S을 복강에 투여한다.

√ CDDP 독성으로 동물이 사망하는 경우가 많아, hydration이 아주 중요하다.

⑧ 고실내 투여는 3일 연속으로 진행한다.

⑨ 최종 청력은 CDDP 투여 5일 후에 ABR 검사를 통해 측정한다.

3. Aminoglycoside 이독성 난청 동물모델

1 Aminoglycoside 이독성 난청

- Aminoglycoside는 녹농균, 그람음성균 감염에 사용되는 매우 중요한 계열의 항생제로 지금도 널리 사용되고 있다.
- Aminoglycoside 난청은 고주파수 난청을 특징으로 하며, 약물 치료 후 1~3주에 지연성 이독성(delayed ototoxicity)으로 나타난다.
- Aminoglycoside 이독성은 와우 및 전정기관의 유모세포가 주로 손상되어 나타나는데, 주로 기저회전부의 유모세포가 가장 먼저 손상되며 점차 첨부로 진행하게 된다. 전정기관에서는 crista ampullaris의 첨부 및 macula의 striola에서부터 유모세포가

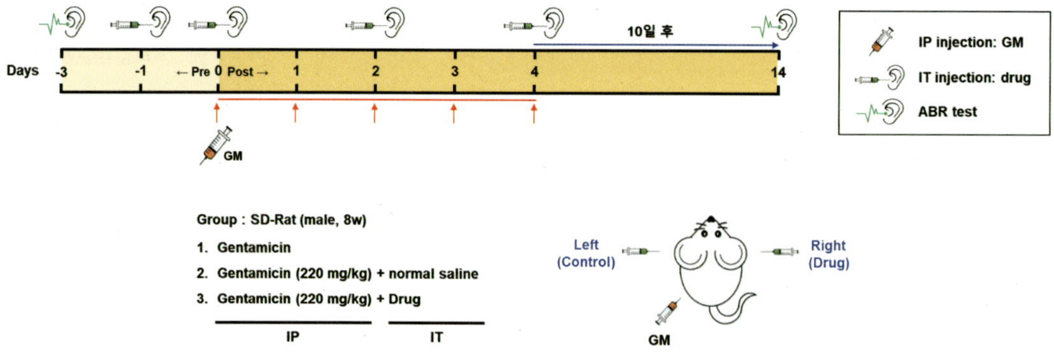

그림 22.3 gentamicin 이독성난청 동물모델 제작 schedule

소실되며, 제1형 유모세초가 손상에 가장 취약하다.

2 Aminoglycoside 이독성 난청 동물모델 제작방법

① 동물은 7~8주령의 수컷 mouse 또는 rat을 사용한다. 모든 rat은 24℃의 온도와 40~45%의 습도가 유지된 곳에서 사육하며, 12시간 간격으로 낮과 밤의 순환 주기를 유지한다.

② 그림 22.3과 같이 실험군은 Control 군, 이독성 약물군(gentamicin), 이독성 약물 + Drug 군으로 나누어서 실험한다.

③ 실험에 들어가기에 앞서 ABR 검사로 정상 청력임을 확인한다.

④ 약물투여는 Control 군을 제외한 나머지 실험군에 마취된 상태로 고실내 투여를 실시한다.

⑤ GM 220 mg/kg을 5일 연속으로 복강내로 투여한다.

⑥ Control 군은 N.S(25 ml/kg)을 복강에 투여한다.

⑦ 약물의 고실내 투여는 3일 연속으로 진행한다.

⑧ 최종 청력은 GM 투여 10일 후에 ABR 검사를 통해 측정한다.

4. 소음성 난청 모델

1 소음성 난청

- 소음성 난청은 소음 노출의 정도에 따라 일시적인 혹은 영구적인 내이 손상을 일으키게 된다.

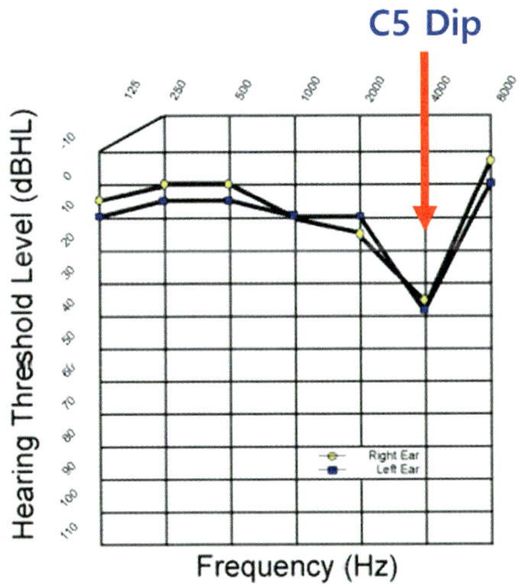

그림 22.4 소음성 난청의 청력도 C5 dip이 특징적임(사람)

- 짧은 시간내에 중등도의 소음에 노출되는 경우 수시간에서 수일 이내 회복이 가능한 일시역치변동(temporary threshold shift)과 100~120 dBA 정도의 큰 소음에 노출된 후 생기는 '흥분독성(excitotoxicity)'에 의해 수분에서 수 시간 후에 나타나며 영구역치변동(permanent threshold shift)을 갖는 감각신경성 난청으로 보이게 된다.
- 소음성 난청의 기전은 급성 음향 외상에 의한 물리적 변화와 장기간 소음노출에 의한 대사성 기능 부전으로 알려져 있다.
- 사람의 경우 소음성 난청의 전형적인 특징은 4000Hz의 주파수 영역에서 가장 먼저 난청이 발생하여 다른 주파수보다 역치가 나쁜 'C5 dip'을 보이게 된다(그림 22.4). 동물모델에서는 제공하는 소음 주파수 영역에 따라 난청 주파수가 결정되며, white noise의 경우 고주파수, 중주파수 손상이 주로 나타난다.

2 소음성 난청 동물모델 제작방법

① 7-8주령 수컷 C57BL/6J 마우스를 준비한다.

② 마우스를 서로 분리된 케이지에 한 마리씩 넣어준다(그림 22.5).

③ 소음 발생기(Bruel&Kjaer_Signal_Generator_Sine_Random_1027)를 소음에 노출한다.

④ 소음 발생기를 세팅한다(그림 22.6).

- Power: on
- Generator: on(middle)

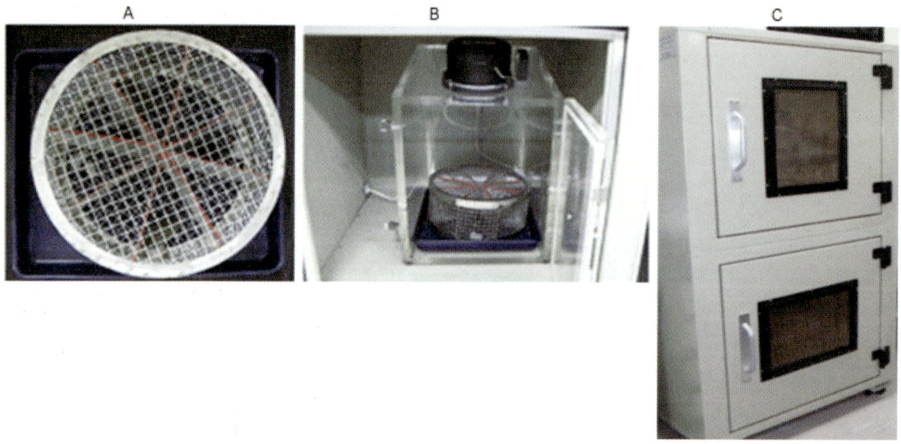

그림 22.5 8칸으로 서로 분리된 케이지와 소음 노출 장치

- Ref. signal: off
- Amplifier: on
- Adjust channel 1 to 10
- Generator function: white noise
- Frequency range: Lin 2 Hz – 20 Hz
- Out put voltage: 4~5 사이
- Out put attenuator: “10” (about 110 dB)
- Check the sound level meter

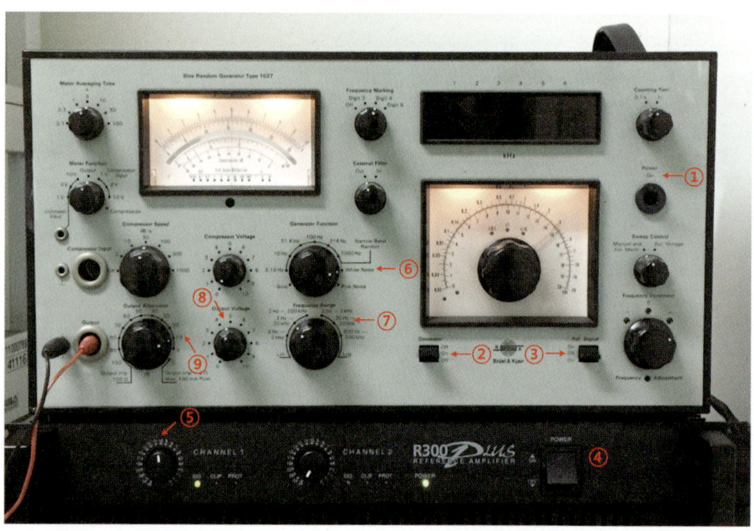

그림 22.6 소음 발생기(Bruel&Kjaer_Signal_Generator_Sine_Random_1027)

⑤ 소음 발생기를 켜고 소음을 노출한다.

(White noise exposure - 106 dB sound pressure level (SPL) noise for 1hr, 3hr)

⑥ ABR 측정 및 조직 관찰한다.

5. Stress-induced Animal Models

1 연구 배경; 돌발성 난청과 스트레스 유도 난청

- 돌발성 난청은 임상에서 3일 이내에 연속된 세개의 주파수에서 30 dB 이상 감각신경성난청이 온 경우를 의미하는 것으로, 유병율이 10만명당 5~20명으로 자연 회복률이 약 32~65%에 불과하다. 따라서 치료방법이 중요한데 현재로서는 고용량 스테로이드 치료 외에는 특별한 방법이 없다.
- 돌발성 난청의 원인으로는 virus감염, 혈류저하, 종양 등 다양하지만, 명확하지 않은 경우가 많아 스트레스가 주요인 중 하나로 여겨진다. 따라서 돌발성 난청의 치료약제 개발과 기전규명을 위해 동물모델이 필요하나 확립된 것은 없다. 방법으로는 와우로 공급되는 두개저 혈관을 일시적으로 결찰하는 방법이 시도되기도 했지만, 동물 손상이 많아 재현성이지 않다.
- 따라서 돌발성 난청의 동물모델로 스트레스에 의한 난청 유도를 시도한다. 즉, 동물을 허혈, 저산소증 및 열 쇼크와 같은 생활 습관 관련 스트레스 요인에 노출시켜 난청을 유도하는 것이다. 이러한 스트레스 요인은 세포 생존과 세포사멸을 조절하는 세포 반응을 유발하며 돌발성 난청 환자에서 관찰되는 메커니즘과 유사하다. 이 모델을 사용하여 만성 스트레스와 청력 손실을 초래하는 세포 변화 사이의 인과관계를 밝힐 수 있다.

2 스트레스 유도 난청 동물모델 제작방법

동물 관리 및 조건

① 8주령, 250-300 g의 수컷 Sprague-Dawley (SD) rat을 사용한다.

② 미국 국립보건원(NIH) 동물 실험 가이드라인에 따라 관리한다.

③ **실험 환경**: 온도 22 ± 2°C, 습도 70%-75%, 12시간 주야간 주기를 유지한다.

④ 쥐에게는 사료와 물을 자유롭게 제공하여 스트레스를 최소화한다.

스트레스 조건

① **수영**: 쥐 길이보다 깊은 물탱크에서 물 온도 22°C로 1시간 동안 수영하도록 한다.

② **냉 자극**: 4°C 환경에서 50 × 170 cm 크기의 제한 케이지에 고정하여 4시간 동안 노출시킨다.

③ **과밀 상태**: 220 × 270 × 130 cm 크기의 좁은 케이스에 쥐를 배치하고, 음식과 물 없이 22시간 동안 빛에 노출시킨다.

④ **식염수 주사**: 1시간 내에 0.09% 식염수 200 μL를 피하에 4회 주사한다.

⑤ **흔들기**: 흔들림 인큐베이터(K.M.C.-8480SF; Vision Scientific Co., Ltd., 대전, 한국)에서 분당 250회로 1시간 동안 흔들고, 가열 시 40°C 유지하도록 한다.

⑥ **사회적 고립**: 음식과 물 없이, 주야간 구분 없이 22시간 동안 작은 상자에 고립시킨다. (빛 또는 어둠에 노출).

스트레스 모델 설계(표 22.1)

① SM-I (**스트레스 모델** I): 12일간의 스트레스 프로토콜을 두 번 반복하여 총 24일간 적용한다(n = 10).

② SM-II (**스트레스 모델** II): 6일간의 스트레스 프로토콜 적용한다(n = 16).

③ 아침 스트레스 활동은 오전 9시에 시작, 오후 스트레스 활동은 오후 2시에 시작한다.

표 22.1 스트레스 조건 및 일정: SM-I* (n = 10) and SM-II (n = 16). SM, stress model.

<table>
<tr><th></th><th>Time</th><th>Day 1</th><th>Day 2</th><th>Day 3</th><th>Day 4</th><th>Day 5</th><th>Day 6</th></tr>
<tr><td rowspan="5">SM-I</td><td>AM</td><td rowspan="2">Overcrowding</td><td>Swimming</td><td>Saline injection</td><td rowspan="2">Social isolation (light)</td><td>Shaking</td><td rowspan="2">Overcrowding</td></tr>
<tr><td>PM</td><td>Shaking</td><td>Cold stimuli</td><td>Cold stimuli</td></tr>
<tr><td>Time</td><td>Day 7</td><td>Day 8</td><td>Day 9</td><td>Day 10</td><td>Day 11</td><td>Day 13</td></tr>
<tr><td>AM</td><td>Swimming</td><td rowspan="2">Social isolation (Dark)</td><td>Saline injection</td><td rowspan="2">Overcrowding</td><td>Swimming</td><td rowspan="2">Social isolation (light)</td></tr>
<tr><td>PM</td><td>Saline injection</td><td>Cold stimuli</td><td>Shaking</td></tr>
<tr><td rowspan="3">SM-II</td><td>Time</td><td>Day 1</td><td>Day 2</td><td>Day 3</td><td>Day 4</td><td>Day 5</td><td>Day 6</td></tr>
<tr><td>AM</td><td>Swimming</td><td rowspan="2">Overcrowding</td><td>Swimming</td><td>Swimming</td><td rowspan="2">Overcrowding</td><td>Swimming</td></tr>
<tr><td>PM</td><td>Cold stimuli</td><td>Shaking + Heating</td><td>Cold stimuli</td><td>Shaking</td></tr>
</table>

(출처: Jang JH, Kim YC, Lee JS, Kim YJ, Lee YY, Choo OS, Choung YH. Dexamethasone effect on sudden hearing loss is validated in stress-induced animal models: Hypothetical Study. J Int Adv Otol. 2023;19(1):10-15.)

청각 평가:

① 그림 22.7의 프로토콜에 따라 모든 쥐의 스트레스 프로토콜 적용 직전과 스트레스 프로토콜 완료 1일 후에 청각뇌간반응(ABR) 측정한다.

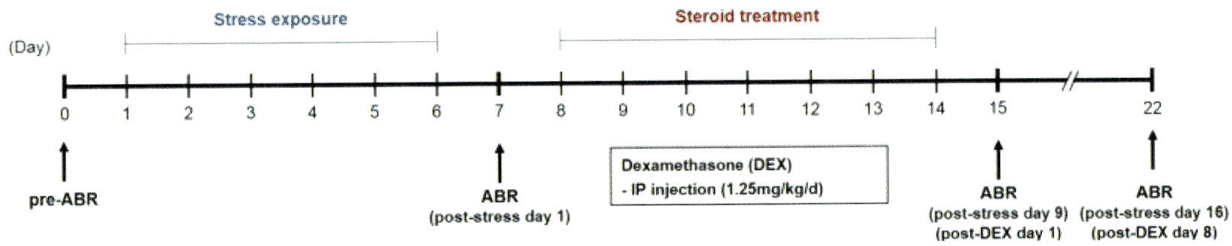

그림 22.7 실험 일정 (SM-II). SM-II (n = 16)에 속한 쥐들은 스트레스에 노출되지 않은 대조군(n = 4), 스트레스만 받은 그룹(n = 8), 그리고 스트레스 + DEX 그룹(n = 8)으로 나누어졌으며, 스트레스 프로토콜 완료 후 1주일 동안 매일 1.25 mg/kg의 DEX를 복강 주사로 투여받는다. 청각뇌간반응(ABR)은 스트레스 프로토콜을 시행하기 직전, 스트레스 프로토콜 완료 1일 후, DEX 투여 1일 후, 그리고 DEX 투여 1주일 후에 기록한다. ABR, 청각뇌간반응; DEX, 덱사메타손; SM, 스트레스 모델.
(출처: Jang JH, Kim YC, Lee JS, Kim YJ, Lee YY, Choo OS, Choung YH. Dexamethasone effect on sudden hearing loss is validated in stress-induced animal models: Hypothetical Study. J Int Adv Otol. 2023;19(1):10-15.)

② **마취**: Zoletil 50 (Virbac Laboratories, Carros, France) 0.1 cc/100 g 및 Rompun 2% (Bayer Korea, Ansan, Korea) 0.02 cc/100 g을 복강 주사로 투여한다.

③ **청각뇌간반응(ABR) 기록**: 방음 및 전기 차단된 방에서 Biosig 32 시스템(Tucker-Davis Technologies, Gainesville, Fla, USA)으로 측정한다.

④ **전극 배치**: 머리 정수리(+)와 후이개 부위(−)에 피하 전극 삽입. 목 부위 대칭 부위에 접지 전극 삽입한다.

⑤ **자극**: 16 및 32 kHz의 5 ms 톤 버스트 자극을 좌측 귀에 11.1회/초로 제공. 자극은 최소 512회 반복하여 평균화한다.

⑥ **청력 역치 측정**: 자극의 강도를 5 dB씩 감소시켜 파형 I이 나타나는 최저 소리 자극을 청력 역치로 결정한다.

⑦ 스트레스 노출에 따른 청력 역치 변화를 분석한다.

6. 이명 동물 모델(*Tinnitus Animal Models*)

1 연구 배경

외부 소스 없이 소리를 인식하는 것이 특징인 이명에 대한 메커니즘과 잠재적 치료법을 이해하기 위해 다양한 동물 모델을 사용하여 연구되고 있다. 일반적으로 설치류 모델(쥐 및 생쥐)은 청각 시스템이 인간과 유사성을 공유하기 때문에 연구에 사용된다.

2 이명 동물모델 제작방법

소음으로 이명유도 방법

: 가장 일반적인 방법 중 하나이다. 동물은 종종 높은 주파수의 큰 소리에 노출되어 청력 손상을 유발하여 이명을 유발할 수 있다.

① 8주령 SD rat 또는 마우스를 준비한다.

② 소음 노출전 ABR(8 kHz, 16 kHz, 32 kHz) 및 GPIAS를 측정한다.

③ Narrow band noise 16kHz 112dB로 4시간 + 4시간동안 노출하여 이명을 유도한다(그림 22.8).

④ ABR(8 kHz, 16 kHz, 32 kHz) 및 GPIAS (Gap-prepuls inhibitionof the acoustic startle) 기기로 이명을 측정한다(그림 22.9). GPIAS자세한 측정방법은 Chapter 5를

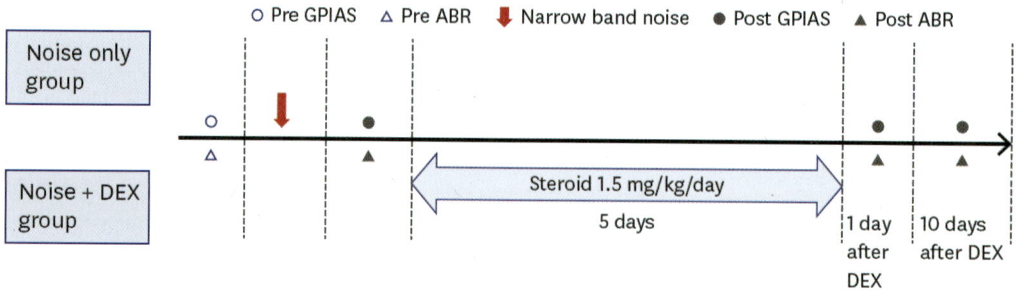

그림 22.8 실험 일정. 19마리의 쥐를 소음군(n = 7)과 소음 + DEX군(n = 12)으로 나누어 소음노출 완료 후 5일 동안 매일 1.5 mg의 DEX/kg을 복강내 주사한다. GPIAS와 ABR은 소음 노출 직전과 직후에 기록한다.
(출처: Kim YC, Kim H, Kim YS, Jung SK, Park IY, Choung YH, Jang JH. Objective verification of acute tinnitus and validation of efficacy of systemic steroids in rats. J Korean Med Sci. 2020;35(13):e81.)

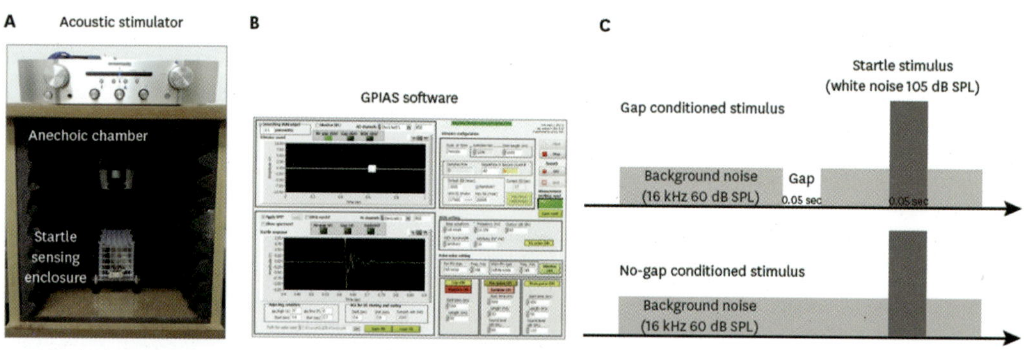

그림 22.9 GPIAS A) GPIAS 기기 **B)** Software **C)** schematic view of pulse pattern of gap and no gap.
(출처: Kim YC, Kim H, Kim YS, Jung SK, Park IY, Choung YH, Jang JH. Objective verification of acute tinnitus and validation of efficacy of systemic steroids in rats. J Korean Med Sci. 2020;35(13):e81.)

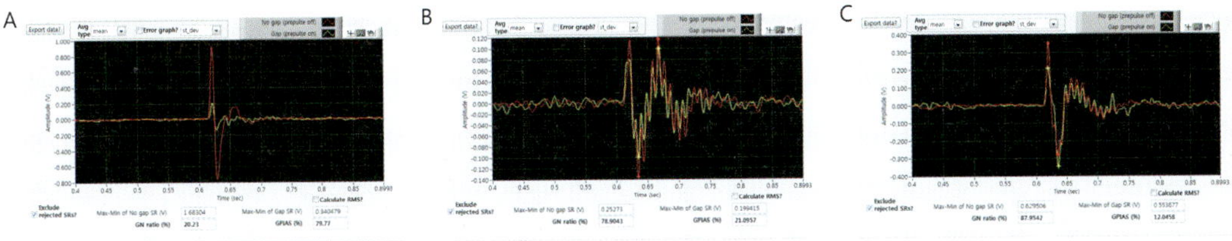

그림 22.10 이독성 약물: 살리실산염(아스피린)을 투여하여 이명을 유도한 후 GPIAS 측정 결과. **A)** 정상그룹 **B)** 150 mg/kg salicylate 투여한 그룹 **C)** 50 mg/kg salicylate 투여한 그룹

참조하면 된다.

이독성 약물로 이명유도 방법

: 살리실산염(아스피린)이나 퀴닌과 같은 약물을 투여하면 일시적인 이명을 유발할 수 있다. 이러한 모델은 가역적 이명을 연구하는 데 유용하다.

① 8주령 SD rat 또는 마우스를 준비한다.

② 이명 약물 노출전 ABR(8 kHz, 16 kHz, 32 kHz) 및 GPIAS를 측정한다.

③ salicylate (300 mg/kg/day)를 4일동안 복강내(IP) 주사하여 이명을 유도한다.

④ ABR(8 kHz, 16 kHz, 32 kHz) 및 GPIAS로 이명을 측정한다(그림 22.10) (Chapter 25 참조).

참 | 고 | 문 | 헌

1. Choi MJ, Kang H, Lee YY, Choo OS, Jang JH, Park SH, Moon JS, Choi SJ, Choung YH. Cisplatin-induced ototoxicity in rats is driven by RIP3-dependent necroptosis. Cells. 2019;8(5):409.
2. Choi SJ, Kim SW, Lee JB, Lim HJ, Kim YJ, Tian C, So HS, Park R, Choung YH. Gingko biloba extracts protect auditory hair cells from cisplatin-induced ototoxicity by inhibiting perturbation of gap junctional intercellular communication. Neuroscience. 2013;244:49-61.
3. Choung YH, Kim SW, Tian C, Min JY, Lee HK, Park SN, Lee JB, Park K. Korean red ginseng prevents gentamicin-induced hearing loss in rats. Laryngoscope 2011;121:1294-1302.
4. Choung YH, Taura A, Park K, Choi SJ, Masuda M. Ryan AF. Generation of highly-reactive oxygen species is closely related to hair cell damage in rat organ of Corti treated with gentamicin. Neuroscience 2009;161(1):214-226.
5. Han JS, Kim YL, Yu HJ, Park JM, Kim YJ, Choung YH, Park SY, Park SN. Safety and efficacy of intratympanic histamine injection as an adjuvant to dexamethasone in a noise-induced murine model. Eur J Pharm Sci. 2022;106291.
6. Jang JH, Kim YC, Lee JS, Kim YJ, Lee YY, Choo OS, Choung YH. Dexamethasone effect on sudden hearing loss is validated in stress-induced animal models: Hypothetical Study. J Int Adv Otol. 2023;19(1):10-15.

7. Kim YC, Kim H, Kim YS, Jung SK, Park IY, Choung YH, Jang JH. Objective verification of acute tinnitus and validation of efficacy of systemic steroids in rats. J Korean Med Sci. 2020;35(13):e81.

8. Kim YJ, Choo OS, Lee JS, Jang JH, Woo HG, Choung YH. BCL2 interacting Protein 3-like/NIX-mediated mitophagy plays an important role in the process of age-related hearing loss. Neuroscience. 2021;455:39-51.

9. Kim YJ, Kim K, Lee YY, Choo OS, Jang JH, Choung YH. Downregulated UCHL1 accelerates gentamicin-induced auditory cell death autophagy. Mol Neurobiol. 2019;56(11):7433-7447.

10. Kim YJ, Kim J, Kim YS, Shin B, Choo OS, Lee JJ, Choung YH. Connexin 43 acts as a pro-apoptotic modulator in cisplatin-induced auditory cell death. Antioxid Redox Signal. 2016; 25(11):623-636.

11. Kim YJ, Kim J, Tian C, Lim HJ, Kim YS, Chung JH, Choung YH. Prevention of cisplatin-induced ototoxicity by the inhibition of gap junctional intercellular communication in auditory cells. Cell Mol Life Sci 2014;71(19):3859-3871.

12. Kim YJ, Tian C, Kim J, Shin B, Choo OS, Kim YS, Choung YH. Autophagic flux, a possible mechanism for delayed gentamicin-induced ototoxicity. Sci Rep. 2017;7:41356.

13. Park JS, Park JS, Kim SW, Park K, Choung YH, Jou I, Park SM. Pravastatin attenuates noise-induced cochlear injury in mice. Neuroscience. 2012;208:123-132.

14. Tian C, Kim YJ, Lim HJ, Kim YS, Park HY, Choung YH. Red ginseng delays age-related hearing and vestibular dysfunction in C57BL/6 mice. Exp Gerontol. 2014; 57C:224-232.

15. Tian CJ, Kim SW, Kim YJ, Lim HJ, Park R, So HS, Choung YH. Red ginseng protects against gentamicin-induced balance dysfunction and hearing loss in rats through antiapoptotic functions of ginsenoside Rb1. Food Chem Toxicol. 2013;60:369-376.

16. Tian C, Kim YH, Kim YC, Park KT, Kim SW, Kim YJ, Lim HJ, Choung YH. Korean red ginseng ameliorates acute 3-nitropropionic acid-induced cochlear damage in mice. Neurotoxicology. 2013;34:42-50.

17. Tian C, Kim YJ, Hali S, Choo OS, Lee JS, Jung SK, Park CB, Choung YH. Suppressed expression of LDHB promotes age-related hearing loss via aerobic glycolysis. Cell Death Disease. 2020 May 15;11(5):375.

CHAPTER 23

넉아웃/넉인 마우스

Knock-out/Knock-in mouse : Cre-LoxP system

1. 개요

Cre-LoxP 시스템은 유전자의 특정 부위를 정밀하게 제거하거나 조작하기 위해 사용되는 강력한 도구로써 특정 조직에서 유전자를 제거하는 Knock-out (KO) 혹은 유전자를 발현시키는 Knock-in 마우스 모델을 제작하는 데 주로 사용되는 유전자 조작 기술이다.

Cre-LoxP 시스템은 말 그대로 LoxP 사이트와 Cre 재조합 효소를 사용하는 것으로, LoxP 사이트는 Locus of crossing (X-ing) over P1에서 유래한 34bp의 DNA 서열이다. 이 서열은 각각 13bp로 이루어진 두 부분의 반복서열과 8bp의 스페이서 서열로 구성된다. 두 LoxP 서열이 놓인 방향에 따라 다양한 유전자 재조합이 가능한데, 같은 방향으로 나열된 LoxP는 Cre 단백질에 의해 사이에 있는 유전자를 제거하게 되고, 서로 반대방향으로 나열된 LoxP는 유전자의 역위를 일으킨다(그림 23.1).

Cre는 P1 박테리오파지에서 유래한 재조합 효소로, 본래 이 효소는 site-specific recombination을 일으키는데, LoxP 사이트를 인식해 LoxP 서열 사이의 DNA를 절단하거나 재조합시키는 역할을 한다. 이 기전을 이용하여 마우스에서 조작하고자 하는 유전

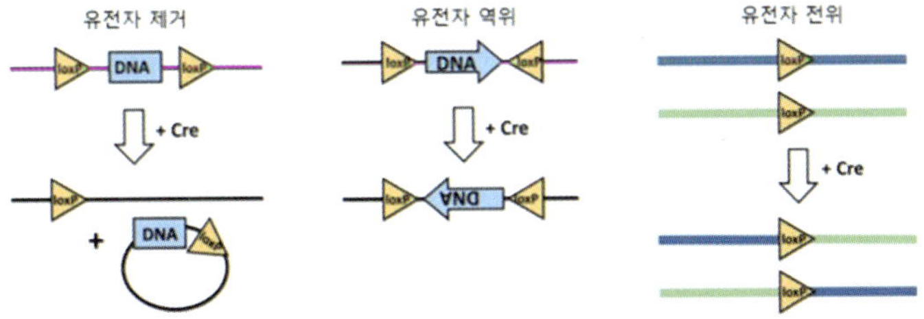

그림 23.1 Cre-LoxP 시스템의 개요
(출처: 한국분자세포생물학회)

자 양쪽에 LoxP 서열을 삽입하고 원하는 조직에서 Cre 유전자가 발현되게 하면 특정 조직에서 원하는 유전자를 조작할 수 있다.

2. 제작 방법

Cre-LoxP 시스템을 이용한 KO 또는 Knock-in 마우스 모델의 제작은 크게 두 단계로 나뉘는데 첫번째는 조작하고자 하는 유전자 양쪽에 LoxP 서열을 삽입하는 Flox 마우스 제작이고, 두번째는 원하는 조직에서 Cre 유전자가 발현되게 만든 Cre 마우스를 제작하는 것이다.

1 Flox 마우스 제작

① Flanked by LoxP (Flox) 마우스란 타겟 유전자의 특정 부위에 양쪽에 LoxP 서열을 주입하는 것으로 Flox 벡터를 먼저 설계하고, 이 벡터를 마우스 배아 줄기 세포(Embryonic Stem Cell, ESC)에 전기 천공을 통해 주입한다.

② 항생제 저항성을 이용하여 성공적으로 벡터가 삽입된 ESC를 선별하고, 선별된 ESC를 마우스 배아에 주입하여 키메라 마우스를 제작, 일반 마우스와 교배하여 Flox 마우스 F1 세대를 얻을 수 있다.

③ F1 세대를 자체 교배하여 호모접합성(homozygote)을 가진 마우스를 확립한다. Homozygote 마우스는 PCR을 이용한 genotyping을 통해 확인할 수 있다(그림 23.2).

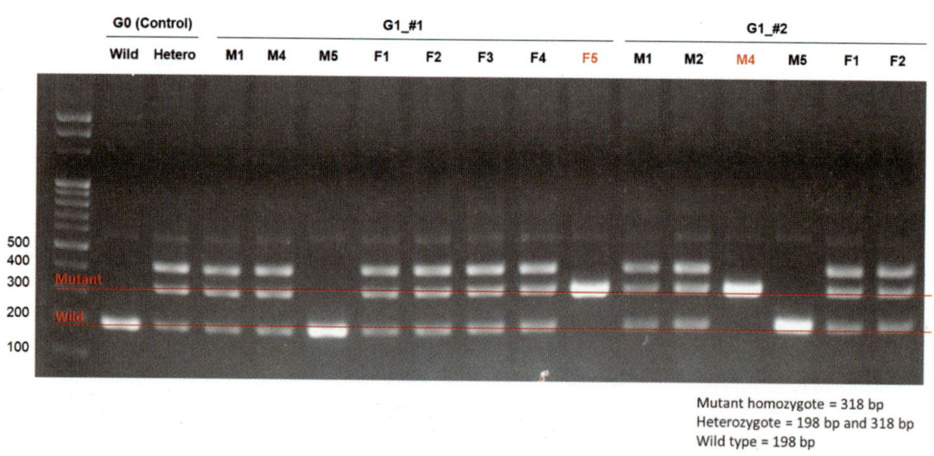

그림 23.2 PCR을 통한 LoxP 마우스의 genotyping.

2 CRE 마우스와 교배

: Flox 마우스를 CRE 재조합 효소를 발현하는 마우스와 교배한다. 교배 후 태어난 마우스에서 CRE 효소는 LoxP 사이트를 인식하여 사이에 있는 유전자를 deletion 시키고, 이 과정을 통해 KO 마우스를 얻을 수 있다.

3 KO 마우스와 Knock-in 마우스

KO 마우스와 Knock-in 마우스는 벡터를 제작하는 과정에서 LoxP가 어디에 위치하는지에 따라 결정되고 그 외의 과정은 모두 동일하다.

① **KO 마우스**: LoxP 서열을 제거하고자 하는 유전자(Gene X)의 양쪽에 정방향으로 나열하여 벡터를 제작한다(그림 23.3). 추후 교배를 통해 발현된 Cre 효소가 유전자 양쪽으로 주입된 LoxP 서열을 인식하고 사이에 있는 대상 유전자를 제거하는 기전을 이용하는 것이다.

② **Knock-in 마우스**: KO 마우스와 달리 Knock-in 마우스 제작을 위해서는 발현시키고자 하는 유전자의 종결코돈(Stop X)의 양쪽에 LoxP 서열을 정방향으로 주입하여 벡터를 제작한다(그림 23.4). 이렇게 하면 추후 발현된 Cre 효소에 의해 대상 유전자의 종결코돈이 제거가 되고 이로 인해 그 유전자의 전사가 종결되지 않고 과발현된다.

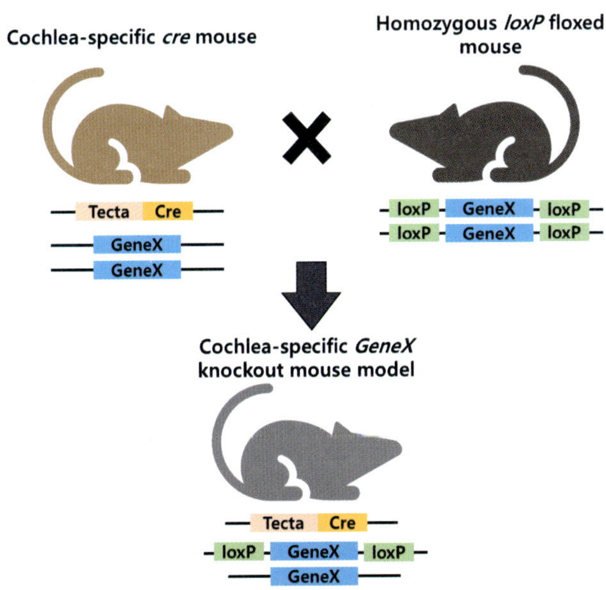

그림 23.3 KO 마우스 모델 제작 과정

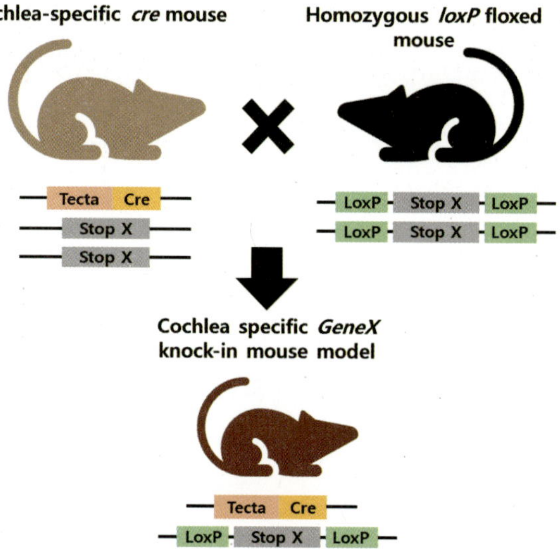

그림 23.4 Knock-in 마우스 모델 제작 과정

참 | 고 | 문 | 헌

1. Lee YY, Kim YJ, Gil ES, Kim HT, Jang JH, Choung YH. Type 1 diabetes induces hearing loss: functional and histological findings in an Akita mouse model. Biomedicines 2020;8(9):E343.
2. Perleberg Carolin, Alexander Kind, Angelika Schnieke. Genetically engineered pigs as models for human disease. Disease Models & Mechanisms 2018;11(1): dmm030783.
3. The Jackson Laboratory, "Most efficient breeding scheme for generating Cre lox tissue-specific or inducible knockouts" by Peter Kelmenson, eNews, September 23, 2011.
4. Tian C, Kim YJ, Hali S, Choo OS, Lee JS, Jung SK, Park CB, Choung YH. Suppressed expression of LDHB promotes age-related hearing loss via aerobic glycolysis. Cell Death Disease. 2020;11(5):375.

CHAPTER 24

청각뇌간유발반응

AudItory brainstem response (ABR)

1. 개요

청성뇌간반응(auditory brainstem response, ABR) 검사는 외이도를 통한 음자극 후 전극을 부착하여 청신경 및 뇌간에 걸친 청각전도로에서 발생하는 전기적 변화를 기록하는 검사이다. 이 검사는 주로 청력 손실의 평가, 청각 경로의 기능적 상태 확인, 및 신경학적 장애의 진단에 사용된다(그림 24.1).

- ABR에는 I-V로 표시된 5개의 식별 가능한 파형이 포함되어 있다(그림 24.1).
  - Wave I-II: 나선 신경절과 청각 신경에서의 총합 반응을 나타냄.

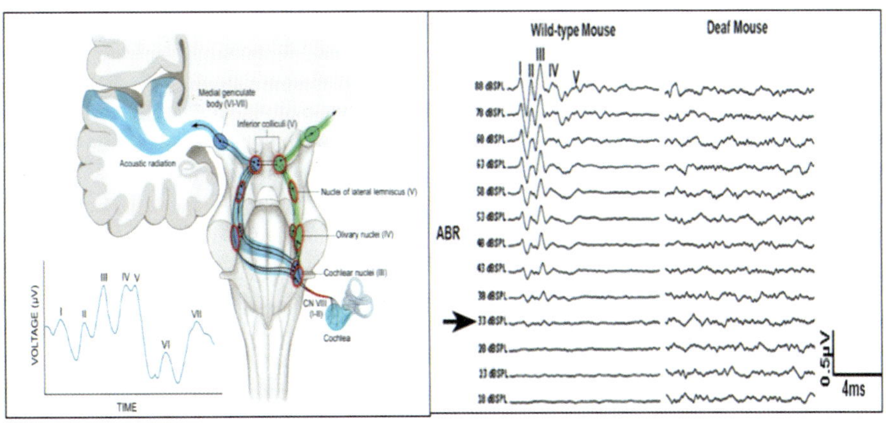

그림 24.1 인간 및 야생/청각 장애 마우스의 대표적인 ABR. 역치 수준에서는 정상적인 청력 감도를 위해 파동 I-V가 존재함 (왼쪽). 야생형 마우스는 정상적인 ABR 파형을 나타내는 반면, 청각 장애가 있는 마우스는 식별 가능한 ABR 반응을 나타내지 않음. 'I-V'는 ABR 피크의 위치를 나타냄. 검은색 화살표는 ABR 임계값 (33 dB SPL)을 나타냄.
(출처: Olds C, Oghalai J. Audiologic impairment associated with bilirubin-induced neurologic damage. Semin Fetal Neonatal Med. 2015;20(1):42-46.)

- Wave III: 상부 올리바 핵(Superior olivary nucleus)을 나타냄.
- Wave IV: 측좌 (뇌간에서 중추 신경계의 다양한 부분으로 청각 정보를 전달)
- Wave V: 청각 경로에서의 반응을 나타냄.

- 종별 예상 청력 주파수 범위와 청력역치(표 24.1)
  - 실험실 피험 동물의 청력 범위는 품종 또는 서식지에 따라 다를 수 있으며 연령, 환경 및 마취의 영향을 받을 수 있다.
  - ABR threshold는 식별 가능한 전기 응답 파동을 생성할 수 있는 가장 낮은 음압 수준(SPL)을 나타낸다.

표 24.1 종별 청력 주파수 범위 및 청력역치.

Subject	Standard testing range	Typical threshold range
Mice	4 to 32/48 kHz	25 ~ 30 dB at 16 kHz
Rats	4 to 24/32 kHz	30dB at 16kHz
Guinea pigs	1 to 18k Hz	30dB at 8kHz

- ABR은 마취된 동물의 두피에 부착된 전극을 통해 기록된다.

  그림 24.2는 소음 차단실에서 청력 측정을 위해 설치된 쥐의 모습과 머리 위에 배치된 3개의 전극의 정확한 위치를 보여준다.

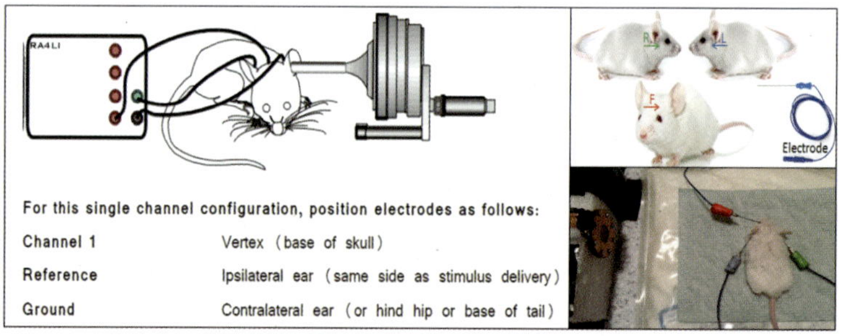

그림 24.2 ABR 테스트

(참조: Zhou X, Jen PH, Seburn K, Franke, WN, Zheng QY. Auditory brain stem responses in 10 inbred strains of mice. Brain Res 2006; 1091(1): 16-26)

2. 실험방법

① 마우스를 마취한다.

ex) Zoletil 0.008 cc/10g(40 mg/kg)과 Rompun 0.002 cc/10g(5 mg/kg) 혹은 ketamine hydrochloride (Ketaset 100 mg/kg)과 xylazine hydrochloride (Xyla-Ject 10 mg/kg) 복강 내 주사.

② 마우스 체온(~37 °C) 유지를 위해 heating pad 등을 사용한다.

③ 마취 확인 후 해당 위치의 electrode 를 삽입한다.

- Channel 1: 머리 중앙을 중심으로 뒷목 subdermal에 삽입한다.
- Reference: 측정하고자 하는 귀 뒤 subdermal에 삽입한다.
- Ground: 측정하는 반대쪽 귀 뒤 subdermal에 삽입한다.

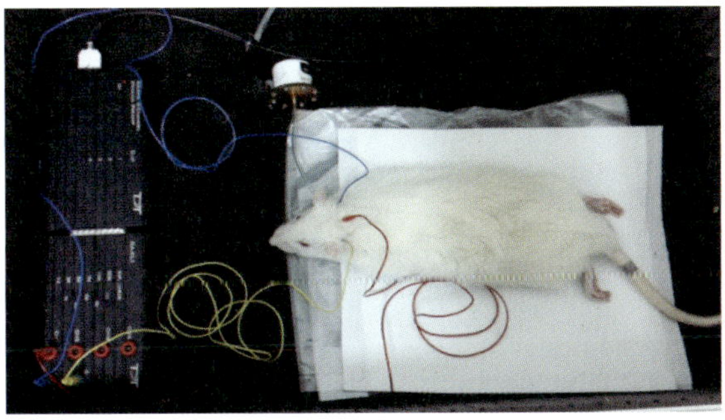

그림 24.3 ABR Electrode 위치

④ TDT software (BioSig III) and hardware (RP and TD speakers) 작동한다.

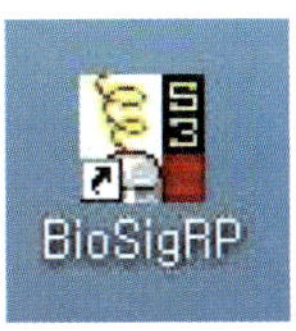

⑤ File → open config. 클릭한다.

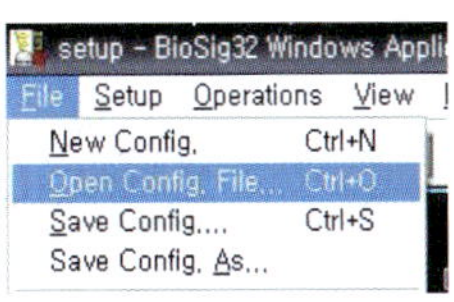

⑥ Protocol open (8, 16, 32 kHz)−setting 한 protocol을 실행한다.

⑦ Modify schedule−측정하고자 하는 dB을 지정한다.

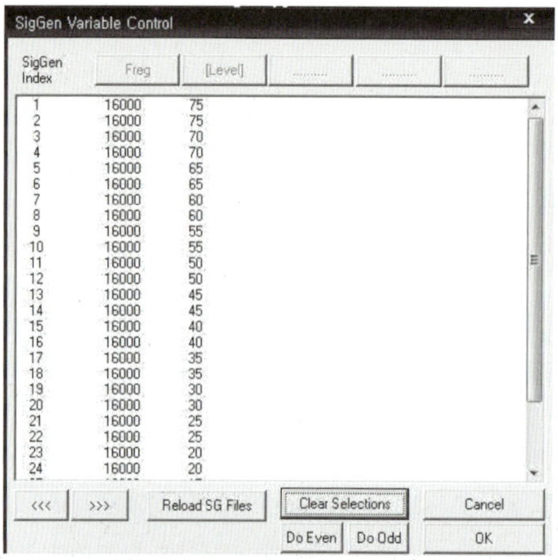

⑧ Begin program－ABR 측정을 시작한다.

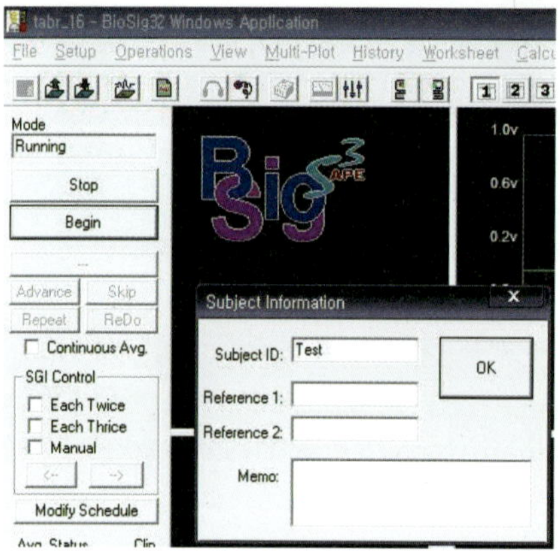

⑨ Finish running & save data－종료 후 저장한다. (save worksheet as로 선택하여 저장한다.)

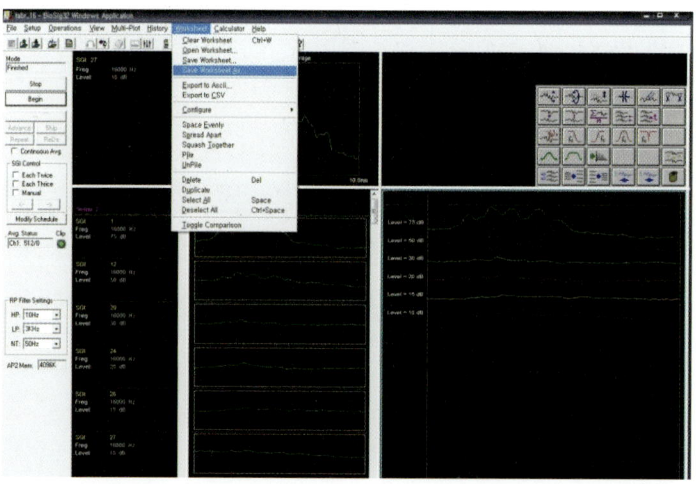

⑩ Wave를 분석하여 청력역치를 결정한다(그림 24.4).

A

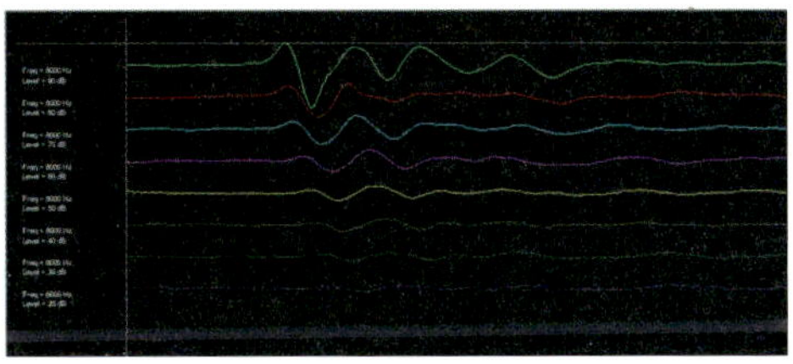

B

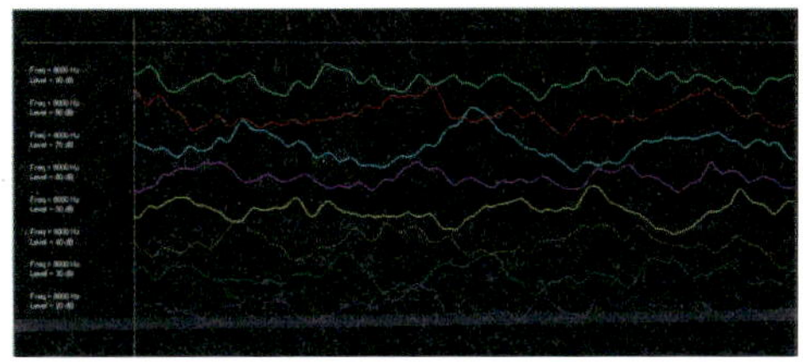

그림 24.4 마우스 청력 측정 결과 (ABR 파형) A) 정상 마우스 B) 청각 장애가 있는 마우스

참 고 문 헌

1. ABR user guide. Tucker-Davis Technologies, Inc. (TDT) 11930 Research Circle Alachua, FL 32615 USA.
2. Akil O, Chang J, Hiel H, Kong JH, Yi E, Glowatzki E, Lustig LR. Progressive deafness and altered cochlear innervation in knock-out mice lacking prosaposin. J Neurosci 2006;26(50): 13076-13088.
3. Burkard RF, Eggermont JJ, Manuel D. (eds) (2007). Auditory evoked potentials: basic principles and clinical application. Lippincott Williams & Wilkins,Philadelphi.
4. Gold S, Cahani M, Sohmer H, Horowitz M, Shahar A. Effects of body temperature elevation on auditory nerve-brain-stem evoked responses and EEGs in rats. Electroencephalogr Clin Neurophysiol 1985; 60(2): 146-153.
5. Choo OS, Lee YY, Kim YS, Kim YJ, Lee DH, Kim H, Jang JH, Choung YH. Effect of statin on age-related hearing loss via drug repurposing. Biochim Biophys Acta – Mol Cell Res (BBA-MCR). 2022;1869(11):119331.
6. Jang JH, Kim YC, Lee JS, Kim YJ, Lee YY, Choo OS, Choung YH. Dexamethasone effect on sudden hearing loss is validated in stress-induced animal models: Hypothetical Study. J Int Adv Otol. 2023;19(1):10-15.
7. Kim YJ, Lee JS, Kim H, Jang JH, Choung YH. Gap junction-mediated intercellular communication of cAMP prevents CDDP-induced ototoxicity via cAMP/PKA/CREB pathway. Int J Mol Sci. 2021;22:6327.
8. Lee YY, Gil ES, Jeong IH, Kim HT, Jang JH, Choung YH. Heat Shock Factor 1 Prevents Age-Related Hearing Loss by Decreasing Endoplasmic Reticulum Stress. Cells. 2021;10:2454-2470.
9. Lee YY, Ha J, Kim YS, Ramani S, Sung S, Gil ES, Choo OS, Jang JH, Choung YH. Abnormal Cholesterol Metabolism and Lysosomal Dysfunction Induce Age-Related Hearing Loss by Inhibiting mTORC1-TFEB-Dependent Autophagy. Int J Mol Sci 2023; 24:17513.
10. Olds C, Oghalai J. Audiologic impairment associated with bilirubin-induced neurologic damage. Semin Fetal Neonatal Med. 2015;20(1):42-46.
11. Zhou X, Jen PH, Seburn K, Franke, WN, Zheng QY. Auditory brain stem responses in 10 inbred strains of mice. Brain Res 2006; 1091(1): 16-26.

귀 기초연구 Basic Research Of EAR

CHAPTER 25

이명

Tinnitus

1. 개요

이명은 외부 소리 자극이 없는데도 귓속 또는 머릿속에서 소리를 느끼는 현상을 말한다. 이명은 크게 객관적 이명(objective tinnitus)과 주관적 이명(subjective tinnitus)으로 구별한다. 객관적 이명은 중이근육의 경련, 뇌혈류 소리 등이 들리는 것으로 관찰자도 들을 수 있으며, 수술적 치유가 가능하다. 주관적 이명은 주로 청력소실에 따른 이명으로 관찰자가 같이 들을 수 없고 수술적 치료가 불가하고 주로 약물 및 보청기 착용, 카운셀링을 통하여 치료된다. 따라서 주관적 이명을 다루는 동물연구에서는 이명의 존재여부를 동물에게 확인할 수 없으므로 동물의 조건 반사 행위를 통하여 이명의 유무를 판별하는 방법을 사용한다.

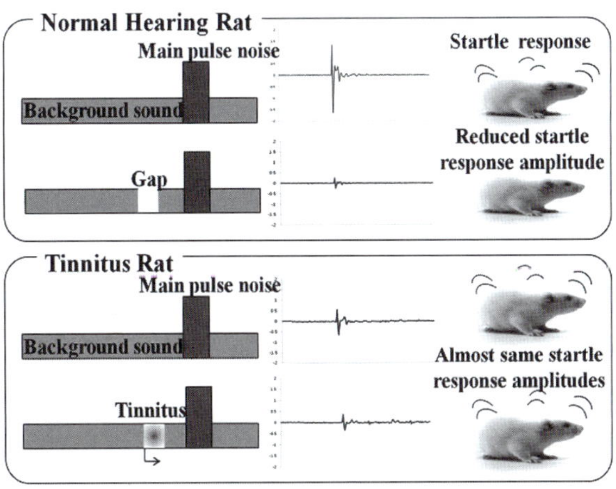

그림 25.1 이명 연구를 위한 GPIAS 시스템 (Gap pre-pulse induced inhibition of the acoustic startle (GPIAS) paradigm)

그 중의 하나가 이명을 측정하는 GPIAS(Gap Pre-pulse Inhibition of Acoustic Startle) 장치이다. GPIAS는 동물, 일반적으로 설치류의 청각 처리 및 감각 게이팅을 평가하는 데 사용되는 행동 측정장치이다. GPIAS는 조용한 환경에서 갑작스러운 큰 소리에 대한 반응으로 놀라는 반사를 억제하는 청각 시스템의 능력을 측정한다. 이는 감각 처리와 청각 지각에 대한 다양한 개입의 효과를 이해하는 데 도움이 된다.

절차: 동물은 사전 펄스(간격)와 뒤따르는 자극(예: 큰 소음)을 포함한 일련의 청각 자극에 노출된다. 놀람 반응을 기록하고 억제 수준(놀라움 반응의 감소)을 분석한다.

2. 실험 준비

1 Animal: Rat or mouse (그림 25.2)

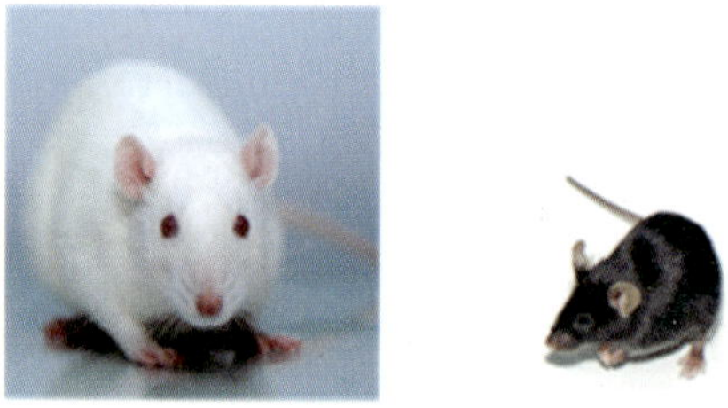

SD rat　　C57B/L6 mouse

그림 25.2 이명 측정을 위해 준비된 mouse와 rat

2 Instruments (그림 25.3)

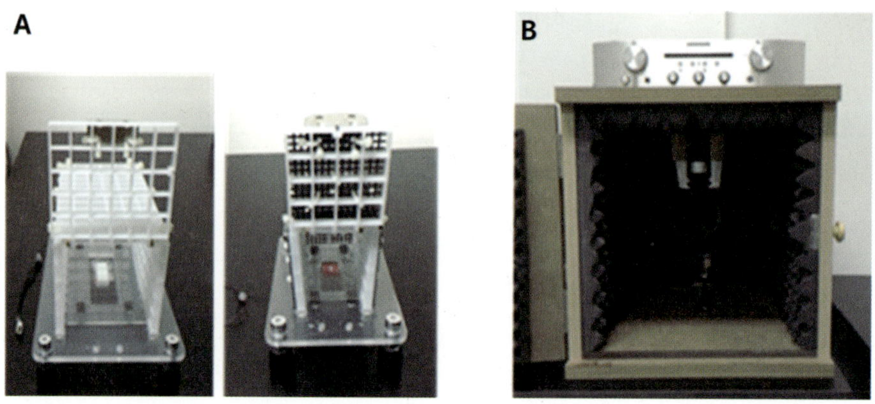

그림 25.3 Tinnitus mouse의 측정을 위한 cage. **A)** 동물 startle sensing cage **B)** anechoic chamber

3. 실험방법

① Speaker dB calibration

- white noise: 80 dB set
- Narrow band: 80 dB set
- Sine wave: 80 dB set

② Method 저장.

③ GPIAS 조건 setting

④ BGN setting (on)

- narrow band noise: 16 K, 60 dB

⑤ Gap on, Random on

- start time (ms): 500 ms
- length (ms): 50 ms

⑥ Main pulse on

- start time (ms): 600 ms
- length (ms): 50 ms
- sound level (dB SPL): 100 ~ 120dB

⑦ 동물을 측정 cage에 넣고 GPIAS 측정 시작 (그림 25.4)

- Gap과 no gap을 random하게 30회 측정

⑧ 결과 분석

$$\text{GPIAS [\%]} = \frac{\text{No gap SR} - \text{Gap SR}}{\text{No gap SR}} \times 100$$

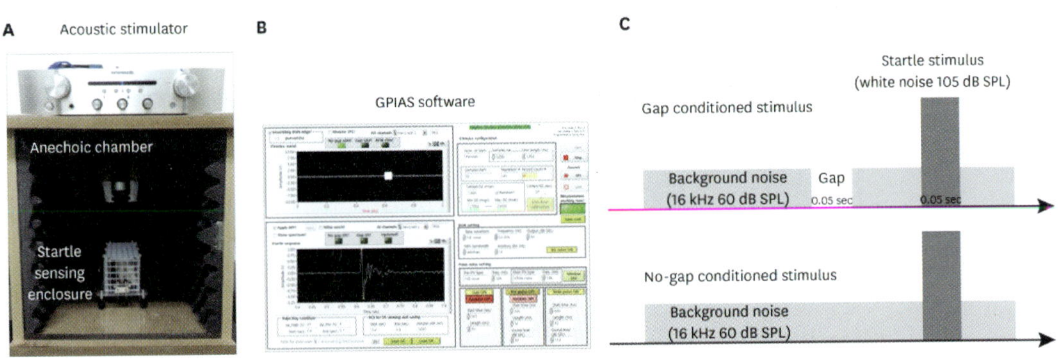

그림 25.4 GPIAS 측정 시스템의 구성요소와 GPIAS에 사용되는 음향 자극. **A)** 이 시스템은 음향 자극기와 startle 반사 감지 인클로저를 갖춘 방음실로 구성됨. **B)** GPIAS 값을 측정하기 위해 PC 기반 그래픽 사용자 인터페이스 화면을 구현함. **C)** 갭 유무에 따른 패턴의 개략도.

위의 계산으로 GPIAS 값이 커지면 이명이 없는 정상동물에 가깝고, 값이 작아지면 이명이 존재한다고 해석한다.

4. 결과 해석

이명 동물모델 구축 (그림 25.5)

동물에게서 이명이 생겼는지 확인하기 위해 GPIAS system을 이용한다. 이명동물모델

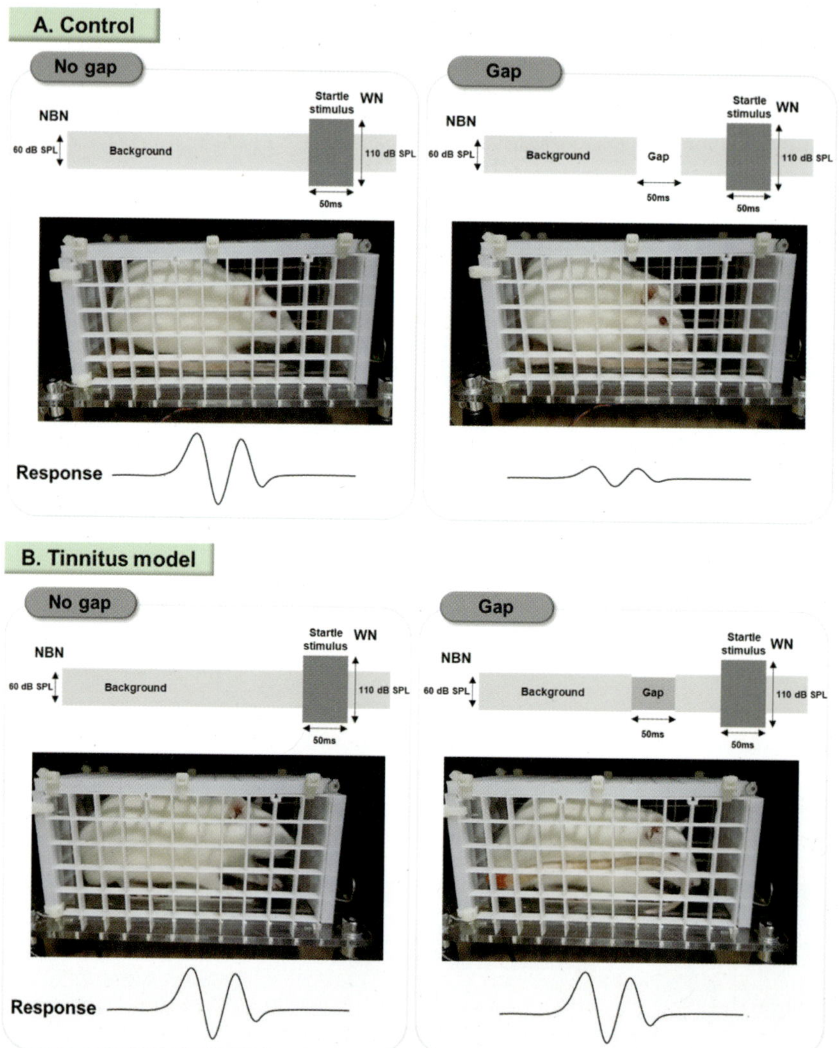

그림 25.5 GPIAS를 이용하여 동물모델에서의 이명 확인. 이명이 생기면 prepulse gap의 silence를 이명으로 채우게 되어 정상동물(A)과 같은 startle reflex감소가 나타나지 않는다(B).

구축 방법은 Section 4 Chapter 2에 기술되어 있다. 그림 5A에서 처럼 정상 동물의 경우에는 prepulse gap에 의해 startle reflex가 감소하지만, 동물에게서 이명이 유발되면 prepulse gap의 silence가 이명으로 채워져서 no gap 상황처럼 startle reflex를 크게 보이게 된다.

이명 동물모델에서의 약물효과 평가 (그림 25.6)

이명동물 모델을 구축한 다음, 약물을 투여함으로써 이명이 사라지면 다시 정상동물처럼 startle reflex가 감소하게 되어 GPIAS 값이 증가하게 된다.

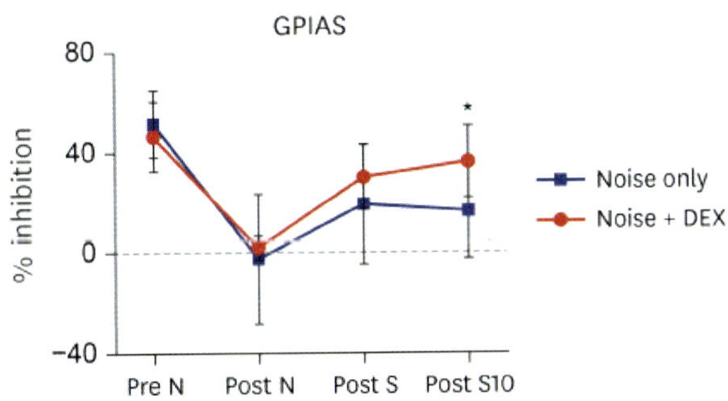

그림 25.6 GPIAS 이용한 이명동물모델에서의 약물효과 평가 Noise(N) + dexamethasone(DEX)그룹은 DEX 투여 10일 후 노이즈 그룹보다 유의하게 높은 평균 GPIAS 값을 나타낸다. 즉 이명이 감소하였음을 의미한다. *$P < 0.05$.

참 고 문 헌

1. Kim YC, Kim H, Kim YS, Jung SK, Park IY, Choung YH, Jang JH. Objective verification of acute tinnitus and validation of efficacy of systemic steroids in rats. J Korean Med Sci. 2020 Apr 6;35(13):e81.

형질전환 마우스 유전형분석

Transgenic mouse genotyping

1. 개요

Genotyping은 개인의 DNA에서 특정 유전적 변이 또는 대립 유전자를 식별하는 데 사용되는 기술이다.

이는 일반적으로 PCR을 통해 표적 DNA를 증폭한 후 DNA 서열이나 단편 길이를 분석하여 특정 유전자 마커 또는 돌연변이의 존재를 확인함으로써 수행된다. 이는 단일 염기 다형성(SNP), 삽입, 삭제 또는 유전자 중복을 감지하게 된다. 증폭된 DNA는 gel electrophoresis을 통해 시각화하거나 sequencing을 통해 분석하여 유전자형을 확인할 수 있다.

난청 연구에서, 유전형 분석은 동물 모델이나 환자에서 청각 저하를 일으키는 특정 유전적 돌연변이의 존재를 확인하는 데 사용된다. 유전적 변이를 식별함으로써 특정 유전자를 연령에 따른 청력 상실의 발병 및 심각도와 연관시킬 수 있다.

Genotyping은 쥐의 꼬리나 귀에서 조직을 얻어, DNA를 추출하고, PCR로 증폭한 후에 gel electrophoresis 하는 과정으로 수행된다(그림 26.1)

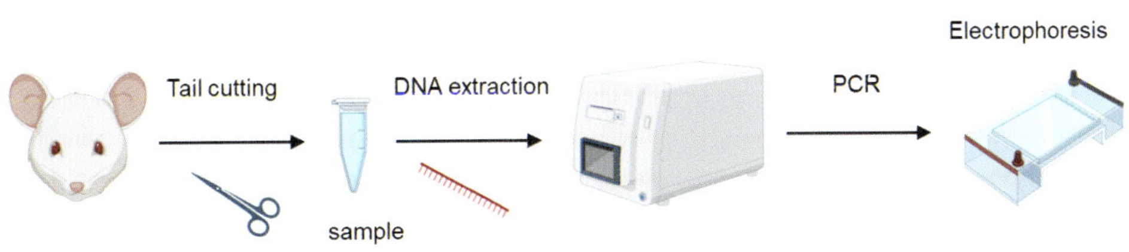

그림 26.1 Genotyping 과정

2. 실험 방법

① **DNA 추출 시약 조합**: 상업용 DNA 추출 키트 (KAPA mouse Genotyping Kit) (그림 26.2)

- PCR-grade water: 최종 부피 100 μL
- 1 U/μl KAPA Express Extract Enzyme: 2 μl
- 10X KAPA Express Extract Buffer: 10 μl
- ~2 mm^3 fragment or 2 mm^2 punch

② **DNA 추출 반응 (장비: Thermocycler) (그림 26.3)**

- Lysis: 75 °C, 20분
- Heat-inactivation: 95 °C, 5분 반응 후, 4 °C 유지
- 다음 작업 진행 또는 −20 °C에서 보관

③ **DNA 증폭 시약 조합 (그림 26.4)**: 상업용 DNA 증폭 키트 (추출 효율에 따라 조정 가능)

- Template DNA: 5 μL (DNA 추출 용액 100 μL에서 분취)

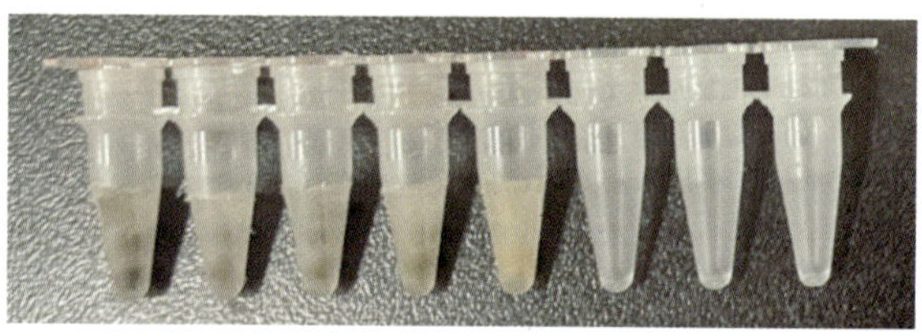

그림 26.2 DNA 추출 시약에 담긴 조직 절편

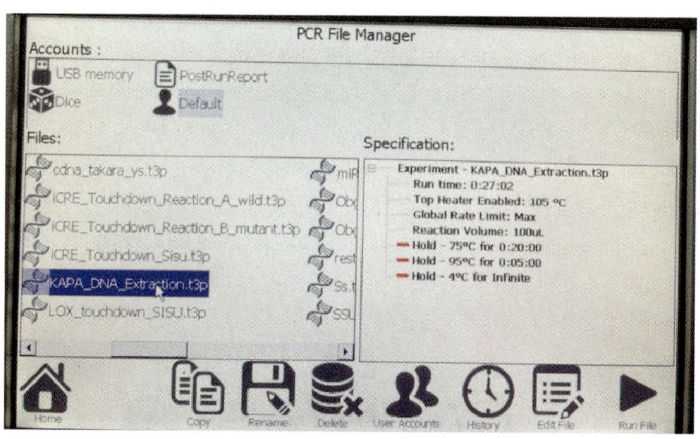

그림 26.3 DNA 추출 반응을 위한 조건

- Forward Primer (10 μM): 1.5 μL
- Reverse Primer (10 μM): 1.5 μL
- KAPA (Green): 17 μL
- 전체 부피: 25 μL

④ **PCR 증폭 열 순환 조건 (그림 26.5)**

- Initial denaturation: 95°C, 3분
- Denaturation: 94°C, 5분
- Annealing: 55-65°C(Primer Tm에 따라 최적 온도 다름), 15초
- Extension: 72°C, 10-30 sec/kb
- No. of cycles: 35
- Final extension: 72°C, 0-10분

⑤ **Gel Electrophoresis**

- Agarose gel 준비:
  - PCR 산물의 크기에 따라 1~2% Agarose gel를 제작한다. (PCR 산물이 500bp 미만인 경우 2%, 산물 >500bp의 경우 1%)

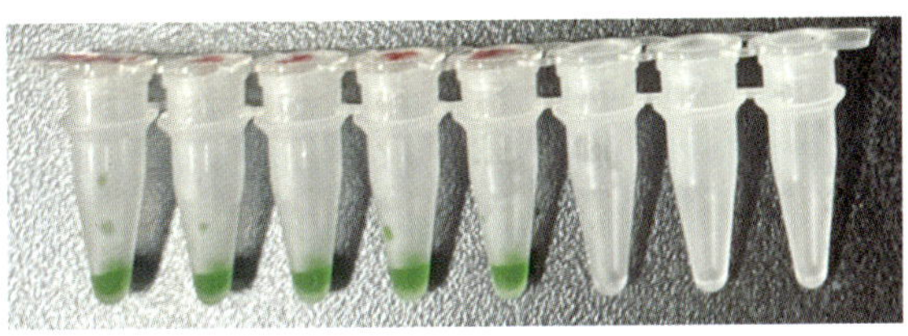

그림 26.4 **DNA 증폭 시약과 Template DNA의 혼합액**

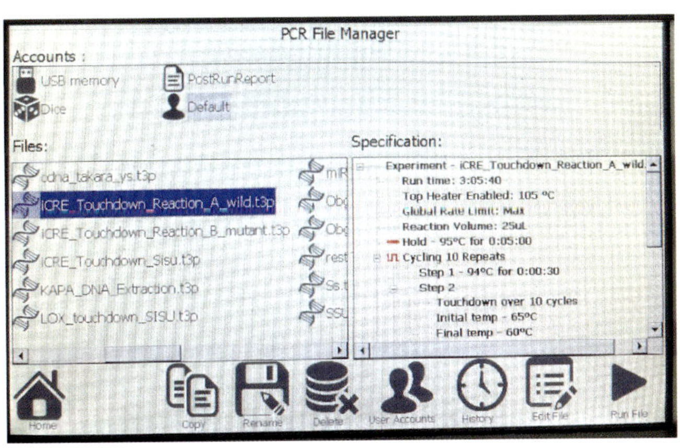

그림 26.5 **DNA 증폭 반응을 위한 열 순환 조건**

- Agarose를 1x TAE(Tris-Acetate-EDTA) 또는 1x TBE(Tris-Borate-EDTA) 완충액에 녹인다.
- 완전히 용해될 때까지 용액을 가열한 후 약간 식힌 후 Gel tray에 붓는다.
- Gel이 굳기 전에 DNA 염색 염료(예: GelRed 또는 Ethidium Bromide)를 첨가한다.

• Gel 반응:

- 6x DNA 로딩 염료 1 μL와 혼합된 PCR 산물 5 μL를 gel의 well에 로드한다.
- Gel 크기와 예상 Band 크기에 따라 Gel을 100V에서 15-25분 동안 작동시킨다.
- 크기를 비교할 수 있는 DNA ladder(100 bp 또는 1 kb)를 로드한다.

• 시각화

- 염색: Gel이 사전 염색되지 않은 경우 DNA 염색 용액(예: Ethidium Bromide)에 15~20분 동안 담근 후 물로 간단히 헹군다.
- 이미징: Gel 문서화 시스템을 사용하여 UV 조명 아래에서 Gel을 시각화한다.

⑥ **해석 (그림 26.6)**

밴드의 크기를 DNA Ladder와 비교하여 예상되는 PCR 산물의 유무를 확인한다. 올바른 크기의 밴드는 대상 영역이 성공적으로 증폭되었음을 나타낸다. (50 bp 이하의 크기는 일반적으로 비특이적 증폭을 의미할 수 있다.)

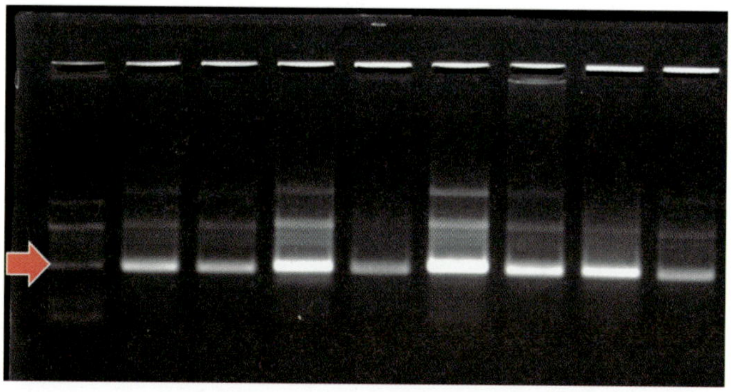

그림 26.6 Electrophoresis를 마친 Agarose gel 사진 1번째 Lane에 위치한 DNA Ladder 상의 500 bp (적색 화살표)를 기준으로, 나머지 Lane에서 PCR 산물이 500 bp에 위치되어 증폭이 성공적으로 되었음을 알 수 있다.

참 고 문 헌

1. Lee YY, Kim YJ, Gil ES, Kim HT, Jang JH, Choung YH. Type 1 diabetes induces hearing loss: functional and histological findings in an Akita mouse model. Biomedicines 2020 Sep 11;8(9):E343.
2. Tian C, Kim YJ, Hali S, Choo OS, Lee JS, Jung SK, Park CB, Choung YH. Suppressed expression of LDHB promotes age-related hearing loss via aerobic glycolysis. Cell Death Disease. 2020 May 15;11(5):375.

RNA 염기서열

RNA sequencing

1. 개요

RNA 염기서열 분석(RNA-seq)은 특정 세포나 조직에서 발현되는 RNA의 절대적인 양과 종류를 분석하는 기술로, 현대 유전자 발현 연구에 필수적인 방법이다.

RNA-seq은 전사체(transcriptome)라고 불리는, 세포 내에서 발현되는 모든 RNA의 집합을 분석하는 데 사용되며, 유전자 발현 수준을 파악하거나 새로운 전사체를 발견하는 데 유용하다. RNA-seq은 낮은 발현 수준의 유전자도 감지할 수 있으며, 전체 전사체의 복잡한 구조 또한 분석할 수 있다. 유전자 발현을 스크리닝 하기 위해 기존에 사용하던 마이크로어레이(microarray)와 달리, RNA-seq은 알려지지 않은 새로운 RNA 분자를 발견하는 데 효과적이고, 단순한 mRNA를 통한 유전자 발현 분석뿐만 아니라, 대립유전자 발현, RNA 편집, 스플라이싱, 비 암호화 RNA(non-coding RNA) 같은 다양한 분석에도 활용될 수 있다는 장점이 있다.

특히 RNA-seq은 특정 조건(예: 질병 상태와 정상 상태, 약물 처리군과 대조군)에서 어떤 유전자가 얼마나 발현되는지 비교 분석하는 것에 유용한 강력한 도구이며, 암이나 유전 질환 등에서 비정상적인 유전자 발현을 탐지하고, 이를 바탕으로 질병을 치료하기 위한 치료 타겟을 제시하는 연구도 가능하다.

2. 내이 연구에서의 RNA-seq

RNA-seq은 달팽이관 및 전정 조직의 전체 전사체 서열을 분석하여 유전자 발현을 정량화하기 위해 내이 연구에 활용될 수 있다.

RNA는 내이 샘플에서 분리하여 Sequencing 전에 상보성 DNA (cDNA)로 역전사된다. 생성된 서열은 유전자의 발현 수준을 식별하고 정량화하기 위해 참조 유전체에 정렬된다. 이 방법은 내이 발달 중 복잡한 유전자 조절을 이해하는 데 필수적인 alternative splicing, gene fusions, transcript isoforms을 포함하여 유전자 활동에 대한 전반적인 개요를 제공한다.

건강한 조직과 청력 손실에 영향을 받는 조직 사이의 유전자 발현 패턴을 비교함으로써 RNA-seq은 청각 기능과 청력 손실의 병인에 관련된 주요 유전자와 경로를 식별하는 것을 통해 바이오 마커 또는 치료 타겟을 찾는 연구를 할 수 있다.

3. RNA-seq 분석 과정 (그림 27.1)

1. **시료 준비**: RNA-seq을 진행할 세포 또는 조직은 RNA 분해를 방지하기 위해 Trizol과 같은 RNA 안정화 시약에 즉시 보관한다.
2. **RNA 분리**: RNA 분리 키트를 사용하여 RNA를 추출한다. 시퀀싱을 위한 고순도의 RNA를 분리해야 한다.
3. **cDNA 합성 및 라이브러리 준비**: 추출된 RNA를 cDNA로 역전사한 후 fragmentation, adapter ligation및 증폭을 사용하여 라이브러리를 준비하여 시퀀싱을 준비한다.
4. **시퀀싱**: cDNA 라이브러리는 처리량이 높은 차세대 시퀀싱(Next Generation Se-

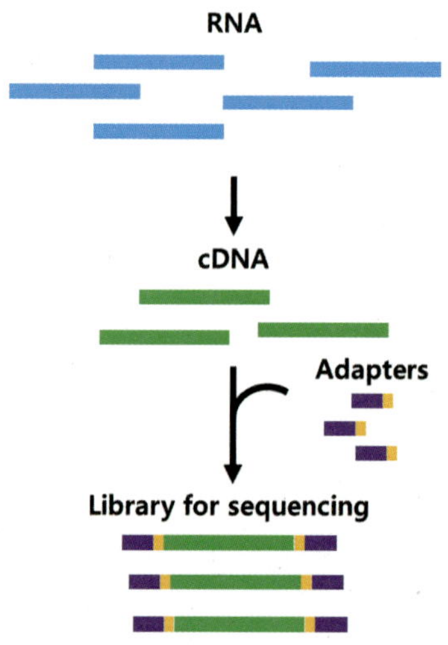

그림 27.1 RNA-seq을 위한 라이브러리 제작 과정

quencing, NGS) 기기 (예: Illumina)을 사용하여 서열이 분석되며 수백만 개의 짧은 판독 시퀀스를 생성한다.

5. **데이터 분석**: 서열화된 판독은 참조 genome에 정렬되어 유전자 발현을 정량화한 다음 Principal Component Analysis, Differentially Expressed Gene와 같은 여러가지 분석 법을 통해 유전자 발현을 분석한다.

4. RNA-seq 데이터 분석

1 Principal Component Analysis (PCA)

RNA 시퀀싱 데이터는 고차원의 데이터이며, 원래 특성을 주성분이라는 더 작은 새로운 비상관 변수 세트로 변환하여 변수의 수를 줄여서 저차원의 데이터로 환원시키는 방법이다. 가능한 많은 정보를 유지하면서 더 적은 수의 변수로 데이터의 주요 특징을 요약할 수 있는 분석 방법이다(그림 27.2).

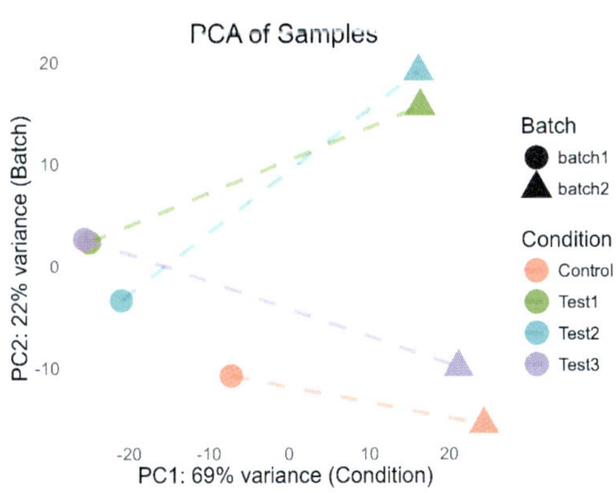

그림 27.2 PCA 분석 (PC1은 실험조건에 따른 분산, PC2는 반복실험에 따른 분산. 위 그래프는 각 실험 간의 차이보다 실험조건(약물 그룹)에 따른 차이가 더 큰 것을 나타냄.

2 Differentially Expressed Gene (DEG)

유전자 발현 수준에서 통계적으로 유의미한 변화를 나타내는 유전자를 의미한다. 각 조건에 따라서 상향 또는 하향 조절되는 유전자를 나타낼 수 있다. 조건에 영향을 받는 특정 생물학적 과정이나 경로에서 어떤 유전자가 관련되어 있는지 식별하는 데 유용하다. DEG는 다음과 같은 다양한 표현 방법으로 나타낼 수 있다.

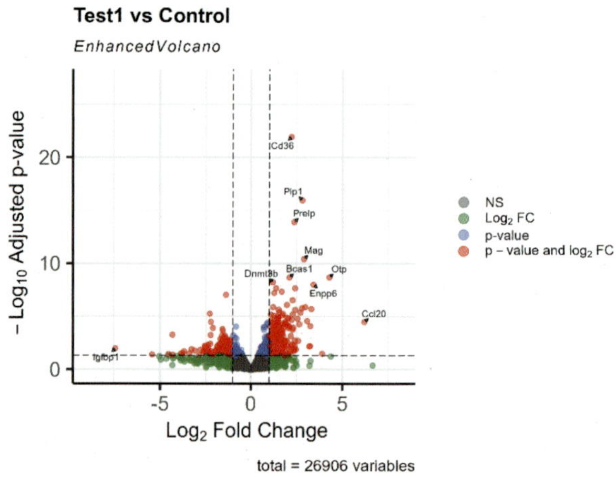

그림 27.3 Volcano plot 그래프

① **Volcano plot**: 그래프 상에 유전자를 dot으로 보여주며 유의성에 대한 배수 변화를 한눈에 확인할 수 있고 상향 조절된 유전자와 하향 조절된 유전자를 강조할 수 있다(그림 27.3).

X축 (Log2 Fold Change): 두 그룹 사이의 각 유전자에 대한 발현을 나타내며, 양수 값은 대조군에 비해 실험군에서 상향 조절되었음을 나타내고 음수 값은 하향 조절을 나타낸다.

Y축 (-Log10 Adjusted p-value): 통계적 유의성을 나타내며, 정해진 임계값을 기준으로 4가지로 해석할 수 있다.

좌측 상단 및 우측 상단 사분면 (p-value and log2 FC)은 차별적으로 발현되며 배수 변화가 높은 유전자를 나타내며, x축에서 0에 가까운 중심 주변의 유전자는 배수 변화가 낮아서 두 조건 간의 발현 차이가 최소화되었음을 의미한다. 이러한 유전자는 차등적 발현의 맥락에서 생물학적으로 유의한 것으로 간주된다.

② **Heatmap**: Heatmap은 여러 조건에 걸쳐 있는 유전자 발현 데이터를 색상에 따라서 나타내며, 각 조건에서 유사하게 행동하는 유전자 클러스터를 찾아내는 데 유용한 시각화 방법이다(그림 27.4).

③ **Venn Diagram**: 대조군에 대한 실험군들의 차등적 발현 유전자 목록에서 각 실험군만의 고유하거나 실험군 사이의 공통적인 차등적 발현 유전자를 나타내는 방법이다(그림 27.5).

3 Gene Ontology (GO)

생물학적 과정, 세포 구성 요소 및 분자 기능을 기반으로 유전자를 분류하는 생물정보학

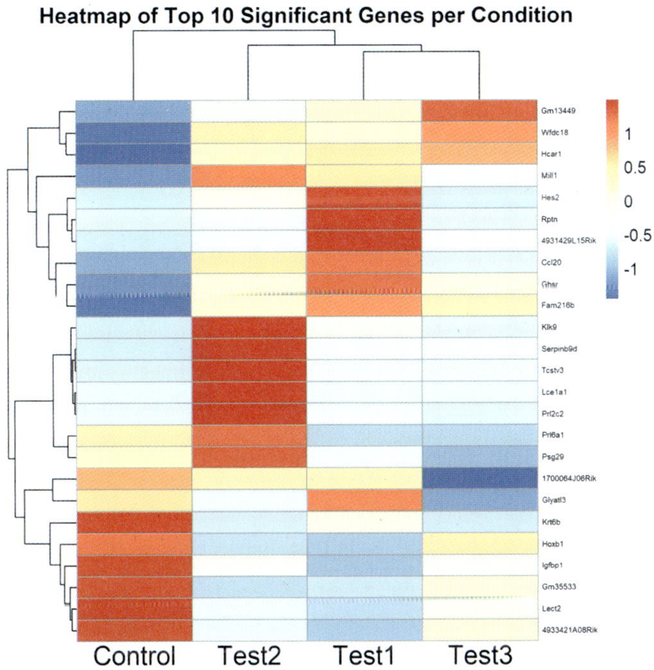

그림 27.4 **Heatmap 그래프**

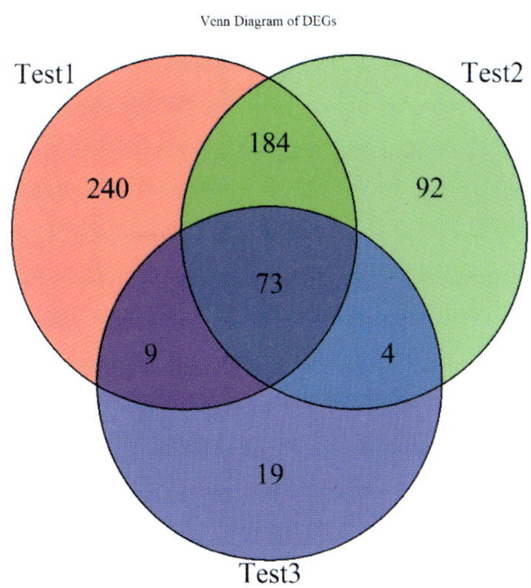

그림 27.5 **RNA-seq 결과 분석 Venn Diagram**

도구이다(그림 27.6). GO 분석을 통해서 유전자를 미리 정의된 범주에 매핑하여 생물학적 역할 측면에서 대규모 유전자 세트를 해석하여 질병 상태, 치료 효과 또는 발달 단계와 동일한 연구 중인 조건이나 표현형에 대한 기능을 밝힐 수 있다. GO 결과에서 청각계에 초점을 맞추어 단어를 필터링하면 관련 생물학적 변화를 식별할 수 있다.

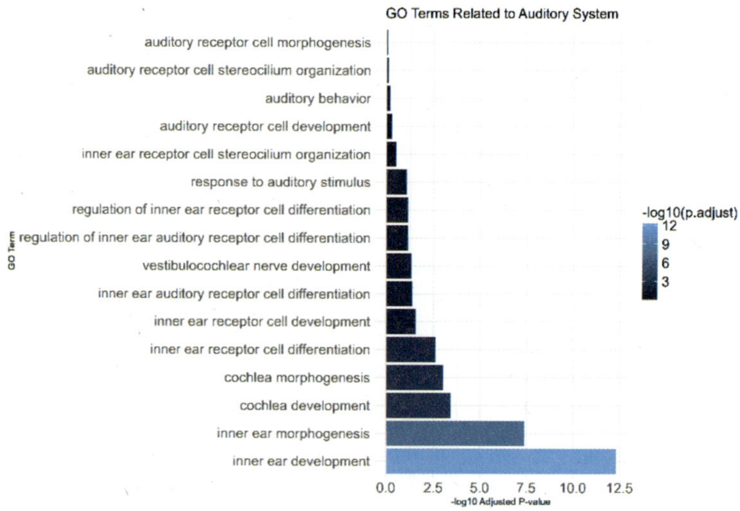

그림 27.6 청각계 키워드에 대한 Gene Ontology

참 | 고 | 문 | 헌

1. Illumine, Study gene expression using RNA sequencing.
2. Gill, Navdeep, and Braham Dhillon. RNA-seq data analysis for differential expression. Fusarium wilt: Methods and Protocols. 2022: 45-54.
3. Hong, Mingye, et al. RNA sequencing: new technologies and applications in cancer research. J Hematol Oncol. 2020;13: 1-16.
4. Jung JS, Lee JM, Kang H, Park K, Kim YS, Ha JH, So S, Sung S, Yun JH, Jang JH, Choi SJ, Choung YH. miR-409-3p regulates IFNG and p16 signaling in human blood of aging related hearing loss. Cells. 2024;13:1595
5. Kim YJ, Choo OS, Lee JS, Jang JH, Woo HG, Choung YH. BCL2 interacting Protein 3-like/NIX-mediated mitophagy plays an important role in the process of age-related hearing loss. Neuroscience. 2021;455:39-51.
6. Lee YY, Ha J, Kim YS, Ramani S, Sung S, Gil ES, Choo OS, Jang JH, Choung YH. Abnormal Cholesterol Metabolism and Lysosomal Dysfunction Induce Age-Related Hearing Loss by Inhibiting mTORC1-TFEB-Dependent Autophagy. Int J Mol Sci 2023; 24:17513.
7. Stark, Rory, Marta Grzelak, and James Hadfield. RNA sequencing: the teenage years. Nature Reviews Genetics 2019;20(11): 631-656.

FACS

Fluorescence-activated cell sorting

1. 개요

Fluorescence-activated cell sorting (FACS)란 형광 유세포 분리법으로, 형광 신호를 기반으로 세포를 분석하고 분류하는 기술이다. 형광 물질을 결합한 항체 또는 기타 형광 분자를 사용하여 세포의 특정 표지자에 결합시킴으로써 특정 항원이나 특성을 발현하는 세포를 구분하고 원하는 세포만을 분리할 수 있는 실험기법을 뜻한다.

FACS는 대량의 세포를 빠르게 분석할 수 있고, 형광 신호를 이용해 원하는 세포를 정확하게 분리할 수 있으며 여러 형광 표지를 사용하면 다양한 세포 특성을 동시에 분석할 수 있다는 장점이 있다. FACS는 주로 세포 생물학, 면역학, 종양학 등 다양한 생명 과학 분야에서 사용되는데, 대표적으로 cell sorting, cell cycle 분석, 세포 사멸 분석, 세포 분화 분석, cell proliferation 분석에 사용될 수 있다.

FACS는 크게 유세포 분석(flow cytometry) 과정과 세포 분리 추출(sorting) 과정 두단계로 나뉜다.

1. **Flow cytometry**(그림 28.1): 분석할 세포를 특정 항원에 결합하는 형광 표지 항체로 염색하고 염색한 파장을 읽는 기기(예: MACSQuant™, BD Accuri™, CytoFLEX™ 등)에 단일 세포 현탁액 상태로 로딩하여 세포 하나하나의 형광을 읽는 분석법이다(그림 28.1). 유세포 분석 기기의 구성 요소로는 세포를 일렬로 흐르게 해 레이저가 세포를 하나씩 읽을 수 있도록 하는 유체 시스템, 세포나 세포에 표지된 형광에 레이저를 조사하고 조절하는 광학 시스템, 조사된 레이저로 인해 산란되는 빛이나 방출되는 형광을 검출하는 검출기, 검출기에 감지된 신호를 데이터화 하여 컴퓨터로 전송하는 전자 시스템, 전송된 데이터를 분석, 시각화 하는 소프트웨어로 이루어진다.

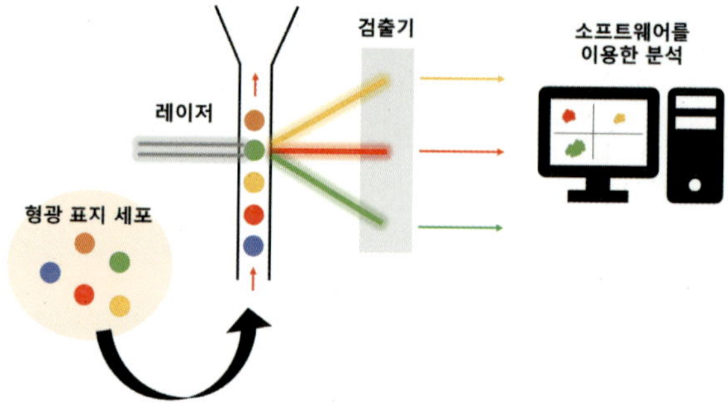

그림 28.1 **Flow cytometry 분석 과정**

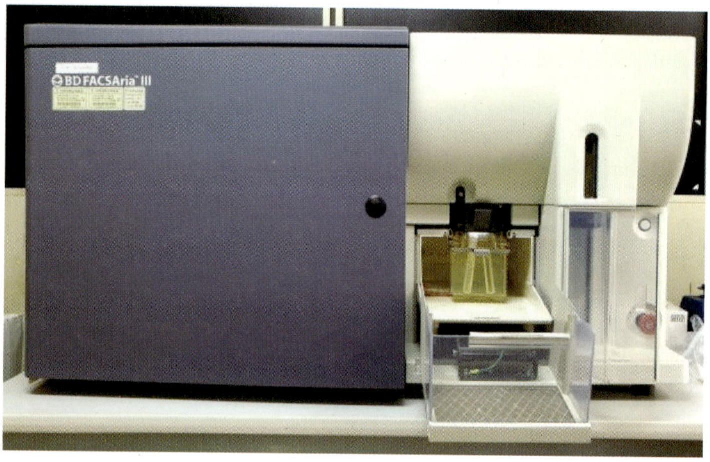

그림 28.2 **FACSAria III 장비**

2. Sorting: flow cytometry를 수행한 세포를 분석에서 끝내지 않고 형광 신호를 바탕으로 특정 세포로 분류하여 얻는 과정을 의미한다. 이 기능을 이용하면 원하는 특성(항원)을 갖는 세포를 분리하여 별도로 수집할 수 있고, 이를 이용해 후속 실험에 이용할 수 있다. 일반적인 flow cytometry 기기에 더해 sorting 기능이 있는 BD FACSAria™, BD Influx™, MoFlo™ Astrios EQ 등을 사용하여야 한다(그림 28.2).

2. 실험 방법

1 세포 준비

- FACS 분석을 위해서는 세포를 trypsin과 같은 효소를 이용해 단일 세포로 분리하여 현탁액 형태로 만들어야 한다. 이 과정은 세포 종류에 맞는 효소나 시약을 사용하는

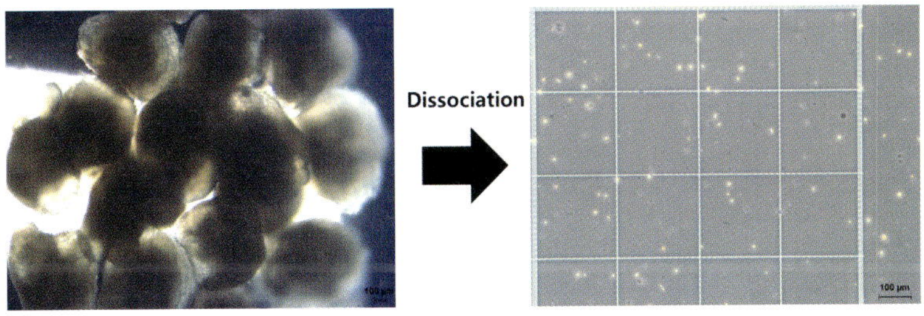

그림 28.3 TrypLE™ Express Enzyme을 이용한 내이 오가노이드의 단일 세포 분리

데 일반적으로 부착세포의 경우 trypsin/EDTA를 넣고 37°C 인큐베이터에서 3~5분간 반응한다.

- 내이 오가노이드의 경우 그 크기에 따라 TrypLE™ Express Enzyme을 단일로 사용하거나 collagenase를 혼합하여 사용하고, 분리 시간은 30분을 초과하지 않도록 해야 한다(그림 28.3).
- 단일 세포로 분리 후 확인하고자 하는 마커가 세포 내부에 존재할 경우, 4% paraformaldehyde를 30분간 세포에 처리해 fixation하는 과정을 거친 다음 0.1% Triton X-100 in DPBS를 세포에 10~20분간 처리하는 permeabilization 과정을 거쳐 항체가 세포 내부로 잘 들어갈 수 있게 한다.

2 형광 염색

형광 물질을 결합한 항체 또는 기타 형광 분자를 사용하여 세포의 특정 표지자에 결합시키는 과정이다. 예를 들어, MYO7A+ 청각 모세포를 식별하기 위해서는 MYO7A 항체에 형광 물질을 결합시켜 사용한다. 또한, 여러 가지 형광 물질을 사용하여 여러 표지자를 동시에 분석할 수 있는데, 서로 다른 파장을 갖는 형광 물질을 복합적으로 사용하면 여러 개의 세포 특성을 동시에 분석할 수 있다.

분리된 단일 세포 현탁액을 PBS를 이용해 wash 후 사용하고자 하는 항체를 제품 프로토콜에 따른 비율로 1% BSA in PBS 용액에 희석한 뒤 단일 세포에 처리해준다. 항체의 종류에 따라 다르지만 일반적으로 항체 반응 시간은 상온에서 1시간 또는 4°C 냉장고에서 overnight으로 진행한다.

3 유세포 분석 (Flow Cytometry)

데이터를 얻기 위해 형광으로 표지된 단일 세포 현탁액을 유세포 분석기에 통과시키는 과정으로 이 과정에서 세포는 하나씩 배열되어 형광을 읽는 레이저를 통과하게 된다. 세포에 표지된 형광이 레이저에 의해 조사되면 형광에 따른 특정 파장의 빛을 방출하며,

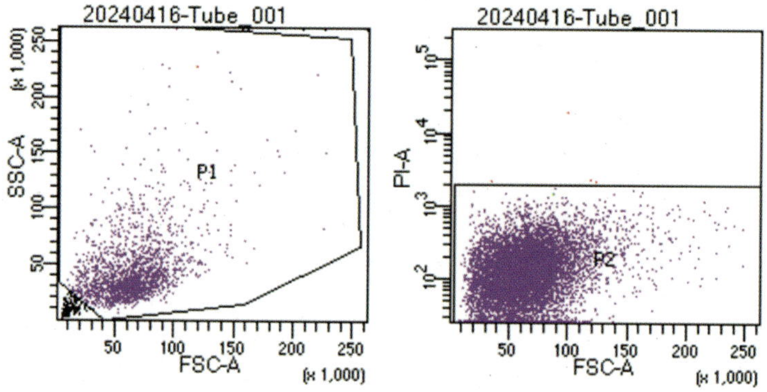

그림 28.4 **유세포 분석을 통해 분석한 내이 오가노이드의 세포 크기와 과립 분포도(left) 및 사멸세포 마커인 PI 신호 발현 정도(right)**

이 빛이 형광 검출기에 의해 감지된다. 또한 세포는 형광 신호 외에도 레이저에 의해 산란되는 빛을 통해 세포의 크기와 과립 분포 정도(granularity)를 측정할 수 있다(그림 28.4).

4 데이터 수집 및 분석

검출된 형광 신호 및 빛의 산란 데이터를 분석 프로그램이 기록하고 수집된 데이터를 다양한 그래프로 시각화하는 과정으로, 생성된 데이터에는 형광 신호 강도, 세포의 크기, 과립 분포 정도와 같은 정보가 표시되며, 이를 바탕으로 원하는 세포의 분포를 분석할 수 있다. 일반적으로 형광 염색을 하지 않은 컨트롤 그룹을 기준으로 gating하여 실험군에서 형광 신호 강도가 얼마나 증가했는지를 지표로 활용한다(그림 28.5).

5 세포 분리

세포 분리 기능을 갖는 FACS 기계에서 형광 신호를 바탕으로 세포를 물리적으로 분리

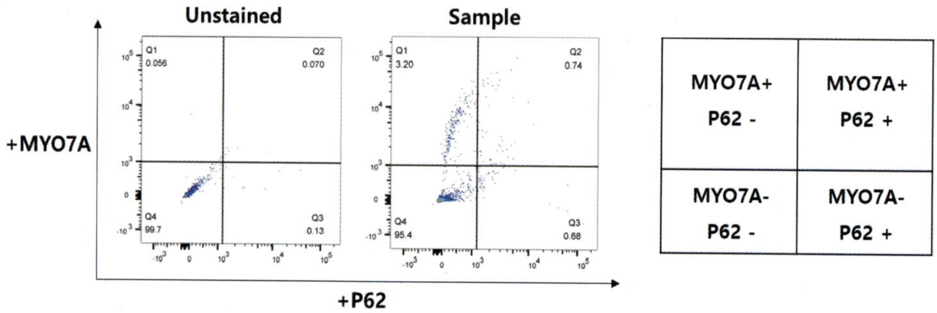

그림 28.5 **유세포 분석법을 이용한 내이 오가노이드의 청각 모세포 마커(MYO7A) 및 노화 마커(P62) 분석**

하는 과정이다. 세포가 레이저를 통과하고 신호가 감지되면, 유세포 분석기는 전기적인 힘을 가해 세포를 밀어내어 분리하고, 분리된 세포는 각기 다른 통로를 통해 수집 용기에 추출된다. 이렇게 분리된 세포는 추후 다른 연구에 이용될 수 있다.

참 고 문 헌

1. BD Bioscience, 유세포 분석 기초교육
2. Choung YH, Kim SW, Tian C, Min JY, Lee HK, Park SN, Lee JB, Park K. Korean red ginseng prevents gentamicin-induced hearing loss in rats. Laryngoscope 2011;121:1294-1302.
3. Givan, AL. Flow cytometry: an introduction. Flow cytometry protocols. 2011:1-29.
4. Hawley TS, Hawley RG, eds. Flow cytometry protocols. Vol. 2779. Springer Nature, 2024.
5. McKinnon, KM. Flow cytometry: an overview. Curr Protoc in Immunol 2018;120:5.1.1-5.1.11.
6. Tian CJ, Kim YJ, Kim SW, Lim HJ, Kim YS, Choung YH. A combination of cilostazol and Ginkgo biloba extract protects against cisplatin-induced Cochleo-vestibular dysfunction by inhibiting the mitochondrial apoptotic and ERK pathways. Cell Death Dis. 2013;4:e509.

귀 기초연구 Basic Research Of EAR

CHAPTER 29

공초점 현미경
Confocal microscopy

1. 개요

공초점 현미경은 공초점 레이저 현미경 혹은 공초점 레이저 스캐닝 현미경이라고도 불리며, 주로 형광으로 표지한 조직 및 세포내부의 구조를 관찰하는데 쓰인다. 레이저를 광원으로 가지며 일반적인 광학 현미경에 비해 높은 해상력을 가진다. 레이저는 샘플을 미세한 부분으로 스캔하고 초점이 맞는 빛만 수집하여 선명한 광학 슬라이스를 만든다. 이 접근 방식은 초점이 맞지 않는 빛을 제거하여 샘플의 상세한 3D 재구성을 가능하게 한다. 형광물질이 붙은 단일클론 항체를 이용하면 여러 항원의 위치, 발현도, 이동 및 분해 등을 실시간으로 관찰할 수 있다.

2. 원리 및 장점

1 원리

공초점 현미경은 1) 레이저 시스템 광원, 2) 광원을 시료에 주사하는 스캐닝 시스템, 3) 광원이 반사된 파장을 감지하는 감지 시스템, 4) 현미경 및 관찰 영상을 찍는 CCD카메라, 5) 컨트롤러, 6) 컴퓨터로 구성된다.

레이저 광선은 대물렌즈를 통과하여 시료의 초점면(focal plane)에 모여 시료의 특성에 따라 반사 혹은 투과나 굴절하게 된다. 반사된 광선은 다시 대물렌즈를 통해 광선 분할기을 통과하여 검출기(detector)에 도달하는데, 이때 초점면에서 반사된 광선만이 검출기에 도달하게 되고, 초점면 이외의 다른 곳에서 반사된 광선은 여과기(pinhole)에서 차단된다. 검출기에 의해 감지된 신로가 이미지화 되어 CCD 카메라를 통하여 영상화되고 최종적으로 컴퓨터를 통해 관찰, 분석할 수 있다.

2 장점

일반적인 광학현미경은 시료의 광범위 영역에서 반사되는 모든 빛을 관찰하기 때문에 초점면의 두께가 두껍지만, 공초점 현미경은 초점면의 두께가 샘플 두께보다 얇다. 따라서 서로 다른 초점면의 이미지를 획득하여 전체 샘플을 얇게 잘라 물리적으로 절편을 만드는 과정 없이도 3D로 관찰할 수 있다. 이를 Z-stack이라 한다. 또한 tile스캔을 이용하여 여러장의 이미지를 서로 붙혀 더 넓은 면적을 관찰할 수도 있다.

또한 공초점 현미경은 높은 감도를 가지고 있어 미약한 신호를 가진 시료에서도 이미지를 획득할 수 있고, 스캐닝 속도와 축적되는 이미지의 개수, 에버리징을 통해 실제 신호를 증폭시키고 노이즈를 최대한으로 줄일 수 있다.

3. 실험 방법

① **System Start-up**: 에어컨, 메인 스위치, 라이선스 키 켜기, PC 및 구성 요소 전원 켜기 등 순서대로 진행하는 시작 프로토콜을 사용하는 현미경의 지침에 따라서 작동해야 한다(그림 29.1).

② **Laser Setup**: ZEISS LSM710의 경우, 다중 아르곤 레이저를 켜고 10~15분 동안 예열될 때까지 기다린다. 빨간색 LED가 꺼질 때까지 출력 레버를 조정하고 모든 녹색 LED를 확인하여 HBO 램프가 작동하는지 확인한다.

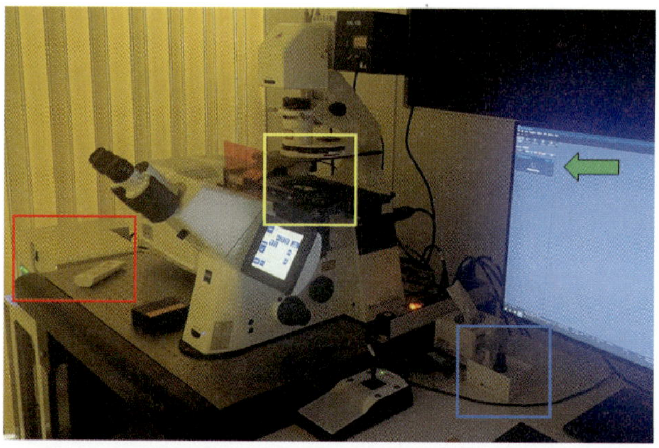

그림 29.1 ZEISS LSM900에서 작업 위치 System 및 Laser Setup(적색 사각형), Sample Preparation(황색 사각형), Image Acquisition 및 Fluorescence Selection(초록색 화살표), Water/Oil immersion 시약 및 세척 도구(청색 사각형)

③ **Sample Preparation**: 달팽이관 이식편을 적합한 형광 염료가 있는 슬라이드에 장착한다. 슬라이드를 공초점 현미경 스테이지에 놓는다.

④ **Image Acquisition**: 이미지 캡처를 위해 Zen-Black 프로그램을 열고, 위치 탭을 사용하여 샘플을 찾은 다음, 레이저 설정을 조정한다.

⑤ **Fluorescence Selection**: 접안렌즈를 사용하여 DAPI(blue), GFP(green) 또는 DsRed(red)로 샘플을 시각화한다. 샘플에 초점을 맞춘 후 설정을 "OFF"로 전환하고 획득 탭으로 진행한다.

⑥ **Fluorescent Probe Configuration**: 획득 탭에서 "Smart Setup"을 사용하여 샘플에 존재하는 특정 형광 염료를 선택한다. 시스템은 필요한 레이저를 자동으로 구성한다. 속도와 신호 품질의 균형을 맞추도록 설정을 조정한다(예: Fastest, Best Signal, or Smartest). 장비에 장착된 레이저 라인의 사양에 맞춰서 적절한 형광 염료를 샘플에 처리해야 장비를 통해 감지할 수 있다(표 29.1, 2).

⑦ **Image Acquisition**: Live view를 사용하여 샘플을 찾아 초점을 맞춘다. 최적의 이미지 품질을 위해 프레임 크기, 스캔 속도, 평균화, 비트 심도 등의 획득 설정을 미세 조정한다. 권장하는 프레임 크기는 512 또는 1024, 스캔 속도는 6-8, 평균은 2-4 스캔으로 설정한다.

⑧ **Channel Intensity Adjustment**: Channels tab에서 레이저 출력, pinhole size (1 Airy 단위) 및 검출기 게인을 조정하여 이미지를 포화하지(saturating) 않고 밝기와 대비를 최적화한다. 과다 노출을 방지하려면 적절한 gain settings (500-700)을 확인해야 한다.

표 29.1 ZEISS LSM710/900 장비에 장착된 레이저 라인의 사양.

레이저 라인	사용하는 파장
Diode laser	405 nm
Ar-laser	458, 488, 514 nm
DPSS-laser	543 nm
HeNe-laser	633 nm

표 29.2 형광 염료의 사양에 맞는 레이저 선택.

염료	최대 흡수 파장	적절한 레이저
DAPI	405 nm	Diode laser
FITC	488 nm	Ar-laser
CY3	488 nm / 532 nm	Ar-laser
CY5	633 nm / 532 nm	HeNe-laser

⑨ Water immersion lens의 경우 40X 배율을 사용할 수 있으며, 고배율 (63X, 100X)의 경우 Oil immersion lens를 사용하며, 각 immersion lens는 사용 후, 알코올로 세척해야 한다.

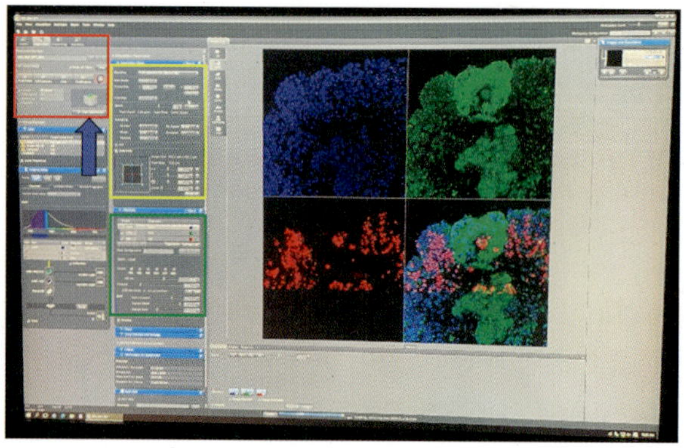

그림 29.2 ZEISS ZEN software에서 작업 위치 Fluorescent Probe Configuration(적색 사각형), 이미지 품질 및 배율 설정(황색 사각형), Channel Intensity Adjustment(초록색 사각형), Z-Stack Imaging (청색 화살표)

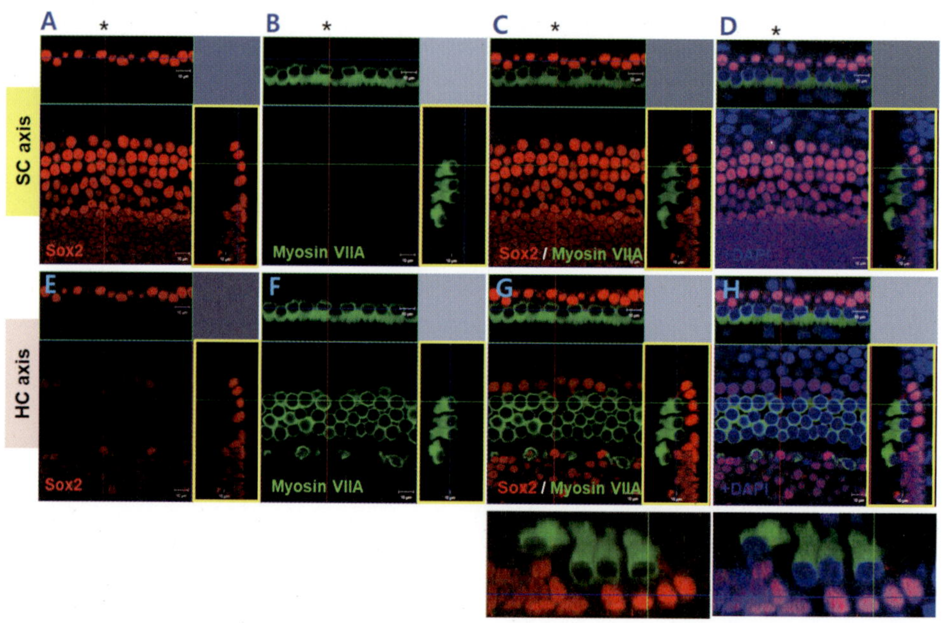

그림 29.3 다른 공초점 plane에 따른 Z-Stack Imaging. Organ of Corti에서 supporting cell(SC) plane에서의 이미지(A~D)와 그 위 높이에서 찍은 hair cell(HC) plane 에서의 이미지(E~H).
* 레벨에서의 단면 이미지가 노란 박스의 이미지로 Z-stack image를 확인할 수 있다. A, E는 Sox2(supporting cell), B, F는 myosin VII2(hair cell) 마커가 붙은 이미지이고, C, G는 A, B 그리고 E, F의 merge 이미지이며, D, H는 DAPI (nucleus) 염색까지 merge된 이미지이다.

⑩ **Z-Stack Imaging**: Z-stack mode를 활성화하여 상단 및 하단 초점 평면을 설정하여 3D 이미지를 캡처한다. 최상의 해상도를 위해 Nyquist 기준을 기반으로 슬라이스 수를 최적화한다. 설정이 완료되면 "Start Experiment"을 클릭하여 Z-Stack을 캡처한다(그림 29.2 and 29.3).

참 고 문 헌

1. Kim H, Kim YS, Kim YJ, Ha J, Sung S, Jang JH, Park S, Kim J, Kim K, Choung YH. Development of otic organoids and their status. Organoid. 2023 Apr 25;3:e7.
2. Kim YJ, Choo OS, Lee JS, Jang JH, Woo HG, Choung YH. BCL2 interacting Protein 3-like/NIX-mediated mitophagy plays an important role in the process of age-related hearing loss. Neuroscience. 2021 Feb 10;455:39-51.
3. Kim YJ, Jeong IH, Ha JH, Kim YS, Sung S, Jang JH, Choung YH. The Suppression of Ubiquitin C-Terminal Hydrolase L1 Promotes the Transdifferentiation of Auditory Supporting Cells into Hair Cells by Regulating the mTOR Pathway. Cells. 2024 Apr 24;13(9):737. doi: 10.3390/cells13090737. PMID: 38727276; PMCID: PMC11083094.
4. Kim YJ, Lee JS, Kim H, Jang JH, Choung YH. Gap junction-mediated intercellular communication of cAMP prevents CDDP-induced ototoxicity via cAMP/PKA/CREB pathway. Int J Mol Sci. 2021 June;22:6327.
5. Lee YY, Choo OS, Kim YJ, Gil ES, Jang JH, Kang Y, Choung YH. Atorvastatin Prevents Hearing Impairment in the Presence of Hyperlipidemia. Biochim Biophys Acta – Mol Cell Res (BBA-MCR). 2020 Dec;1867(12):118850.
6. Lee YY, Gil ES, Jeong IH, Kim HT, Jang JH, Choung YH. Heat Shock Factor 1 Prevents Age-Related Hearing Loss by Decreasing Endoplasmic Reticulum Stress. Cells. 2021 Sep;10:2454-2470.
7. Lee YY, Ha J, Kim YS, Ramani S, Sung S, Gil ES, Choo OS, Jang JH, Choung YH. Abnormal Cholesterol Metabolism and Lysosomal Dysfunction Induce Age-Related Hearing Loss by Inhibiting mTORC1-TFEB-Dependent Autophagy. Int J Mol Sci 2023 Dec 15;24:17513.

귀 기초연구 Basic Research Of EAR

SECTION 05

조직공학과 재생
Tissue Regeneration

Chapter 30 고막 재생
TM regeneration

Chapter 31 청각유모세포 재생
Auditory hair cell regeneration

Chapter 32 골 재생
Bone regeneration

귀 기초연구 Basic Research Of EAR

고막 재생
TM regeneration

1. 고막 천공(Tympanic Membrane Perforation, TMP)

고막 천공은 고막의 결손이나 손상으로 인해 외이와 중이를 분리하는 고막에 구멍이 발생하는 상태이다. 이는 외상, 감염, 또는 중이 질환 등 다양한 원인에 의해 발생할 수 있으며, 고막 천공은 급성(acute, ATMP)과 만성(chronic, CTMP)으로 구분된다. 고막은 음파를 전달하는 중요한 역할을 하기 때문에, 천공이 발생하면 청력 저하와 염증성 질환이 발생할 수 있어 신속한 진단과 치료가 필수적이다.

1 급성 고막 천공(acute TM perforation) (그림 30.1)

급성 고막 천공은 외상 또는 급성 중이염과 같은 갑작스러운 원인에 의해 고막이 손상되는 상태를 의미한다. 외상성 고막 천공은 주로 외부 압력의 급격한 변화, 날카로운 물체에 의한 손상, 또는 큰 소음(폭발음 등) 등에 의해 발생할 수 있으며, 중이염에 의한 천공은 감염으로 인해 중이 내압이 증가하면서 고막이 파열되는 경우가 많다. 대부분의 급성 고막 천공은 자가 치유되며, 염증이 심하지 않거나 결손이 작을 경우 보통 몇 주 내에 자

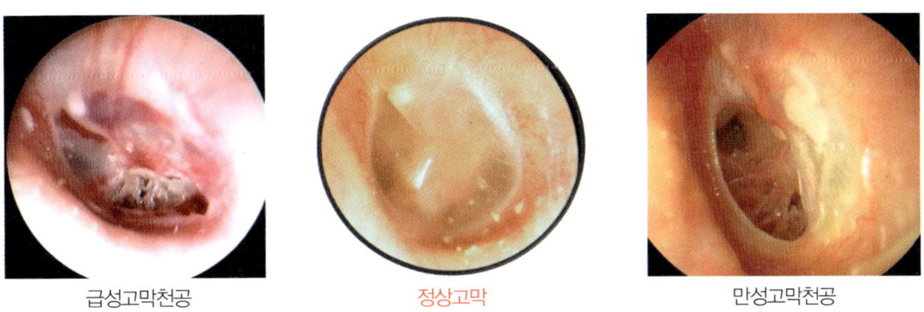

그림 30.1 정상고막과 급만성 고막천공

연적으로 회복된다. 치료는 항생제 점이액이나 감염 예방 조치(고막 패치 등)가 주로 시행되며, 필요한 경우 수술적 치료도 고려된다.

급성 고막 천공의 주요 증상으로는 갑작스러운 청력 저하, 고막 출혈, 이명, 통증 등이 있다. 이 중에서도 외상에 의한 천공에서 특히 청력 손실과 통증이 더 뚜렷하게 나타날 수 있으며, 염증성 천공은 이루(귀에서 고름이 나옴)가 동반되는 경우가 많다.

2 만성 고막 천공(*chronic TM perforation*) (그림 30.1)

만성 고막 천공은 고막 천공이 3개월 이상 지속되어 자연적으로 치유되지 않는 상태를 의미한다. 이는 주로 만성 중이염이나 반복적인 외상, 또는 고막 천자 후 회복되지 않은 경우 발생할 수 있으며, 천공이 오랜 기간 남아 있을 경우 중이염이 반복되거나 청력 손실이 지속될 위험이 높다. 만성 고막 천공은 급성에 비해 자가 치유가 어려워 고막성형술과 같은 수술적 치료가 필요할 수 있다.

만성 고막 천공의 주요 증상으로는 지속적인 청력 저하, 반복적인 이루, 이명, 그리고 귀의 불편감 등이 있다. 이로 인해 일상 생활에서 물과의 접촉을 피해야 하며, 특히 수영이나 샤워 시 귀에 물이 들어가지 않도록 주의해야 한다.

3 급성 고막 천공과 만성 고막 천공의 비교

급성 고막 천공과 만성 고막 천공은 원인, 경과, 치료 방법에서 차이를 보인다(표 30.1). 급성 고막 천공은 외상이나 급성 염증으로 인해 발생하며, 대부분의 경우 자가 치유가 가능하다. 반면에 만성 고막 천공은 장기간 회복되지 않은 고막 손상 상태로, 반복적인 염증과 청력 손실을 동반할 가능성이 높다. 치료 면에서도 급성 천공은 비수술적 관리가 주를 이루지만, 만성 천공은 자가 치유가 어려워 수술적 개입이 필요할 수 있다.

4 만성 고막 천공의 동물 모델 연구

만성 고막 천공의 병리학적 기전을 이해하고 이를 치료하기 위한 연구는 동물 모델을 통해 활발하게 진행되고 있다. 동물 모델은 고막의 치유 과정을 모니터링하고, 다양한 약

표 30.1 **천공의 종류.**

	급성 고막 천공	만성 고막 천공
원인	외상, 급성 중이염	만성 중이염, 반복 외상
치유	대부분 자가 치유 가능	자가 치유 어려움, 수술 필요
증상	청력 저하, 출혈, 이명, 통증	지속적 청력 저하, 반복적 이루, 이명
치료	비수술적 관리 (항생제, 자연 치유)	수술적 치료 필요 (고막성형술 등)

물 및 치료 방법의 효과를 평가하는 데 중요한 도구로 사용된다. 특히 쥐, 토끼, 그리고 더 큰 포유류들이 이러한 연구에 자주 사용되며, 고막 재생의 메커니즘과 염증 반응을 연구하는 데 유용하다.

급성 고막 천공 동물모델은 고막을 천공하고 바로 실험하면 되지만, 만성 고막 천공 동물모델은 고막천공이 최소 8주이상 지속되어야 한다. 따라서 고막 천공이 치유되지 않고 최소 6주이상 지속하도록 하는 것이 기술이다.

2. 만성 고막 천공 동물 모델 제작 방법

Myringotomy(고막절개술)는 주로 작은 칼날이나 미세 바늘을 이용해 고막에 정밀하게 절개를 가하는 방식이다. 이 방법은 천공의 크기와 위치를 제어할 수 있어 다양한 고막 천공 모델에서 활용된다. 고막절개술을 통해 유도되는 천공의 크기는 실험 목적에 따라 다르지만, 일반적으로 1-3 mm정도의 크기로 조정된다. 이 크기는 설치류 모델에서 적합하며, 더 큰 동물에서는 4 mm 이상으로 확장될 수 있다. 절개 후 고막은 자가 치유 능력이 강하므로, 만성고막천공 모델에서는 이 절개가 장기간 (최소 8주 이상) 지속되도록 물리적 차단 기법, 치유 억제 기법 등을 병행하여 천공을 만성 상태로 유지하는 것이 중요하다.

만성 고막 천공을 유도하기 위한 자연 치유 억제 기법에는 몇 가지 주요 접근법이 있다.

1 물리적 차단 기법

물리적 차단 방법에서 고막 천공 부위에 사용되는 필름은 실리콘, 젤라틴과 같은 생체적합성 물질이 주로 사용된다. 실리콘 필름은 약 0.1 mm 두께로 제작되어 천공 부위에 직접 적용되며, 치유 과정을 물리적으로 차단하여 만성 천공 상태를 유지시킨다. 젤라틴으로 구성된 Gelfoam은 흡수성 생체적합성 스폰지로, 고막 내부의 수분을 흡수하여 부풀어 올라 천공 부위를 효과적으로 막아준다.

2 화학적 유도 방법

고막에 화학 물질을 직접적으로 적용하여 천공을 유도하는 방법으로, 고막 표면을 화학적으로 손상시켜 천공을 만들거나, 고막을 부식시켜 일정 크기의 구멍을 형성하는 방식이다. 화학적 유도를 위한 대표적인 물질은 질산은(Silver Nitrate), 아세트산(Actetic Acid), 설퍼(Sulfuric Acid) 등이 있으며, 이들 각각은 특정한 시간과 농도로 처리되어 고막 천공을 유도한다. El-Anwar, Mohammad Waheed, et al. 논문에서는 질산은 50%을 고막절개술 중 천공 부위에 처리하였고, 약 50%의 성공율로 만성고막천공 모델을 제작하였다.

3 열적 유도 방법

열적 유도에서는 이산화탄소(CO_2) 레이저나 전기 소작기가 사용될 수 있다. Poyrazoglu, Ethem, et al. 논문에서 CO_2 레이저 고막 절개술이 절개형 고막 절개술보다 고막 천공 유지 기간이 더 길며 섬유화 및 염증 지속 기간이 길어지는 것을 확인하였다. 이는 CO_2 레이저 고막 절개술로 만성고막천공 동물 모델 제작시 성공율을 높일 수 있음을 의미한다.

4 치유 억제 기법

고막의 자연 치유를 억제하기 위해 주로 미토마이신 C(Mitomycin C)와 덱사메타손(Dexametasone)을 사용한다.

- **미토마이신** C: 고막의 상피 세포 증식을 억제하여 치유 방해. 천공 부위에 0.4 mg/ml 농도로 5분간 적용 후 생리 식염수로 잔류 약물 세척 및 제거.
- **덱사메타손**: 염증 반응 억제, 상피 및 섬유성 조직 재생 지연. 0.1% 용액으로 매일 7-14일 동안 적용.

5 Choung's COM Model (그림 30.2)

: 물리적 차단 기법, 치유 억제 기법, 열적 유도 방법을 복합적으로 적용하여 만성고막천공 동물모델 성공율을 기약적으로 올린 기법이다. model 1은 성공율이 약 75%, model 2는 성공율이 약 65%에 달한다. 주로 model 1 방법을 사용한다.

☞ **Choung's COM model 1**

① Malleus 전하방 고막에 가열된 micro-pick으로 찔러 약 50% 사이즈의 천공을 만든다.

② galfoam에 0.5 mg/ml의 Mitomycin C를 적셔 10분간 처리해준 후, 5 mg/ml의 Dexamethasone을 적신 gealfoam을 천공 부위에 꽂아두고 1주일간 처리한다.

③ 1주일 후 gelfoam을 제거하고 8주간 만성고막이 유지되는지 관찰하고, 이후 만성고막천공 실험에 사용한다.

☞ **Choung's COM model 2**

① Malleus 전하방 고막에 가열된 micro-pick으로 찔러 약 50% 사이즈의 천공을 만든다.

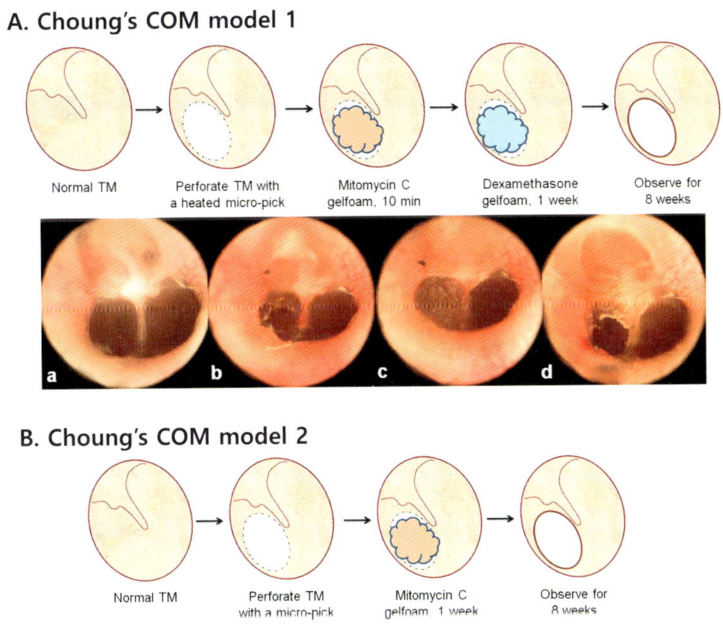

그림 30.2 만성 고막천공 동물모델 제조 방법 **A)** Choung's COM model 1: (a) 정상 고막 확인, (b) 가열된 미세 기구를 사용하여 고막의 앞쪽 절반에 50% 크기의 천공을 기계적으로 생성, (c) 미토마이신 C(0.5 mg/ml)를 적신 젤폼을 10분간 적용한 후, 덱사메타손이 포함된 젤폼을 1주 동안 구멍에 거치, (d) 고막천공 치유 여부를 8주 동안 관찰. **B)** Choung's COM model 2: 고막에 미세 기구로 천공을 만든 후, 미토마이신 C(0.5 mg/ml)가 포함된 젤폼을 1주 동안 국소 적용.
(출처: Choi SJ, Kim SW, Kim JH, Lee JB, Choo OS, Chung JH, Choung YH. Efficient treatment of chronic tympanic membrane perforations in animal models by chitosan patch scaffolds. Tissue Eng Regen Med 2011;8(2):141-150.)

② galfoam에 0.5 mg/ml의 Mitomycin C를 적셔 1주일간 처리한다.

③ 1주일 후 gelfoam을 제거하고 8주간 고막천공여부를 관찰한다.

3. 만성 고막 천공의 치유능력

만성고막천공은 일반적으로 수술적 치료가 아니면 자연치유가 되지 않아, 재생 세포가 없을 것으로 기대되었다. 하지만, Choung YH lab에서 발표한 바에 의하면, 만성고막천공의 잔존 고막에도 progenitor가 존재하여 고막재생 능력이 있음이 확인되었다.

고막에는 epithelial stem cell marker인 cytokeratin 19, integrin β1, p63가 발현되며 proliferation marker Ki-67가 발현되는 세포가 발견된다. 정상고막일 때는 이러한 potential stem cell이 발현되지 않지만, 고막천공이 되면 잔존 고막세포에서 이러한 marker의 발현이 증가하면서 고막재생능력이 향상된다. 이러한 현상은 만성고막천공

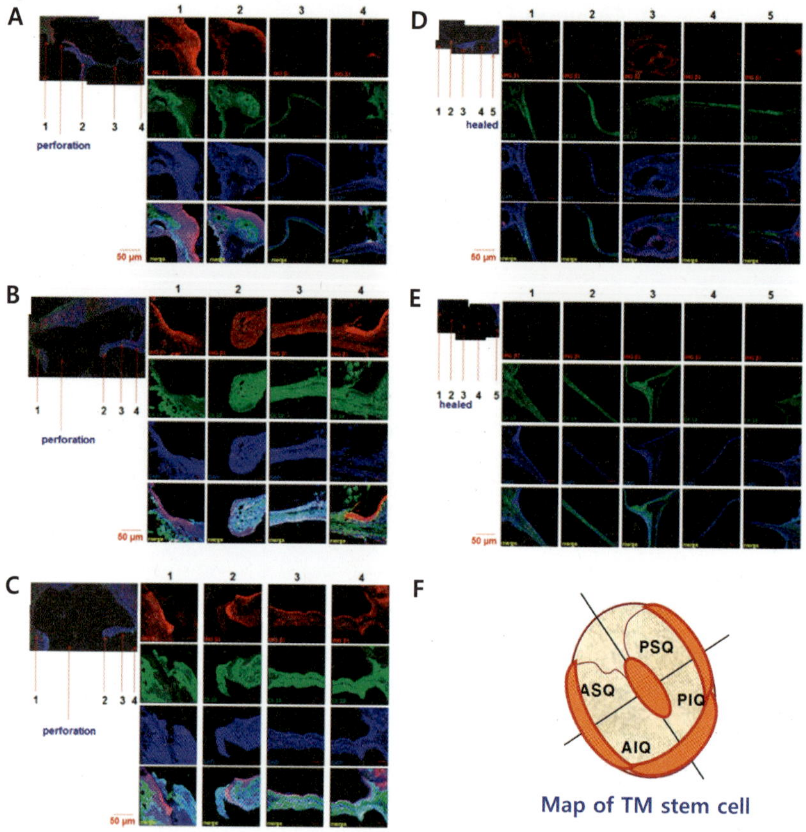

그림 30.3 만성 고막천공 동물모델에서 상피줄기세포 마커(ING 1, CK19)의 발현 만성천공모델(Choung's model 1) 제작 1주과정을 거친 후 **A)** 1일, **B)** 1주, **C)** 3주, **D)** 6주, **E)** 9주. 마커의 발현이 천공이 생긴 3주까지 증가하다가 고막 치유가 된 6주, 9주에는 감소 소견을 보인다. **F)** 고막줄기세포의 분포도.
(출처: Kim SW, Kim J, Seonwoo H, Jang KJ, Kim YJ, Lim HJ, Lim KT, Tian C, Chung JH, Choung YH. Latent progenitor cells as potential regulators for tympanic membrane regeneration. Sci Rep. 2015;5:11542.)

모델에서도 동일하게 관찰되는 것으로, 천공시에는 stem cell marker 발현이 증가하지만, 치유되면 감소한다(그림 30.3). 이는 적절한 처치로 이러한 progenitor cell의 재생능력을 향상시킴으로서 고막재생이 가능할 수 있음을 의미한다.

그림 3-F는 고막 stem cell의 존재 map을 표시한 것으로 malleus 주변, fibrotic annulus 주변에 progenitor cell이 많이 분포한다. 즉, 이 부위를 다치면 만성천공이 될 가능성이 높으며, 이 부위가 잔존하면 천공된 고막을 재생시킬 수 있는 가능성이 커지게 된다.

4. 만성 고막 천공의 최신 치료 동향

최근 만성 고막 천공(Chronic Tympanic Membrane Perforation, TMP)의 치료에 대한 연구는 조직 재생과 최소 침습적 방법을 중심으로 발전하고 있다. 최신 연구는 전통적 수술 방식에서 벗어나 재생 의학과 바이오 공학을 활용한 기술로 점차 옮겨가고 있으며, 이는 환자의 치료 효과를 극대화하고 회복 시간을 줄이기 위한 중요한 시도로 보고된다.

1 조직 공학 및 3D 프린팅

조직 공학과 3D 프린팅 기술은 현재 가장 주목받고 있는 치료법 중 하나이다. 이 기술은 환자 맞춤형 생체 적합성 스캐폴드(biocompatible scaffold)를 설계하여 고막의 자연 구조를 모방한 재생 재료를 사용하는 방식이다. 3D 프린팅 기술은 생체 잉크(bio-inks)를 이용해 염증을 줄이고 조직 재생을 촉진하는 효과를 가지며, 고막의 섬유질 구조를 복원하는 데 유용하다. 특히 고막의 조직 특성에 맞는 맞춤형 재료를 제작할 수 있어 재생의 효율성을 극대화하는 방법으로 주목받고 있다(그림 30.4, 30.5).

2 성장 인자(*growth factor*) 치료

성장인자를 이용한 치료법은 만성 고막 천공 치료에서 조직 재생을 촉진하는 중요한 방법으로 자리 잡고 있다. EGF(Epidermal Growth Factor)는 주로 상피세포의 증식과 이동을 촉진하여 고막 손상의 치유를 가속화하는 역할을 한다. Seonwoo et al.의 논문에 따르면 EGF는 만성 천공의 재생을 가속화하고 흉터 형성을 최소화 한다. 이 외에 섬유아세포의 성장과 분화를 촉진하는 bFGF(basic Fibroblast Growth Factor), 인슐린 성장

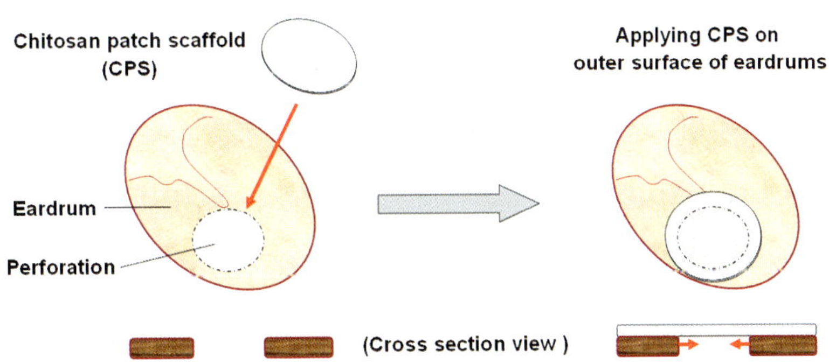

그림 30.4 인공 키토산 패치 스캐폴드(CPS)를 이용한 고막(Tympanic Membrane, TM) 재생. 인공 CPS는 고막 세포가 패치 표면을 따라 재생되도록 유도한다.
(출처: Kim JH, Bae JH, Lim KT, Choung PH, Park JS, Choi SJ, Im AL, Lee ET, Choung YH, Chung JH. Development of water-insoluble chitosan patch scaffold to repair traumatic tympanic membrane perforations. J Biomed Mater Res A 2009;90:446-455.)

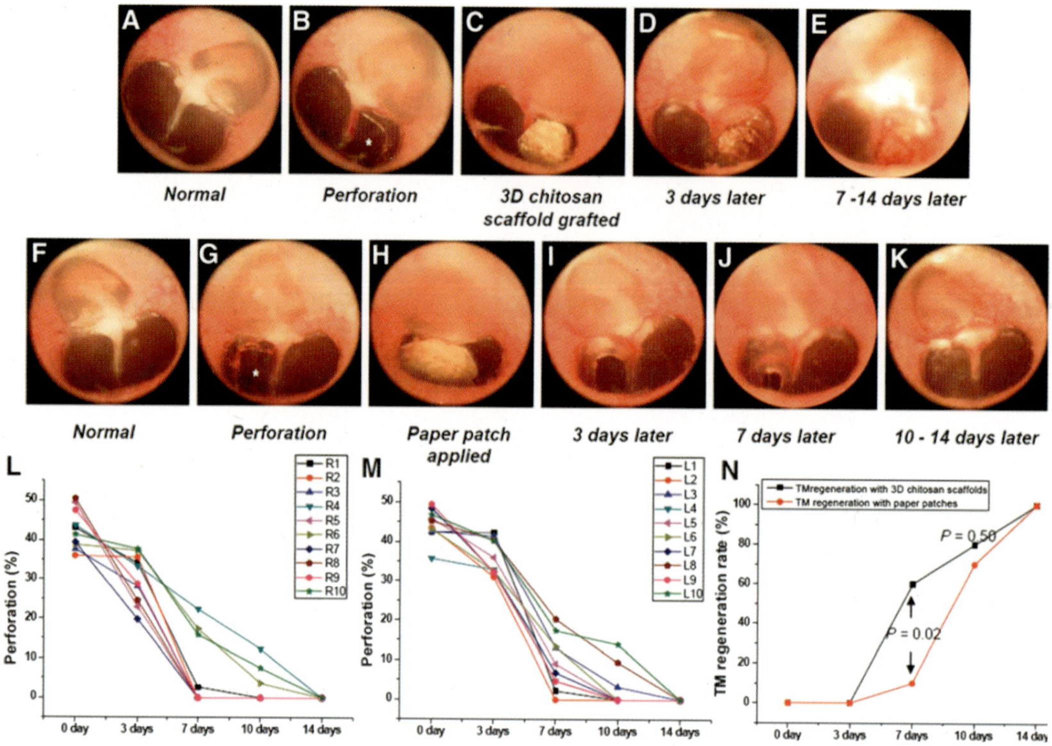

그림 30.5 고막(TMs) 천공(*) 후 (A–E) 3D chitosan scaffolds와 (F–K) 종이 패치를 사용한 고막 재생의 생체 내 동물 모델 연구. 각 그룹에서 천공된 고막의 변화(L, 3D 키토산 스캐폴드 그룹; M, 종이 패치 그룹)를 14일 동안 관찰함. (N)에는 3D 키토산 스캐폴드와 종이 패치를 이용한 천공된 고막 회복의 유의한 차이를 보임.
(출처: Kim J, Cho YS, Chung JW, et al. A healing method of tympanic membrane perforations using three-dimensional porous chitosan scaffolds. Tissue Eng Part A. 2011;17(21-22):2763-2772.)

인자(IGF)의 생물학적 활성을 조절하며, 줄기세포 자극을 통해 고막 재생을 촉진하는 IGFBP-2(Insulin growth factor binding protein-2) 등이 있다.

최근 생체 적합성 고분자 스캐폴드로부터 재생 촉진 물질, 항염증제, 항생제, 성장 인자가 방출되도록 하여 손상된 고막의 빠른 회복을 촉진하는 연구가 진행되고 있다. Seonwoo et al.의 논문에 의하면 방추형으로 배열된 EGF 방출 나노(nano) 구조를 지닌 패치에 의해 세포 증식, 상처 재생, 그리고 만성고막천공의 재생이 효과적으로 유도됨을 확인하였다(그림 30.6, 30.7).

3 줄기세포 치료

줄기세포 치료는 만성 고막 천공 재생을 촉진하기 위한 혁신적인 방법으로, 고막 재생 능력을 극대화하는데 사용된다. 줄기세포는 손상된 조직을 복구하고 새로운 세포를 형성하는 잠재력이 뛰어나, 조직 손상 부위에 도포하면 빠른 조직 재생을 기대할 수 있다.

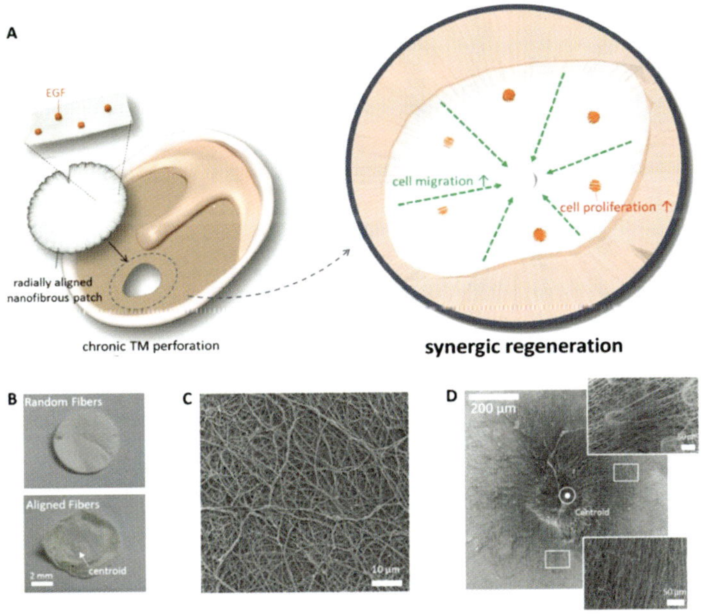

그림 30.6 성장인자와 patterned nano patch를 이용한 고막재건. **A)** Epidermal growth factor (EGF)-releasing radially aligned nanofibrous patches (ERA-NFPs) 제작. 방사형으로 정렬된 나노 패턴이 세포 이동을 촉진하고, EGF 방출이 세포 증식을 촉진함. **B)** Appearance of ERA-NFPs. ERA-NFPs는 중심점을 가지며, random fiber는 평평한 표면을 가짐. **C)** SEM images of a randomly aligned nanofibrous patch. 모든 섬유가 일정한 방향이 없음. **D)** SEM images of a radially aligned nanofibrous patch. 내부분의 섬유가 중심섬을 향해 살 성렬.
(출처: Seonwoo H, Shin BY, Jang KJ, Lee M, Choo OS, Park SB, Kim YC, Choi MJ, Kim JH, Garg P, Jang JH, Choung YH, Chung JH. Epidermal-growth-factor-releasing radially aligned electrospun nanofibrous patches for the regeneration of chronic tympanic membrane perforations. Advanced Healthcare Materials. 2019;8(2):e1801160.)

특히 중간엽 줄기세포(Mesenchymal Stem Cell, MSC)는 고막 천공 치료에서 가장 많이 연구되고 있는 세포 유형이다. MSC는 고막의 섬유성 조직 재생에 기여하며, 상피 세포와 섬유아 세포를 비롯한 다양한 조직을 정상적으로 재생하는데 효과적이다. Goncalves, Stefania, et al.에 따르면, 골유래 중간엽줄기세포(Bone Marrow-derived stem cells, BMSC)를 스캐폴드와 함께 고막 천공부위에 이식하였을 때, 염증 반응 감소 및 고막 삼층 구조를 복원할 수 있음이 확인되었다.

5. 결론

만성 고막 천공의 치료는 점차 정교해지고 있으며, 다양한 생체 재료와 조직 공학적 접근을 통한 고막 재생 연구는 치료의 성공률을 높이는 데 중요한 역할을 하고 있다. 이러

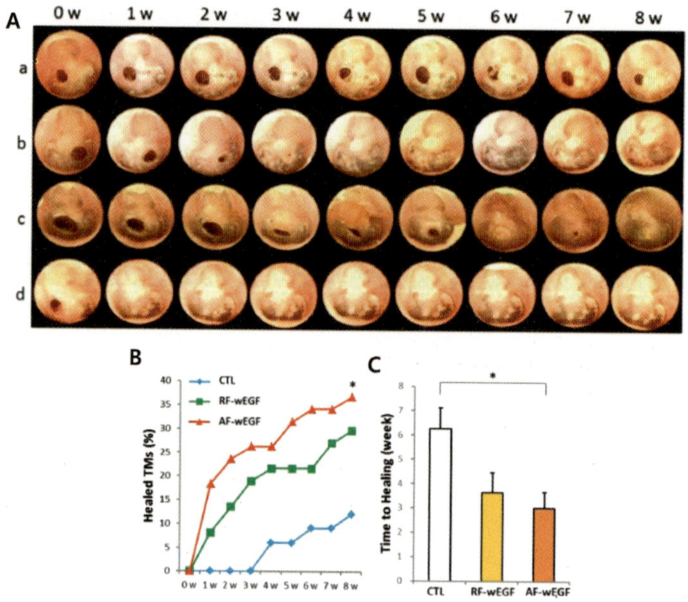

그림 30.7 만성 고막 천공 재생을 위한 상피 성장 인자 방출 나노섬유 패치. A) 만성 고막 천공 경과. a) 치유되지 않은 만성 고막 천공, b) random fibers with EGF 에 의해 치유된 만성 고막 천공, 그리고 c, d) aligned fibers with EGF에 의해 치유된 만성 고막 천공. B) 각 그룹의 시간에 따른 치유율.
(출처: Seonwoo H, Shin BY, Jang KJ, Lee M, Choo OS, Park SB, Kim YC, Choi MJ, Kim JH, Garg P, Jang JH, Choung YH, Chung JH. Epidermal-growth-factor-releasing radially aligned electrospun nanofibrous patches for the regeneration of chronic tympanic membrane perforations. Advanced Healthcare Materials. 2019;8(2):e1801160.)

한 연구들은 임상 적용으로 이어져 만성 고막 천공 환자들에게 더욱 효과적이고 지속 가능한 치료 옵션을 제공할 것으로 기대된다.

참 | 고 | 문 | 헌

1. Choi SJ, Kim SW, Kim JH, Lee JB, Choo OS, Chung JH, Choung YH. Efficient treatment of chronic tympanic membrane perforations in animal models by chitosan patch scaffolds. Tissue Eng Regen Med 2011;8(2):141-150Sagiv,
2. El-Anwar, Mohammad Waheed, et al. Topical silver nitrate application during myringoplasty for large tympanic membrane perforation." Indian Journal of Otology. 2019; 25(4):177-179.
3. Golz, Avishay, et al. Paper patching for chronic tympanic membrane perforations. Otolaryngology—Head and Neck Surgery 2003; 128(4):565-570.
4. Goncalves, Stefania, et al. Histologic changes of mesenchymal stem cell repair of tympanic membrane perforation. Acta Oto-Laryngologica 2017; 137(4): 411-416.
5. Huang, Juntao, et al. The effectiveness of βFGF in the treatment of tympanic membrane perforations: a systematic review and meta-analysis. Otology & Neurotology. 2020; 41(6):782-790.
6. Kim JH, Bae JH, Lim KT, Choung PH, Park JS, Choi SJ, Im AL, Lee ET, Choung YH,

Chung JH. Development of water-insoluble chitosan patch scaffold to repair traumatic tympanic membrane perforations. J Biomed Mater Res A 2009;90:446-455.

7. Kim J, Kim SW, Choi SJ, Lim KT, Lee JB, Seonwoo H, Choung PH, Park K, Cho CS, Choung YH, Chung JH. A healing method of tympanic membrane perforations using three-dimensional porous chitosan scaffolds. Tissue Eng Part A. 2011;17(21-22):2763-2772.
8. Kim SW, Kim J, Seonwoo H, Jang KJ, Kim YJ, Lim HJ, Lim KT, Tian C, Chung JH, Choung YH. Latent progenitor cells as potential regulators for tympanic membrane regeneration. Sci Rep. 2015;5:11542.
9. Poyrazoglu, Ethem, et al. The effects of incisional myringotomy and CO2 laser myringotomy on rat tympanic membranes. International journal of pediatric otorhinolaryngology. 2004; 68(6): 811-815.
10. Principi, N., et al. Acute otitis media with spontaneous tympanic membrane perforation. European Journal of Clinical Microbiology & Infectious Diseases. 2017; 36(1): 11-18.
11. Sagiv D, et al. Traumatic perforation of the tympanic membrane: a review of 80 cases. The Journal of Emergency Medicine. 2018; 54(2):186-190.
12. Santa Maria, Peter L., Marcus D. Atlas, and Reza Ghassemifar. Chronic tympanic membrane perforation: a better animal model is needed. Wound repair and regeneration 2007;15(4): 450-458.
13. Seonwoo H, Kim SW, Kim J, Chunjie T, Lim KT, Kim YJ, Pandey S, Choung PH, Choung YH, Chung JH. Regeneration of Chronic Tympanic Membrane Perforation Using an EGF-Releasing Chitosan Patch. Tissue Eng Part A. 2013;19(17-18):2097-2107.
14. Seonwoo H, Kim SW, Shin B, Jang KJ, Lee MC, Choo OS, Choi MJ, Kim J, Lim KT, Jang JH, Chung JH, Choung YH. Latent stem cell-stimulating therapy for regeneration of chronic tympanic membrane perforations using IGFBP2-releasing chitosan patch scaffolds. Biomaterials Applications 2019;34(2):198-207.
15. Seonwoo H, Shin BY, Jang KJ, Lee M, Choo OS, Park SB, Kim YC, Choi MJ, Kim JH, Garg P, Jang JH, Choung YH, Chung JH. Epidermal-growth-factor-releasing radially aligned electrospun nanofibrous patches for the regeneration of chronic tympanic membrane perforations. Advanced Healthcare Materials. 2019;8(2):e1801160.
16. Wang, Allen Y., et al. Animal models of chronic tympanic membrane perforation: a 'time-out'to review evidence and standardize design. International Journal of Pediatric Otorhinolaryngology 2014; 78(12):2048-2055.

귀 기초연구 Basic Research Of EAR

CHAPTER 31

청각유모세포 재생
Auditory hair cell regeneration

1. 청각세포 재생의 가능성

일반적으로 포유류의 유모세포는 손상되면 자연적으로 재생되지 않는다. 반면, 어류나 양서류, 조류, 파충류와 같은 비포유류에 해당하는 일부 동물은 유모세포가 손상되었을 때 이를 스스로 재생할 수 있는 능력을 가지고 있다. 이러한 재생 능력은 내이의 지지세포(supporting cells)가 유모세포로 전환되는 과정에서 비롯된다. 포유류에서 달팽이관의 지지세포의 하위유형은 비포유류에 비해 더욱 특화된 영역으로 존재하여 분화 가능성을 억제하는 요소로 작용할 수 있다.

1 어류

제브라피시의 측선 시스템은 체표에 위치해 물의 흐름을 감지하며, 내이 유모 세포의 발달과 재생을 연구하는 데 유용한 모델로 사용된다. 측선은 개별 신경절로 이루어져 있으며, 각 신경절은 약 20개의 유모세포와 이를 둘러싼 지지세포로 구성된다. 제브라피시는 손상 후 유모세포를 빠르게 재생하는 능력을 가지며, 지지세포의 세포 분열과 전환을 통해 유모세포를 보충하게 된다. 특히, 신경절의 다양한 위치에 따라 지지세포의 재생 방식이 다르게 나타나며, 이로 인해 재생 중 여러 신호 경로가 관여한다. 제브라피시 측선에서 유모세포 재생에는 Wnt와 Notch 신호 경로가 중요한 역할을 하는데, Wnt 신호는 지지세포의 증식을 촉진하는 반면, Notch 신호는 손상 후 지지세포의 분화를 억제하여 특정 위치에서 유모세포 과잉 생성을 방지하게 된다. 이러한 신호 경로 외에도 염증 반응, FGF 신호, 그리고 기타 신호가 유모세포 재생을 조절하며, 다양한 조절 인자들의 상호작용이 유모세포 재생에 기여하는 것으로 알려져 있다.

Sungmin Baek et al. 등은 Neomycin에 의한 유모세포 사멸 후, 손상/염증 반응을 시작으로 전구세포를 유지하는 관련 유전자와 Notch, FGF 신호가 하향 조절되며, 상대적으로 재생에 특이적인 Retinoic acid 경로가 짧은 기간 동안 활성화 되어 지지세포의 재생을 촉진하며 일부 하위 집단이 유모세포로 분화를 하여 5시간 이내에 재생됨을 보고한 바 있다.

2 조류

Chicken의 기저 유두(basilar papilla)는 손상 후 강력한 증식 및 재생 반응을 보이며, 손상 시 지지세포를 통해 유모세포가 재생된다. 이 과정에서 세포 분열을 통한 재생(mitotic regeneration)과 지지세포의 직접 전환(transdifferentiation)이라는 두 가지 방식이 사용되는데, 특히 기저 유두의 신경 쪽에서는 높은 유모세포가 주로 분열을 통해 재생되며, 반면 비신경 쪽에서는 짧은 유모세포가 지지세포의 직접 전환을 통해 우선적으로 재생된다. 최근 연구에서는 single cell RNA sequencing(scRNA-seq)을 통해 지지세포의 이질성을 확인하여 신경 및 비신경 부위의 세포가 서로 다른 유전자 발현 특성을 보이는 것이 보고 되었다. 이 과정에서 Notch, Wnt, FGF, BMP 등의 신호 경로가 중요한 역할을 하며, 특히 Wnt 신호는 지지세포 증식을 촉진하고, BMP4는 세포 분화를 억제하여 유모세포의 운명을 조절하는 것으로 밝혀졌다.

Heller group에 의하면, Sisomicin에 의한 청각 세포가 손상될 때 치킨 지지세포의 유전자 발현 변화를 조사했으며, F2RL1 수용체, HBEGF, EGFR, ERK 신호 경로가 포함되는 것을 확인하였다. 이 경로는 F2RL1의 단백질 분해 활성화로 시작하여 HBEGF가 매트릭스 메탈로프로테이스에 의해 유리되고, 이어 EGFR을 통한 ERK 신호로 이어지는데, 이 신호 경로의 각 요소는 지지세포의 S기 진입과 유모세포 재생에 필수적이다. 또한, STAT3 인산화가 이 신호 경로와 결합하여 ATF3, FOSL2, CREM 등의 전사 인자 발현을 증가시키는 것을 보고하였다.

3 포유류

포유류의 청각 시스템은 정밀도가 높지만, 유모세포의 손상이 발생하면 거의 재생되지 않는다. 포유류에서도 어류와 비슷한 재생능력이 있는 지지세포가 존재하지만, 이들은 성인 상태에서 유모세포로 분화하지 못하는 특징이 있다. 따라서 포유류에서는 유모세포 손상시 지지세포가 손상된 유모세포를 대체하거나 재생하지 못하기 때문에 청각 손상이 영구적으로 남는다.

신생기의 포유류 와우에서는 제한적인 유모세포 재생이 관찰되며, 특히 Lgr5 양성 지지세포가 유모세포의 전구체 역할을 할 수 있다. 성숙한 포유류 와우의 지지세포는 증식하지 않지만, 일부는 유모세포로 전환될 수 있는 잠재력을 보유하고 있다. 유모세포 재생을 촉진하는 신호 경로로는 Wnt/β-catenin, Notch, 그리고 다양한 전사인자들이 있으며, Wnt 신호 경로는 세포 증식과 유모세포 분화에 필수적이며, 특히 신생아 와우의 지지세포에서 Atoh1과 함께 발현될 때 재생 효율을 높일 수 있다. 반면, Notch 신호는 지지세포가 유모세포로 전환되는 것을 억제하며, 손상 모델에서 Notch를 억제하면 유모세포의 재생이 촉진된다. 여러 전사인자의 결합 및 신호 경로 조절이 포유류에서 유모세포 재생을 가능하게 하는 잠재적 치료 방법으로 연구되고 있다.

2. 지지세포의 역할

지지세포는 손상된 유모세포를 대체할 수 있는 잠재력을 가지고 있다. 이들은 다음과 같은 두 가지 메커니즘을 통해 유모세포로 전환될 수 있다(그림 31.1).

1 세포 분열 후 전환(*Mitosis followed by Transdifferentiation*)

지지세포는 손상 신호를 받아 세포 주기로 다시 진입하고 분열을 시작한 후 분열된 세포 중 일부가 유모세포로 분화한다. 전환은 비대칭 분열을 통해 이루어진다. 지지세포의 공간적 위치에 따라서 이들의 하위유형은 유모세포로 전환되는 잠재력에 기여한다. Wnt

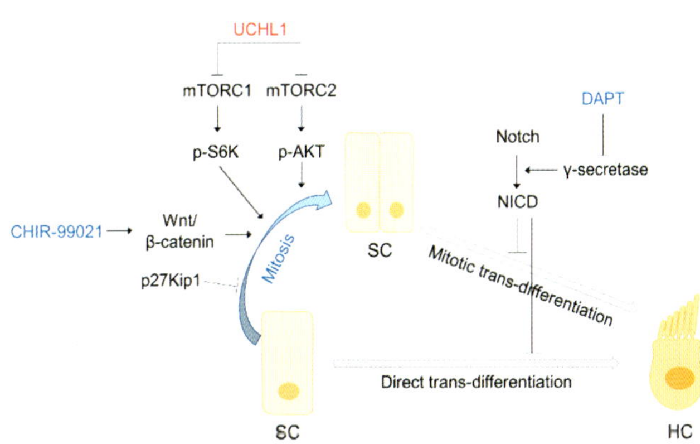

그림 31.1 Direct trans-differentiation과 mitotic trans-differentiation. 포유류의 코르티 기관에서 유비퀴틴 C-말단 가수분해효소 L1 (UCHL1)의 발현 패턴은, UCHL1의 억제가 신생아 달팽이관에서 AKT-포유류 랩토마이신 표적 단백질(mTOR)-리보솜 단백질 S6 키나제(p70S6K)-UCHL1 경로를 조절함으로써 청각 지지 세포(SC)와 전구 세포가 유모세포(HC)로 전환되는 것을 유도한다는 것을 보여줌.
(출처: Kim YJ, Jeong IH, Ha JH, Kim YS, Sung S, Jang JH, Choung YH. The Suppression of Ubiquitin C-terminal Hydrolase L1 Promotes the Transdifferentiation of Auditory Supporting Cells into Hair Cells by Regulating the mTOR Pathway. Cells. 2024;13:737)

신호 경로는 지지세포의 증식을 촉진하는 중요한 역할을 하며, Notch 신호는 불필요한 세포 증식과 분화를 억제하여 세포 간 균형을 유지합니다.

Wang T et al.은 Lgr5 발현 세포가 증식을 통해서 유모세포로의 분화될 수 있음을 보였다. 이 때, Wnt 신호 전달에 의해 전구세포의 운명이 조절되며, 비대칭 분열된 일부 세포들이 유모세포로 전환 분화되는 것을 확인한 바 있다.

2 직접적 전환(*Direct Transdifferentiation*)

지지세포가 분열없이 직접적으로 유모세포로 변환된다. 이 방법은 세포 분열 단계를 건너뛰기 때문에 빠른 재생이 가능하며 손상된 유모세포가 바로 보충되게 된다. 지지세포가 유모세포 층에 이주/도달하여 유모세포 정체성을 가지게 되며 통합된다.

Notch 신호 억제는 직접 전환을 촉진하는 중요한 역할을 하며, Atoh1과 같은 전사인자는 유모세포의 특성을 부여하는 데 필요합니다. 제브라피시의 측선에서 지지세포가

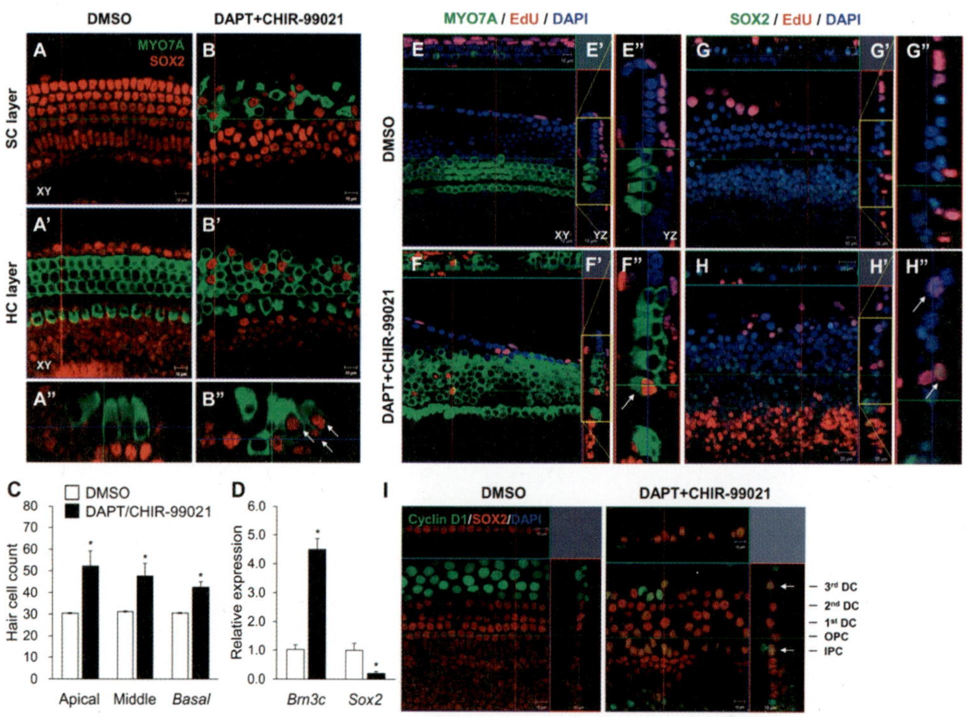

그림 31.2 γ-secretase inhibitor(DAPT), Wnt agonist(CHIR-99021)를 통한 ectopic hair cells의 유도 (transdifferentiation). Notch 억제와 Wnt 활성화가 P2 단계에서 MYO7A를 발현하는 유모세포(HC)를 크게 증가시키고, SOX_2를 발현하는 지지 세포(SCs)의 수를 감소시킴(그림 A–C). 대부분의 SC가 직접적으로 HCs로 전환된 것을 확인할 수 있다.

(출처: Kim YJ, Jeong IH, Ha JH, Kim YS, Sung S, Jang JH, Choung YH. The Suppression of Ubiquitin C-terminal Hydrolase L1 Promotes the Transdifferentiation of Auditory Supporting Cells into Hair Cells by Regulating the mTOR Pathway. Cells. 2024;13:737)

분열 없이 유모세포로 바로 전환되어 손상 후 감각 기능을 빠르게 복구한다.

Defourny J et al.은 shRNA 매개 유전자 침묵과 soluble inhibitor를 이용한 Ephrin-B2 신호 전달 억제를 통해서, 지지세포가 유모세포층으로 이동하고 지지세포 성질에서 유모세포의 특성으로 전이되며, 기존 감각층에 통합되어 기능적으로 청각 시스템의 일부가 될 수 있음을 시사한 바 있다.

3. 유전자 조작과 세포 신호 경로

청각세포 재생을 유도하기 위해 과학자들은 특정 유전자를 활성화하거나 억제하는 방법을 연구하고 있다. 대표적인 유전자로는 Atoh1이 있으며, 이 유전자는 유모세포의 발달과 재생에 중요한 역할을 한다. Atoh1의 발현을 증가시키면 지지세포가 유모세포로 전환되는 것을 촉진할 수 있다. 또한, Notch 신호 경로와 같은 세포 신호 경로는 지지세포의 운명을 결정하는 데 중요한 역할을 하므로, 이를 조절하여 유모세포 재생을 유도하려는 시도도 진행되고 있다.

4. 청각세포 재생을 위한 최신 연구 동향

청각세포 재생에 대한 연구는 크게 세 가지 방법으로 진행되고 있다:

1 유전자 치료*(Gene Therapy)*

유전자 치료는 특정 유전자를 표적하여 지지세포가 유모세포로 변환되도록 유도하는 방법이다. Atoh1 유전자의 발현을 촉진하는 바이러스 벡터를 사용하거나, CRISPR-Cas9과 같은 유전자 편집 기술을 활용하여 손상된 세포를 재생시키려는 시도가 이루어지고 있다. Adeno-associated virus는 비병원성, 비분열성, 낮은 면역반응 그리고 지속적으로 유전자를 발현함으로써, 안전성이 다른 바이러스 벡터에 비해 높다.

Tao Y et al.은 AAV (Adeno-associated virus) vector를 이용하여 Atoh1 유전자를 달팽이관 SC에 도입하여 HC-like cell로 분화하는 기술을 Prestin knockout mouse 모델에 도입하여 청력을 부분적으로 회복시켰다.

2 약물 치료*(Pharmacological Therapy)*

약물 치료는 특정 화합물을 사용하여 내이의 환경을 변화시켜 유모세포 재생을 유도하는 방법이다. 예를 들어, Notch 경로를 억제하는 약물은 지지세포의 전환을 촉진하여 유

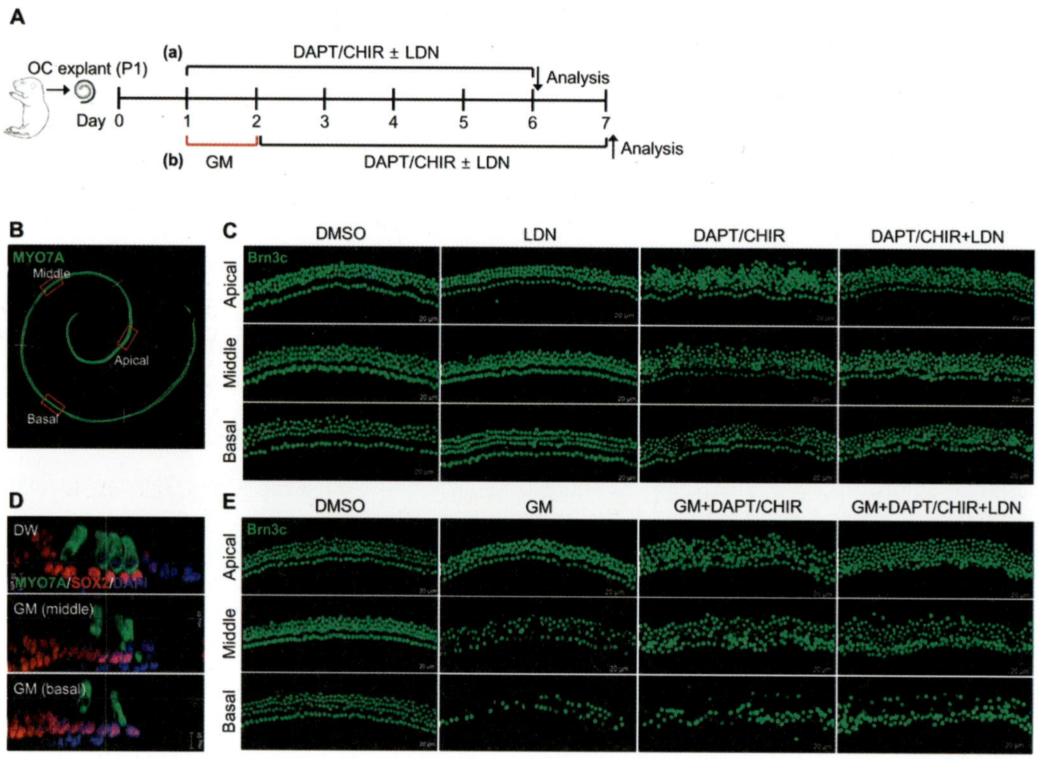

그림 31.3 LDN을 통한 UCHL1의 억제가 청각유모세포의 재생을 유도함. Gentamicin에 의한 유모세포의 손상이 DAPT/CHIR-99021을 처리하거나 LDN-57444을 함께 처리시 대부분의 cochlear turn에서 유모세포 재생을 촉진하였음. (출처: Kim YJ, Jeong IH, Ha JH, Kim YS, Sung S, Jang JH, Choung YH. The Suppression of Ubiquitin C-terminal Hydrolase L1 Promotes the Transdifferentiation of Auditory Supporting Cells into Hair Cells by Regulating the mTOR Pathway. Cells. 2024;13:737)

모세포 재생을 유도할 수 있다.

3 줄기세포 치료*(Stem Cell Therapy)*

줄기세포 치료는 줄기세포를 이용하여 손상된 유모세포를 대체하는 방법이다. 이 방법은 줄기세포가 내이의 손상된 부위로 이동하여 유모세포로 분화되도록 유도하는 것이다. 현재 다양한 줄기세포 유형과 이들의 분화 조건을 연구하고 있으며, 동물 모델에서 유의미한 결과를 얻고 있다. 두 가지 방법으로 적용된다

- **내인성 줄기세포 적용**: 내이의 세포에 유전자 치료를 도입하여 줄기세포를 자극하는 방법이다.
- **외인성 줄기세포 적용**: 전구세포, 불멸화 세포주 등 내이가 아닌 외래의 세포를 이식하는 방법이다. dorsal root ganglion cells, neural precursor cells, the stem cells or precursor cells isolated from the inner ear, immortalized auditory neuroblasts,

embryonic stem cells and their derived neural stem cells, and bone marrow stromal cells treated with Shh and retinoic acid과 같은 세포들을 이식한 연구 사례가 있음.

5. 청각세포 재생의 도전 과제

청각세포 재생 연구는 아직 초기 단계에 있으며, 여러 도전 과제가 남아 있다.

1 효율적인 재생 유도

현재의 기술로는 모든 손상된 유모세포를 효율적으로 재생시키는 데 한계가 있다. 특히, 재생된 유모세포가 정상적으로 청각 신경과 연결되고, 청각 정보를 효과적으로 전달하는 데에는 많은 어려움이 있다.

2 안전성 문제

유전자 치료나 줄기세포 치료는 아직 안전성에 대한 우려가 있다. 특히, 유전자 조작이 예상치 못한 부작용을 일으킬 가능성이 있으며, 줄기세포의 경우 비정상적인 세포 성장이 발생할 수 있다.

3 임상 적용의 어려움

동물 모델에서의 성공적인 결과가 인간에게도 동일하게 적용될 수 있는지는 아직 확실하지 않다. 내이는 구조적으로 매우 복잡하며, 개별 환자의 상태에 따라 치료 효과가 달라질 수 있다.

참 고 문 헌

1. Benkafadar N, Sato MP, Ling AH, Janesick A, Scheibinger M, Jan TA, Heller S. An essential signaling cascade for avian auditory hair cell regeneration. Dev Cell. 2024;59(2):280-291.
2. Defourny J, Mateo Sánchez S, Schoonaert L, Robberecht W, Davy A, Nguyen L, Malgrange B. Cochlear supporting cell transdifferentiation and integration into hair cell layers by inhibition of ephrin-B2 signalling. Nat Commun. 2015;6:7017.
3. He Z, Ding Y, Mu Y, Xu X, Kong W, Chai R, Chen X. Stem Cell-Based Therapies in Hearing Loss. Front Cell Dev Biol. 2021;9:730042.
4. Köppl C, Manley GA. A Functional Perspective on the Evolution of the Cochlea. Cold Spring Harb Perspect Med. 2019;9(6):a033241.
5. Kim YJ, Jeong IH, Ha JH, Kim YS, Sung S, Jang JH, Choung Y-H. The Suppression of

Ubiquitin C-Terminal Hydrolase L1 Promotes the Transdifferentiation of Auditory Supporting Cells into Hair Cells by Regulating the mTOR Pathway. *Cells*. 2024; 13(9):737.

6. Regenerated hair cells can originate from supporting cell progeny: evidence from phototoxicity and laser ablation experiments in the lateral line system. J Neurosci 10:2502 – 2512.
7. Sungmin Baek, Nhung T.T. Tran, Daniel C. Diaz, Ya-Yin Tsai, Joaquin Navajas Acedo, Mark E. Lush, Tatjana Piotrowski, Single-cell transcriptome analysis reveals three sequential phases of gene expression during zebrafish sensory hair cell regeneration, Developmental Cell, Volume 57, Issue 6, 2022, Pages 799-819.e6.
8. Tao, Y., Liu, X., Yang, L. et al. AAV-ie-K558R mediated cochlear gene therapy and hair cell regeneration. Sig Transduct Target Ther 2022;7:109.
9. Wang T, Chai R, Kim GS, Pham N, Jansson L, Nguyen DH, Kuo B, May LA, Zuo J, Cunningham LL, Cheng AG. Lgr5+ cells regenerate hair cells via proliferation and direct transdifferentiation in damaged neonatal mouse utricle. Nat Commun. 2015;6:6613.
10. Choi S-W, Abitbol JM, Cheng AG. Hair Cell Regeneration: From Animals to Humans. *Clin Exp Otorhinolaryngol.* 2024;17(1):1-14.

CHAPTER 32

골 재생
Bone regeneration

1. 개요

중이염과 진주종 등과 같은 중이 질환에서 유양농 삭개술(mastoidectomy)을 시행하게 된다. 이는 진주종을 제거하거나 감염된 유양돌기 뼈와 air cell을 제거하는 수술이다. 유양동 내부는 점막으로 덮혀 있는데, 이 점막은 중이의 가스 교환 기능 및 압력 조절과 밀접히 관련되어 있다. 따라서 유양동삭개술로 이 점막이 모두 제거되면 중이의 압력조절에 영향을 미지게 된다.

유양동 삭개술은 외이도의 후벽을 보존하는 폐쇄동 유양동삭개술(canal wall-up mastoidectomy)과 외이도 후벽을 제거하여 하나의 공동(cavity)을 만드는 개방동 유양동 삭개술(canal wall-up mastoidectomy)로 크게 나뉜다. 만성 중이 질환을 근본적으로 치료하기 위해 수술이 불가피하지만, 중이의 해부학적 구조와 생리적 기능을 변화시켜 반복적인 만성 감염, 육아 조직 형성 및 keratin debris 축적을 유발할 수 있는 문제를 가지고 있다.

특히 개방동 유양돌기 삭개술은 수술 후에 보청기 착용의 어려움과 압력이나 온도 변화에 따른 어지러움, 외이도의 self-clear 능력의 상실 등의 어려움이 발생할 수 있다. 이러한 개방공동 문제들(open cavity problem)을 해결하기 위해 외이도 후벽 재건과 함께 유양돌기 폐쇄술(mastoid obliteration)을 시도할 수 있다. 유양동 폐쇄에는 alloplastic and biosynthetic materials 도 사용되기도 하나 자가이식 조직(Autologous grafts)들이 생물학적 안정성, 비용효율성, 골유도 성장인자의 공급 등의 이유로 더 선호되어 왔다. 하지만 자가 조직도 양적인 한계와 공여부의 문제, 수술 후 이식조직의 재흡수 등의 문제점을 가지고 있다. 조직 공학은 생체재료 및 세포 기반 전략을 이용하여 유양돌기 뼈와 주변 구조물을 재건하는 유망한 접근법으로 떠오르고 있다.

2. 유양돌기 폐쇄(*Mastoid obliteration*)를 위한 생체재료

1 자가 조직(*Autologous Tissue*)

자가 조직을 사용한 유양돌기 폐쇄(obliteration)은 신체의 다른 부위에서 얻은 조직을 이용하는 방법으로, 생체 적합성 측면에서 가장 큰 장점이 있다. 자가 조직은 환자 본인의 조직이므로 면역 반응이 거의 없고, 감염 위험도 상대적으로 낮다.

지방 조직(*fat graft*)

가장 흔히 사용되는 자가 조직 중 하나는 복부나 둔부에서 채취한 지방 조직이다. 지방 조직은 쉽게 얻을 수 있고, 수술 후 결과가 양호하며 흡수가 적절한 경우 장기적인 결과도 안정적인 것으로 보고되고 있다. 그러나 일부 경우에서는 지방의 흡수율이 높아지거나, 시간이 지남에 따라 충전된 공간이 감소할 수 있다.

근막(*fascia*)

측두근막(temporalis fascia)은 또 다른 자가 이식 재료로, 주로 고막 수술에서도 많이 사용되며, 유양돌기 충전에도 이용된다. 근막은 탄력성과 강도가 있어 충전재로 적합하며, 이식 후 쉽게 재흡수되지 않는 특징을 가진다.

근육(*muscle*)

측두근(temporalis muscle) 또는 후두근(occipital muscle)을 사용하여 충전하는 방법도 있다. 특히 근육 조직은 충전 공간을 채우면서도 좋은 혈류 공급을 제공해 치유 과정을 촉진할 수 있다. 측두근 충전은 유양돌기 절제술과 함께 자주 사용되는 방법 중 하나이다.

골 이식(*bone graft*)

환자의 갈비뼈나 두개골에서 얻은 자가 골편(autologous bone graft)을 이용해 충전하는 방법도 있는데 이 방법은 충전재가 재흡수되는 위험이 적고, 영구적인 충전을 보장하는 데 효과적이다. 골 이식은 주로 외이도의 후벽을 재건하거나 유양동 공간을 완전히 채우기 위해 사용된다.

2 동종 이식재(*Allograft*)

인간 기증자로부터 얻어진 뼈나 조직을 다른 환자의 수술에 사용하는 재료이다. 이러한 동종이식재는 자가이식재가 부족하거나 사용할 수 없을 때 사용되며, 골 형성 및 조직 재생을 촉진하는 데 중요한 역할을 한다.

- Demineralized Bone Matrix (DBM)
  DBM(탈회골매트릭스)은 가장 흔하게 사용되는 동종이식재 중 하나로, 기증자의 뼈에서 무기질 성분을 제거하여 남은 유기 성분(주로 콜라겐, 성장 인자)을 사용하는 재료이다. DBM은 골유도성(osteoconductive) 및 골유발성(osteoinductive) 특성을 가지고 있어, 뼈 재생을 촉진하는 데 효과적인 것으로 보고되고 있다.

3 이종 이식재*(Xenograft)*

이종이식재는 한 종의 생물에서 얻은 조직이나 뼈를 다른 종의 생물, 즉 인간에게 이식할 때 사용되는 재료이다. 예를 들어, 소(bovine) 또는 돼지(porcine) 뼈에서 추출된 뼈 이식재가 대표적인 사례로 이러한 이식재는 유양동 폐쇄 등 수술에서 사용된다. 뼈 이식재는 골전도성이 뛰어나고, 뼈 치유를 촉진할 수 있으며, 충분한 양을 공급할 수 있는 장점이 있다. 탈세포화 및 항원 제거 과정을 거쳐 면역 반응을 최소화하도록 처리된다.

4 인공 생체 재료*(artificial biomaterials)*

인공 재료는 다양한 합성 물질로 이루어져 있으며, 자가 조직을 사용하기 어려운 경우에 유용하게 사용된다. 이러한 재료들은 충전 후 재흡수되지 않고, 장기적으로 공간을 유지할 수 있다는 장점이 있다.

하이드록시아파타이트*(hydroxyapatite)*

하이드록시아파타이트는 뼈와 유사한 성분을 가진 생체 적합성 재료로, 충전재로 자주 사용된다. 특히 미세 알갱이 형태의 하이드록시아파타이트는 충전 공간을 안정적으로 채우며, 시간이 지나면서 인접 조직과 잘 융합된다. 하이드록시아파타이트는 오랜 기간 동안 그 자리를 유지하며, 뼈의 재생과 유사한 역할을 할 수 있다.

폴리카프로락톤*(PCL, polycaprolactone)*

PCL은 생분해성 폴리에스터 재료로, 조직 재생을 촉진하며 사용 후 일정 시간이 지나면 몸 안에서 분해된다. 이 재료는 주로 충전재로 사용되며, 조직과의 접합성이 뛰어나며 뼈의 성장과도 잘 어우러질 수 있다. 특히, 폴리카프로락톤(PCL) 나노섬유 지지체는 뼈 손상을 치료하기 위한 줄기세포(MSC) 기반 세포 재생 치료에서 세포의 부착, 증식, 골분화 촉진을 지원하는 데 널리 사용되고 있다. 최근 *in vivo*(생체 내) 연구에서는 토끼 두개골에 이식된 PCL 재료의 분자량이 2년 후 63% 감소한 것으로 명확하게 나타났고, 쥐의 등 피부에 이식된 PCL 재료는 알려지지 않은 대사 과정을 통해 체외로 배출되었으며, 이는 15일 후에 검출되었다.

Poly*(L-lactic acid) (PLLA)* 지지체

Poly(L-lactic acid) (PLLA)는 조직 공학에서 자주 사용되는 또 다른 폴리머로, PCL과 결합하여 그 특성을 향상시킨다. Sadiasa 등(2014)은 염 용출법을 이용해 제조된 다공성 PCL-PLLA 지지체를 연구하여, 이를 사용한 뼈 재생이 *in vitro* 및 *in vivo* 연구 모두에서 성공적임을 보여주었습니다. 지지체의 다공성 구조는 세포 부착과 증식을 촉진하여 유양돌기 폐쇄에서 조직 통합에 중요한 역할을 하게 된다.

합성 세라믹*(synthetic ceramics)*

합성 세라믹은 생체 적합성 및 생체 활동성이 뛰어난 물질로, 사용 후 뼈와 유사하게 작용하며 장기적인 충전재로 사용됩니다. 하이드록시아파타이트 외에도 여러 종류의 세라믹 재료가 사용되며, 뼈의 구조와 결합하여 장기적인 충전 효과를 제공합니다.

5 세포 기반 치료*(Cell-based Therapy)*

최근에는 줄기세포를 사용한 재생 치료도 주목받고 있다. 중간엽 줄기세포(MSC), 지방유래 줄기세포(ASC) 및 기질 혈관 분획(SVF)을 유양돌기 충전에 사용하여 조직 재생을 촉진하는 방법이 연구되고 있다. 이러한 세포 기반 치료는 충전된 조직이 장기적으로 살아남아 주변 조직과 융합할 수 있도록 돕고, 재생 능력을 강화하는 효과를 기대할 수 있다.

중간엽 줄기세포(MSC)

중간엽 줄기세포는 골아세포와 연골세포로 분화할 수 있는 능력이 있어 뼈 조직 공학에 매력적인 주제이다. 연구에 따르면, PCL과 HA 복합체와 같은 지지체에 중간엽 줄기세포를 심으면 골형성을 촉진하고 새로운 뼈 조직의 형성을 도와준다. Mehrkens 등(2012)은 골형성 단백질-2(BMP-2)와 함께 신선하게 수확된 인간 지방유래 세포를 결합하여 골형성 이식을 수술 중에 제작할 수 있음을 보여 주었다. 이 기술은 유양동 충전에서, 골형성을 촉진하고 빠른 뼈 형성과 치유를 가능하게 하는 MSC로 심어진 지지체를 생성하는 데 적용될 수 있다.

지방유래 줄기세포(ASC)

지방유래 줄기세포(ASC)는 접근성이 좋고 골형성 잠재력이 뛰어나 연구자들의 관심을 끌고 있다. Park 등(2022)은 유양돌기 뼈 재건을 위해 ASC를 사용한 연구에서, 이 세포들이 3D 지지체 내에서 골아세포와 연골세포로 분화할 수 있음을 확인하였다. 연구 결과에 따르면, ASC는 PCL 지지체와 같은 생체재료와 결합하여 조직 충전을 위해 효과적인 해결책을 제공하며, 기증 조직의 필요성을 줄일 수 있다.

기질 혈관 분획(SVF)

기질 혈관 분획(SVF)은 지방 조직에서 유래된 이질적인 세포 집단으로, 줄기세포, 내피세포 및 주위세포가 포함되어 있다. SVF는 혈관 형성과 골형성을 촉진하는 것으로 밝혀져, 조직 공학에서 중요한 구성 요소로 사용된다. Najman 등(2016)은 SVF와 혈소판 농축 혈장(PRP)을 결합하여 골형성을 증진하고, 이식 부위에서 뼈 재생을 지원할 수 있음을 입증했다. 이 접근법은 유양돌기 충전에서도 적용 가능하며, SVF로 강화된 지지체가 혈관 형성과 뼈 재생을 촉진해 더 빠르고 효과적인 치유를 유도할 수 있다.

3. 자가 혈액에서 유래한 성장 인자의 활용

자가 혈액에서 유래한 성장 인자의 활용은 세포 증식, 분화, 신생혈관 형성을 촉진하는 능력 덕분에 조직 재생에 효과적인 지원책으로 여겨지며, 임상적으로 연구되었다. 혈액 원심분리로 얻은 혈소판 농축혈장(Platelet-Rich Plasma, PRP)은 정형외과, 안과, 이비인후과 등 여러 임상 분야에서 널리 사용되고 있으며, 섬유아세포 성장인자(Fibroblast Growth Factor, FGF), 표피 성장인자(Epidermal Growth Factor, EGF), 혈관 내피 성장인자(Vascular Endothelial Growth Factor, VEGF), 혈소판 유래 성장인자(Platelet-Derived Growth Factor, PDGF), 변형 성장인자-β(Transforming Growth Factor-β, TGF-β), 인슐린 유사 성장인자(Insulin-Like Growth Factor, IGF) 등 다양한 성장인자를 포함하고 있다. 그러나 혈소판 농축혈장의 효능은 최적의 조건에 대한 여전히 논란의 여지가 있으며, PRP가 골분화에 미치는 명확한 효과는 아직 밝혀지지 않았고, 일부 연구에서는 PRP의 골생성 효과에 대해 상반된 결과를 보고하기도 했다.

- **BMP-2**: BMP-2는 강력한 골유도성(osteoinductive) 성장인자로, 골아세포의 분화를 촉진한다. Mehrkens et al.(2012)은 BMP-2와 신선하게 수확한 지방유래 줄기세포(ADSCs)를 결합하여 유양돌기 충전에서 골형성을 촉진하는 효과를 보고 하였다.
- **PDGF**: PDGF는 혈소판에서 유래하는 성장인자로, 혈관 신생과 조직 복구를 촉진하는 데 효과적이다. DGF는 HA 지지체에 결합했을 때 뼈 모세포와 연골 세포의 증식을 자극하며, 충전재의 결합과 혈관 신생을 촉진하여 이식된 부위의 지유를 가속화하는 결과를 보였다
- **FGF-2**: FGF-2는 세포 증식과 조직 복구에 중요한 역할을 하며, 콜라겐 매트릭스와 결합할 때 조직 재생 능력이 향상된다. FGF-2는 콜라겐 매트릭스에 결합했을 때 세포 이동성과 증식을 크게 향상시키며, 이식된 부위에서 조직 복구를 촉진하기도 하였다.

- **PRP**: 다양한 성장인자를 함유한 혈소판 농축물로, 조직 재생 및 치유 촉진에 광범위하게 사용된다.
- **IGF**: 세포 성장과 분화를 자극하는 성장인자로, 특히 골형성을 촉진하는 데 효과적이다. 이전 연구에서 IGF는 HA 지지체에 결합하여 골세포 분화를 촉진하고, 충전된 부위에서 뼈 형성을 활성화하여 이식된 부위의 안정성을 증가시켰다.

4. 관련 실험

배양되지 않은 자가 지방 조직 유래 기질 혈관 분획(SVF)과 혈액 조성물이 PCL 지지체 위에서 골분화에 미치는 생물학적 효과

준비물과 *In vivo* 실험 전체 과정

실험 복합체는 배양되지 않은 기질 세포(지방), blood product가 포함된 PCL 지지체, 유양돌기 결손부 재건을 위한 blood product 로 구성된다. Rat의 anterior auricular incision를 통해 수술을 진행하였다(그림 32.1).

- **PCL group**: 유양돌기 공동에 3D PCL 지지체만 배치하여 결손부를 채움.
- **PCL + fat group** (PF 그룹): 50 mg의 지방과 50 μL의 생리식염수를 PCL 지지체에 넣어 유양돌기 공동에 이식.

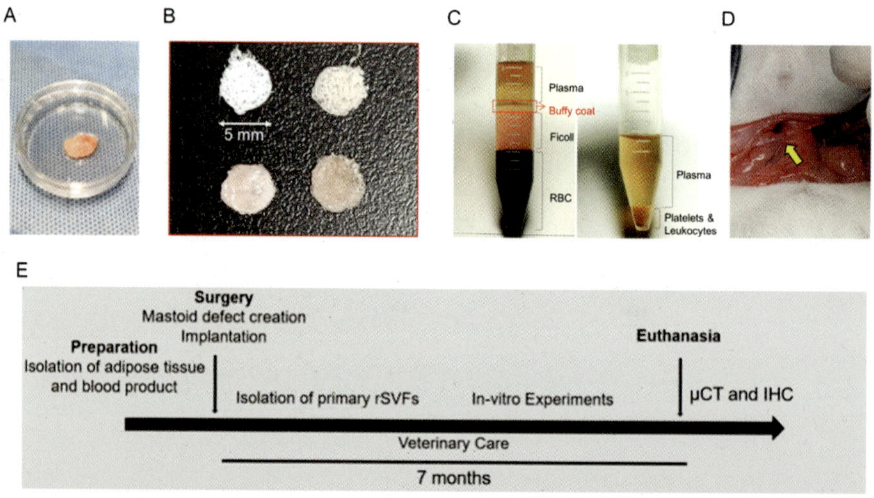

그림 32.1 ***In vivo* study design.** 실험 복합체는 **A)** 배양되지 않은 기질 세포(지방), **B)** blood product가 포함된 PCL 지지체, **C)** 유양돌기 결손부 재건을 위한 blood product 로 구성됨. **D)** 전방 귀 절개를 통해 수술을 진행하였으며, 노란 화살표는 유양돌기 뼈결손을 보임. **E)** 유양돌기 재생을 위한 전체 연구 일정.

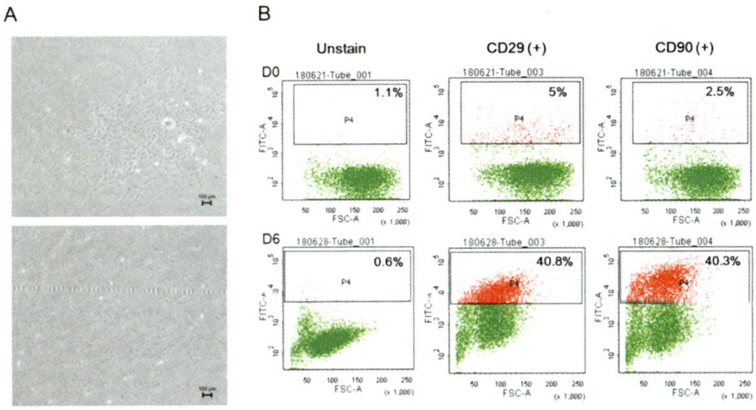

그림 32.2 **uncultured stromal vascular fraction cells isolated from rat adipose tissue의 In vitro 특성.**

- **PRP group**: PCL 지지체에 혈소판 농축 혈장(Platelet-Rich Plasma, PRP) 50 μL를 이식.
- **WP group**: PCL 지지체에 전혈 혈장(Whole Plasma, WP) 50 μL를 이식.

Rat SVF 세포 특성

7주령 수컷 SD 랫드에서 얻은 기질 혈관 분획 세포(SVF)를 분석한 결과, 첫 번째 배양 단계에서 CD29와 CD90 표면 마커가 양성으로 나타났으며, 연구 조건하에서 골분화 잠재력이 확인되었다. 배양 6일째에 CD29(40.8%)와 CD90(40.3%)의 발현이 크게 증가하여, rSVF 세포가 중간엽 줄기세포(MSC)의 특성을 보였다(그림 32.2).

Group별 CT 뼈 밀도 분석

7개월 추적 관찰 후, SD 랫드의 유양돌기 공동에서 미세 CT를 통해 뼈 조직 밀도를 관찰했다. PCL + fat + WP 그룹이 다른 그룹에 비해 유의미하게 높은 뼈 부피/전체 부피 비율을 보였다(그림 32.3).

면역조직화학(IHC)을 통한 신생 뼈 형성 평가

골아세포 마커인 osteocalcin and bone sialoprotein(DAB-hematoxylin, bright field) 발현을 통해 신생 뼈 형성을 평가한 결과, PCL + fat + WP 그룹에서 가장 높은 골 형성이 나타남을 확인하였다(그림 32.4).

요약

rSVFs와 PCL scaffold, 자가 전혈 혈장(WP)의 조합은 rat의 유양동 뼈 결손 모델에서

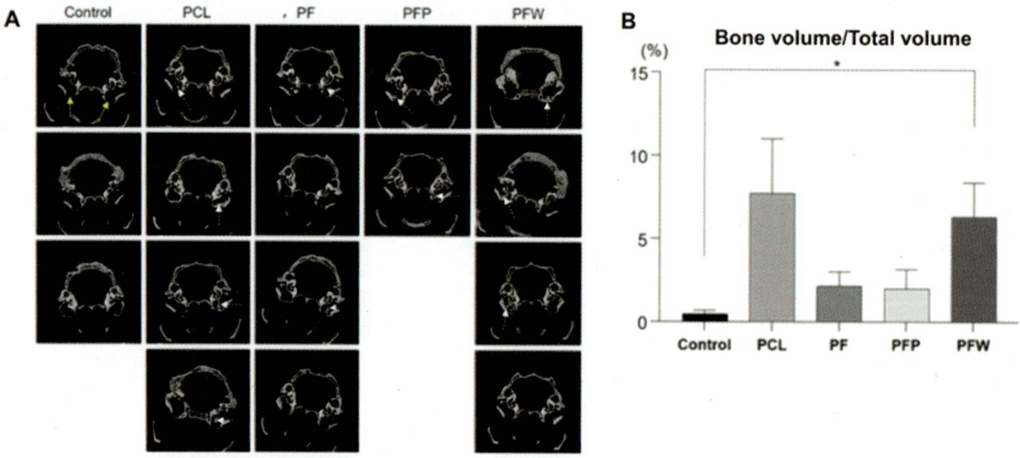

그림 32.3 **Micro CT를 통한 신생 뼈 형성 측정.**

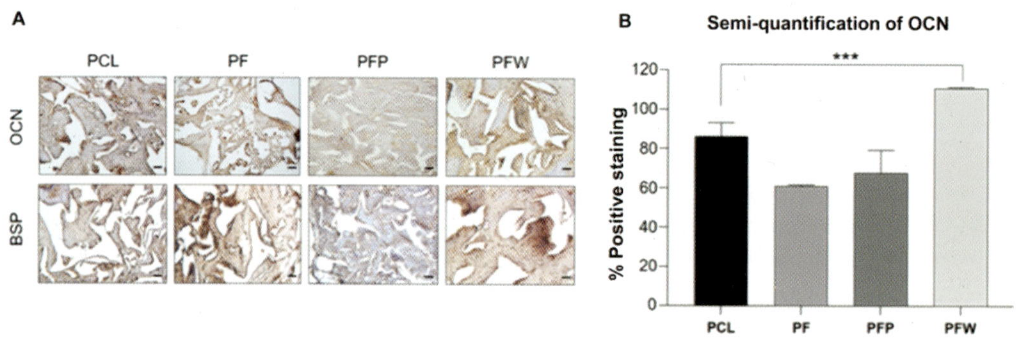

그림 32.4 **Engineered PCL scaffolds 이식 후 신생 뼈 형성.**

골형성을 현저히 촉진하였다.

참 | 고 | 문 | 헌

1. Acebes-Huerta A, Arias-Fernández T, Bernardo Á, et al. Platelet-derived bio-products: Classification update, applications, concerns and new perspectives. Transfus Apher Sci 2020;59:102716.
2. Amable PR, Carias RB, Teixeira MV, et al. Platelet-rich plasma preparation for regenerative medicine: Optimization and quantification of cytokines and growth factors. Stem Cell Res Ther 2013;4:67.
3. Canalis E. Insulin-like growth factors and the local regulation of bone formation. Bone 1993;14:273 – 276.
4. Hench LL, Polak JM. Third-generation biomedical materials. Science 2002;295:1014 – 1017.
5. Hirsch BE, Kamerer DB. Mastoid obliteration: Indications and results. Laryngoscope 2003;113:1503 – 1508.

6. Kochová P, Gregor T, Lukáš D, et al. Elastic three-dimensional poly(ε-caprolactone) nanofibre scaffold enhances migration, proliferation and osteogenic differentiation of mesenchymal stem cells. Cell Prolif 2013;46:23 – 37.
7. Laurent C, Hakim S, Merchant SN. Reconstruction of the mastoid cavity using tissue engineering techniques: A review. Int J Otolaryngol 2009;2009: Article ID 642304.
8. Laurencin CT, Khan Y, El-Amin SF. Bone graft substitutes. Expert Rev Med Devices 2006;3:49 – 57.
9. Mehrkens A, Saxer F, Güven S, et al. Intraoperative engineering of osteogenic grafts combining freshly harvested, human adipose-derived cells and physiological doses of bone morphogenetic protein-2. Eur Cell Mater 2012;24:308 – 319.
10. Najman SJ, Cvetković VJ, Najdanović JG, et al. Ectopic osteogenic capacity of freshly isolated adipose-derived stromal vascular fraction cells supported with platelet-rich plasma: A simulation of intraoperative procedure. J Craniomaxillofac Surg 2016;44:1750 – 1760.
11. Palva T, Kärjä J. Mastoid obliteration in canal wall-down surgery: A review of 25 years of experience. J Laryngol Otol 1979;93:217 – 221.
12. Park SH, Kim H, Lee YY, et al. Development of intracorporeal differentiation of stem cells to induce one-step mastoid bone reconstruction during otitis media surgeries. Polymers 2022;14:877.
13. Rampichová M, Chvojka J, Buzgo M, et al. Elastic three-dimensional poly(ε-caprolactone) nanofibre scaffold enhances migration, proliferation and osteogenic differentiation of mesenchymal stem cells. Cell Prolif 2013;46:23 – 37.
14. Sadiasa A, Nguyen TH, Lee BT, et al. In vitro and in vivo evaluation of porous PCL-PLLA 3D polymer scaffolds fabricated via salt leaching method for bone tissue engineering applications. J Biomater Sci Polym Ed 2014;25:150 – 167
15. Sarahrudi K, Thomas A, Mousavi M, et al. The use of FGF-2 to enhance fracture healing: A review. Injury 2008;39 – S16.
16. Sun H, Mei L, Song C, et al. The in vivo degradation, absorption and excretion of PCL-based implant. Biomaterials 2006;27:1735 – 1740.
17. Temple JP, Hutton DL, Hung BP, et al. Engineering anatomically shaped vascularized bone grafts with hASCs and 3D-printed PCL scaffolds. J Biomed Mater Res A 2014;102:4317 – 4325.

귀 기초연구 Basic Research Of EAR

SECTION 06

줄기세포와 오가노이드
Stem cells and Organoids

Chapter 33 유도만능 줄기세포
Induced pluripotent stem cell (iPSC)

Chapter 34 줄기세포 리프로그래밍
Reprogramming

Chapter 35 내이 오가노이드
Inner ear organoid

유도만능 줄기세포
Induced pluripotent stem cell (iPSC)

1. 개요

유도 만능 줄기세포(Induced Pluripotent Stem Cells, iPSC)는 성체 세포를 유전적으로 재프로그래밍하여 배아줄기세포와 유사한 만능성 (pluripotency)을 지니도록 만든 세포로, 야마나카 신야 교수 연구팀에 의해 최초로 수립되었다. iPSC는 특정 전사 인자를 성체 세포 내로 도입하여 만능성을 인위적으로 유도하는 과정으로 만들어지는데, 대표적으로 Yamanaka 4 factor라고 불리는 OCT4, SOX2, KLF4, C-MYC가 사용된다. 이 전사 인자들은 세포 내에서 유전자 발현 패턴을 재프로그래밍하여 만능성을 가진 pluripotent stem cell이 되도록 유도한다(그림 33.1).

iPSC는 배아줄기세포와 유사하게 모든 세포 계통으로 분화할 수 있는 만능성을 가진다. 또한 무한한 증식 능력을 가지고 있어 다양한 생명 과학 분야에 이용될 수 있다. 또한 iPSC는 자가 세포로부터 생성되므로 면역 거부 반응이 없어 다양한 조직과 장기

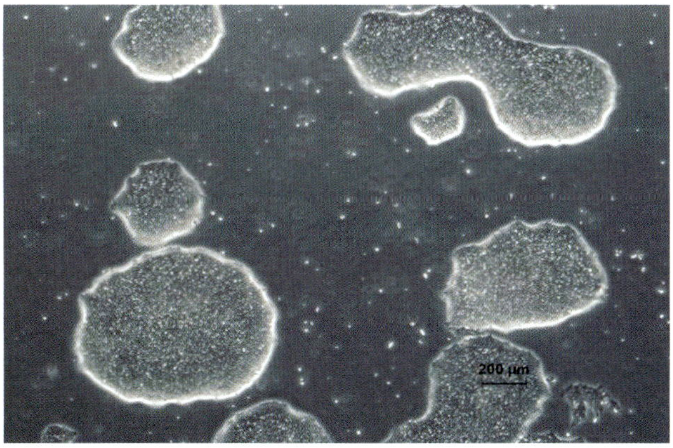

그림 33.1 제대혈 유래 유도만능줄기세포(iPSC).

로 분화시켜 손상된 조직을 대체하는 환자 맞춤형 세포 치료제 연구에 사용될 수 있다. 유전자 편집 기술과 결합하여 iPSC의 유전적 결함을 교정한 후 이를 원하는 세포로 분화해 환자에게 이식하는 방식으로 유전자 치료도 가능하다. 또한 환자의 세포를 이용해 iPSC를 생성하고, 이를 특정 세포 유형으로 분화시켜 질병 모델을 구축하여 질병의 병리학적 메커니즘을 이해하고 새로운 치료법을 개발하는 연구에 기여할 수 있고, 신약 후보물질의 효능 및 독성을 평가할 수 있다. 이는 동물 실험의 여러 한계점을 극복하고 인간 세포 기반의 정확한 평가를 가능하게 할 수 있다.

iPSC를 배양하는 방법은 실험 목적에 따라 달라질 수 있지만, 일반적인 iPSC 배양 방법은 다음과 같다.

2. 준비물

- **iPSC 배양 배지**: mTeSR 또는 Essential 8와 같은 iPSC의 생장에 필요한 성장 인자가 포함된 완전 배지를 사용해야 한다(그림 33.2).
- **세포 접착제**: iPSC는 배양 접시 표면에 부착하여 자라는 특성을 가지고 일반적인 코팅제에는 부착되지 않으므로 Matrigel, Laminin, Vitronectin 등의 특수한 단백질로 코팅된 배양 접시에 배양해야 한다.
- **세포 분리 효소**: iPSC는 계대배양 과정 중 viability가 상대적으로 낮으므로 TrypLE™ Express Enzyme, ReLeSR™ Human PSC Selection & Passaging Reagent, Gentle Cell Dissociation Reagent™ 와 같은 세포 손상을 최소화할 수 있는 분리 효소를 사용해야 한다(그림 33.2).

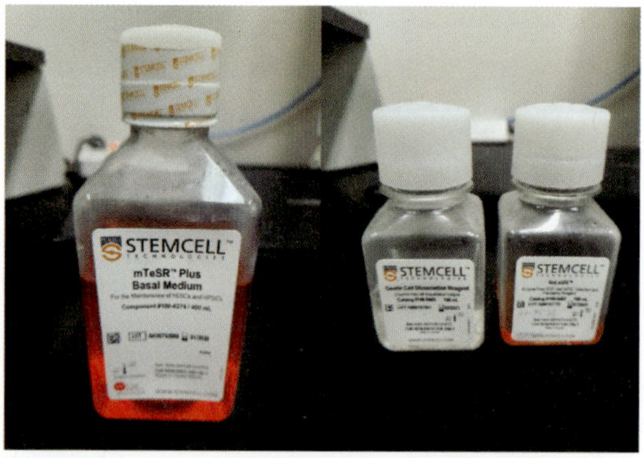

그림 33.2 전분화능 줄기세포 배양에 사용되는 배양액(mTeSR™ Plus) 및 세포 분리 효소(ReLeSR™ Human PSC Selection & Passaging Reagent, Gentle Cell Dissociation Reagent™).

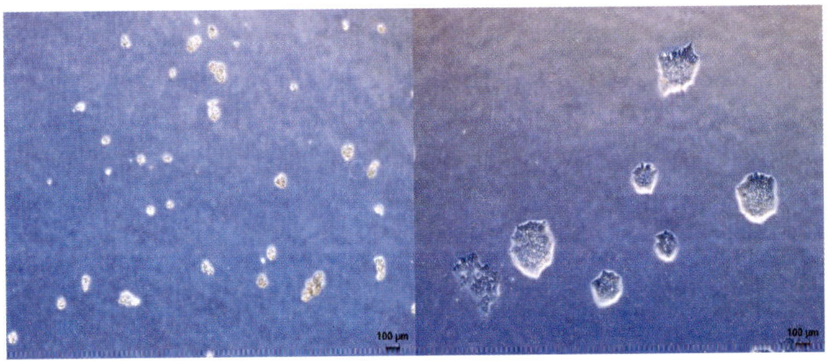

그림 33.3 계대배양을 위해 분리된 cluster 형태의 iPSC(left)와 계대배양 이틀 후 형성된 iPSC 콜로니 (right).

3. 실험 방법

① 배양 접시 코팅

iPSC를 배양하기 최소 1시간 전에 iPSC에 직합한 코팅제로 코팅된 배양 접시를 준비한다. 주로 많이 사용하는 vitronectin의 경우 제조사 권장 농도로 PBS에 희석 후 배양 접시 표면을 충분히 덮을 만큼 넣고 상온에서 1시간 반응하면 코팅이 완료된다.

② iPSC 해동 및 배양

액체 질소에 보관된 iPSC vial을 37°C water bath에서 약 1분간 해동하고 세포를 conical tube에 옮기고, 미리 준비된 배지를 이용해 wash한다. iPSC pellet을 배양액으로 조심스럽게 현탁하고 미리 코팅한 배양 접시에 배양액을 충분히 넣어준 뒤 iPSC 현탁액을 seeding 후 37°C, 5% CO_2 인큐베이터에서 배양한다. 배양 주기는 세포 농도에 따라 다르지만 보통 5일에서 7일 정도 배양한다. 배지는 매일 교환한다.

③ 세포 분리 및 계대 배양

그림 33.3과 같이 iPSC가 충분히 colony를 형성하고 배양 접시의 70-80% 이상 자라면 세포를 유지하기 위해 계대 배양이 필요하다. 계대 배양 전 배양 접시를 미리 코팅해 준비가 되면 iPSC에 알맞은 분리 효소를 이용해 iPSC를 완전한 단일세포가 아닌 cluster 형태로 분리하고 이를 새로 코팅한 배양 접시에 배양액과 함께 seeding한다.

4. 주의사항

iPSC는 쉽게 분화할 수 있기 때문에, 배양액 상태와 접착제 코팅이 매우 중요하다. 접착제 코팅의 경우 농도가 너무 높거나 낮으면 iPSC가 자연적으로 무작위 분화할 수 있기 때문에 제조사 프로토콜을 준수하는 것이 중요하다. 배양액은 매일매일 교체하여 iPSC

가 전분화능을 유지하기 위해 필요한 성장 인자들이 부족하지 않도록 해주는 것이 중요하다. 분화세포가 확인될 경우 계대 배양 전 pipette tip 등으로 manual하게 제거할 수 있다.

현재까지도 많은 연구자들이 iPSC를 이용한 다양한 응용 연구를 수행하고 있다. 특히 CRISPR-Cas9 같은 유전자 편집 기술, 인체 장기와 유사한 기능과 구조를 갖는 오가노이드 기술과 결합하여 보다 정교한 질병 모델 및 치료법 개발이 가능해지고 있다.

참 | 고 | 문 | 헌

1. Kim H, Kim YS, Kim YJ, Ha J, Sung S, Jang JH, Park S, Kim J, Kim K, Choung YH. Development of otic organoids and their status. Organoid. 2023 Apr 25;3:e7.
2. Kim J, Kim YR, Kim Y, Lim KT, Seonwoo H, Park S, Cho SP, Hong BH, Choung PH, Chung TD, Choung YH, Chung JH. Graphene-incorporated chitosan substrata for adhesion and differentiation of human mesenchymal stem cells. J Mater Chem B. 2013; 1:933-938
3. Kim YJ, Park SG, Shin B, Kim J, Kim SW, Choo OS, Yin XY, Min BH, Choung YH. Osteogenesis for postoperative temporal bone defects using human ear adipose-derived stromal cells and tissue engineering: An animal study. J Biomed Mater Res A. 2017 Dec; 105(12): 3493-3501.
4. Park S, Kim YJ, Shama H, Kim D, Gwon Y, Kim W, Park S, Ha CW, Choung YH, Kim J. Graphene hybrid inner ear organoid with enhanced maturity. Nano Lett. 2023 Jun 28;23(1):5573-5580.
5. Park S, Sharma H, Kim W, Gwon Y, Kim H, Choung YH, Kim J. Microengineered organoids: reconstituting organ-level functions in vitro. Organoid. 2023 Apr 25;3:e5.
6. Park SH, Kim H, Lee YY, Kim YJ, Jang JH, Choo OS, Choung YH. Development of intracorporeal differentiation of stem cells to induce one-step mastoid bone reconstruction during otitis media surgeries. Polymers. 2022 Feb;14(5):877.
7. Takhashi K, Yamanaka S. Induction of pluripotent stem cells from mouse embryonic and adult fibroblast cultures by defined factors. Cell 2006;126(4); 663-676

34 줄기세포 리프로그래밍

Reprogramming

1. 개요

Reprogramming이란 성체 세포를 역분화 시켜 전분화능 줄기세포로 유도하는 과정을 의미한다.

대표적인 reprogramming 방법으로는 *OCT4*, *SOX2*, *KLF4*, *c-MYC* 유전자를 체세포 내로 도입하는 것이 있다. Reprogramming에는 다양한 방법이 사용될 수 있는데, 가장 많이 사용되는 것은 레트로바이러스나 렌티바이러스와 같은 바이러스 벡터를 이용하는 것이다. 이 방법은 유전자를 세포에 안정적으로 도입할 수 있고 장기적인 유전자 발현이 가능하지만 바이러스를 이용하기 때문에 임상 적용에 어려움이 있다는 단점이 있다. 그 외에도 재조합 단백질을 직접적으로 세포에 주입하는 방법, 표적 유전자의 mRNA를 직접 주입하거나 표적 유전자를 억제하는 단백질에 대한 micro RNA를 도입하여 자연적으로 전분화능 관련 유전자의 발현을 유도하는 방법, 표적 유전자의 플라스미드 DNA를 transfection을 통해 직접 세포에 도입하는 방법 등이 있다.

현재 가장 많이 사용되는 방법은 Invitrogen™ 사의 CytoTune™-iPS 2.1 Sendai Reprogramming Kit(그림 34.1)을 이용하는 것으로 바이러스에 Reprogramming 관련 유전자들이 이미 packaging 된 제품이기 때문에 매우 간편하고 효율이 높다는 장점이 있다. 또한 sendai virus는 세포의 유전체에 통합되지 않기 때문에 유전체 변형 없이 iPSC를 수립할 수 있고 reprogramming 후 sendai virus는 빠르게 제거되기 때문에 안전성 측면에서도 뛰어난 제품이라고 할 수 있다.

사용방법 또한 간단하여 세개의 바이러스를 제품 프로토콜에 기재되어 있는 MOI 계산법을 통해 적정 비율로 배양액에 혼합 후 세포에 처리해주고 약 3~4주가 지나면 iPSC colony가 형성되는 것을 관찰할 수 있다.

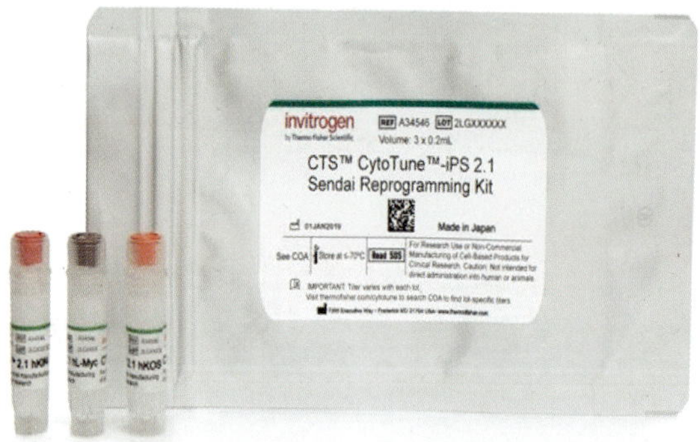

그림 34.1 **Invitrogen™ 사의 CytoTune™-iPS 2.1 Sendai Reprogramming Kit.**
(출처: Thermo Fisher Scientific Inc.)

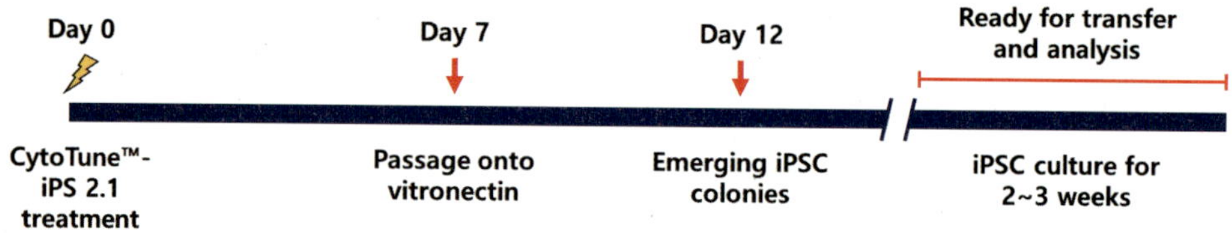

그림 34.2 **CytoTune™-iPS 2.1 Sendai Reprogramming Kit를 이용한 reprogramming 과정.**

2. 실험 방법

준비물: 리프로그래밍 하고자 하는 세포, 세포에 맞는 배양액, TrypLE™ Express Enzyme, CytoTune™-iPS 2.1 Sendai Reprogramming Kit, mTeSR™ Plus, Vitronectin

① 리프로그래밍 하고자 하는 세포를 confluency가 약 50%가 될 때까지 배양한다.

② 37°C로 warming한 배양액에 CytoTune™-iPS 2.1 Sendai Reprogramming Kit에 포함된 바이러스 3종을 각각 배양액 500 ul 당 7 ul씩 넣고 섞어준다.(바이러스는

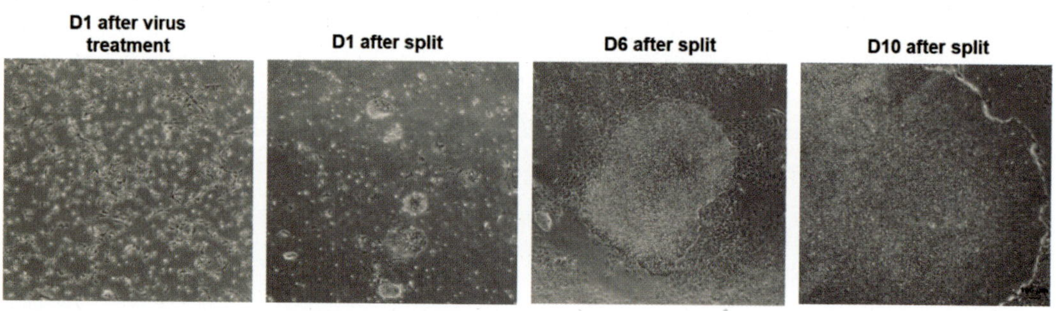

그림 34.3 **Urine cell을 이용한 리프로그래밍 과정.**

온도에 취약하므로 37°C 항온수조에서 빠르게 녹인 후 사용할 만큼만 따로 덜어서 −80°C에 보관한다.)

③ 세포의 배양액을 모두 제거하고 ②번의 바이러스 혼합액을 추가해준다.(6 well의 경우 500 μl)

④ 24시간 후 기존 배양액을 제거하지 않고 새로운 배양액을 세포에 1 ml 추가해준다.

⑤ 일주일간 배양액을 이틀에 한번씩 교체하면서 배양한다.(세포가 너무 빨리 자라 배양접시가 가득 차면 바로 ⑥과정으로 진행한다.)

⑥ 일주일 배양 후 TrypLE™ Express Enzyme을 이용해 세포를 1/10만큼 vitronectin이 코팅된 새로운 배양접시에 옮겨준다. 이때 배양액은 세포 배양액을 1 ml 사용해 배양한다.

⑦ 남은 세포는 동결 보존한다.

⑧ 계대 배양 24시간 후 기존의 배양액을 제거하지 않고 mTeSR™ Plus 배양액을 1 ml 첨가해준다.

⑨ 하루 뒤에 mTeSR™ Plus 배양액으로 완전히 교체해준다.

⑩ mTeSR™ Plus 배양액으로 매일매일 교체해주면서 iPSC 콜로니 형태가 형성되는지 확인한다.

⑪ iPSC 콜로니가 형성되면 해부현미경을 이용해 iPSC 콜로니만을 picking하여 vitronectin이 코팅된 새로운 배양접시로 옮겨 준다.

⑫ 수립된 iPSC는 일주일에 한번씩 계대 배양하면서 유지해 준다.

⑬ iPSC가 잘 수립되면 OCT4, SOX2와 같은 전분화능 마커를 이용해 ICC, PCR 등의 방법으로 iPSC의 특성을 검증한다(그림 34.4).

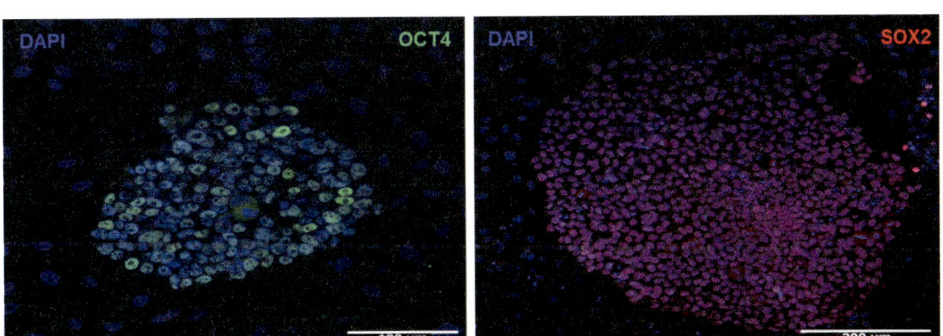

그림 34.4 ICC를 이용한 Urine cell 유래 iPSC의 검증.

참 | 고 | 문 | 헌

1. Lieu, Pauline T., et al. Generation of induced pluripotent stem cells with CytoTune, a non-integrating Sendai virus." Pluripotent Stem Cells: Methods and Protocols. 2013: 45-56.
2. Thermo Fisher Scientific Inc., User Guide: CTS CytoTune-iPS Sendai 2.1 Reprogramming Kit
3. Takahashi, Kazutoshi, et al. Induction of pluripotent stem cells from adult human fibroblasts by defined factors. Cell. 2007; 131(5): 861-872.

내이 오가노이드

Inner ear organoid

1. 개요

내이 오가노이드(Inner Ear Organoid)는 줄기세포를 사용하여 내이 구조를 실험실에서 3차원으로로 재현한 인공 미니 장기이다. 내이는 청각과 균형을 담당하는 중요한 기관으로, 이 구조는 복잡한 조직과 세포들로 이루어져 있어 손상되면 자연적으로 재생되지 않는다. 내이 오가노이드는 이런 복잡한 내이 구조를 *In vitro*에서 구현하여 난청에 대한 약물 실험, 질병 모델 연구, 발생학 연구 등을 가능케하는 강력한 실험 기법이다. 오가노이드 모델은 환자별 유도만능줄기세포(iPSC)에서 파생될 수 있어 유전성 청각 장애에 대한 맞춤형 연구와 맞춤형 의료 개입 개발이 가능하다. 전반적으로, 내이 연구에 오가노이드를 사용하면 내이에 대한 이해가 향상되고 내이 재생을 지원하기 위한 새로운 전략을 얻을 수 있다.

2. Mouse inner ear organoid 배양 방법

1 Mouse Embryonic Stem Cells (mESCs) Subculture

① 상업용 Trypsin EDTA 원액 1 mL를 dish에 넣어 37°C에서 10분간 배양 후, 동일한 부피의 기본 배양액 (Basal LIF-2i Medium)으로 희석해서 원심분리한 세포 현탁액을 준비하거나 해동된 세포 현탁액을 준비한다(표 35.1).

② 60 mm dish에 0.1% Gelatin in D.W를 2 mL 넣고 37°C에서 10-20분간 배양한다.

③ 용액을 제거하고 PBS를 1 mL 넣어서 세척한 후, 남은 용액을 제거한다.

④ 60 mm dish에 세포 현탁액과 완성 배양액(Complete LIF-2i Medium)을 5 mL 넣

표 35.1 **배양액 구성 조합: 기본 배양액(Basal), 완성 배양액(Complete).**

Basal LIF-2i Medium	
DMEM	40.59 mL
FBS	7.5 mL
GlutaMAX	500 μL
Non-Essential Amino Acid	500 μL
Normocin	100 μL
2-mercaptoethanol	90 μL

Complete LIF-2i Medium	
Basal LIF-2i Medium	10 mL
mouse LIF	10 μL
10 mM CHIR99021	3 μL
10 mM CGP77675	1.5 μL

고 37°C, 5% CO_2에서 배양한다.

- mESCs의 pluripotency를 유지하기 위해서 Embryoid Body(EB)의 지름이 400-500 μm에 도달하기 전에 Subculture를 해야 한다. 예를 들어, 배양액 5 mL가 포함된 60 mm dish에서 초기에 결정된 3×10^5 cells은 2-3일 이내에 Subculture를 해야 한다.
- R1/E cell의 경우, 저밀도 또는 단일 세포 현탁액에서도 Clonogenicity를 유지하여 Colony (EB)의 형성이 가능하기 때문에, 동일 용량의 배양액의 60 mm dish에서 초기에 결정된 5×10^4 cells은 6-7일 이내에 Subculture를 할 수 있다.

2 Differentiation into Inner Ear Organoid

① **Day 0**: 배양액 (CDM)를 이용하여 1.1×10^6 cells / 11 mL의 mESCs 세포 현탁액을 준비하여 reservoir에 넣는다.

② Multichannel Pipette (200 μL)를 사용하여, reservoir의 세포 현탁액을 Ultra-low attachment 96-well plate의 각 well에 50 μL씩 로드한다.

③ 96-well plate를 원심분리기에서 180 g, 3분간 분리한 후, 37°C, 10% CO_2에서 배양한다.

④ **Day 1**: 4% Matrigel의 CDM을 50 μL 추가하여, 최종 농도 2% Matrigel을 맞춘다.

⑤ **Day 3**: 각 well에 Ectoderm Induction Medium을 25 μL 추가한다.

⑥ **Day 4**: OEPD Induction Medium을 25 μL 추가한다.

⑦ **Day 8**: Wide pore tip (1 mL)을 사용하여, 96-well plate 1개에 존재하는 모든 Organoid를 15 mL tube 1개에 수집한다.

⑧ Organoid를 제외한 이전의 배양액을 제거하고 DMEM을 5 mL 첨가하고 1분간 방치한 후, 남은 배양액을 제거한다. 총 2번 반복 시행한 후, DMEM을 1 mL 첨가.

⑨ 100 mm dish에 미리 IEO Induction Medium을 10 mL 첨가한다.

표 35.2 Inner Ear Organoid Protocol의 전체 배양액에 대한 조합.

Chemically Defined Medium	
GMEM	48 mL
Knockout Serum Replacement	750 μL
100 mM Sodium Pyruvate	500 μL
Non-Essential Amino Acid	500 μL
Normocin	100 μL
2-mercaptoethanol	91 μL
Ectoderm Induction Medium	
Chemically Defined Medium	6 mL
100 ng/μL BMP4	0.36 μL
10 mM SB-431542	1.8 μL
10 mM CHIR99021	5.4 μL
OEPD Induction Medium	
Chemically Defined Medium	6 mL
200 ng/μL FGF-2	3 μL
10 mM LDN-193189	2.4 μL
IEO Induction Medium	
N2 Medium	10 mL
10 mM CHIR99021	3 μL
N2 Medium	
Advanced DMEM/F12	49 mL
GlutaMAX	500 μL
N-2	500 μL
Normocin	100 μL
Organoid Maturation Medium	
Advanced DMEM/F12	24.5 mL
Neurobasal Medium	24.5 mL
GlutaMAX	500 μL
B-27 (without Vitavin A)	500 μL
N-2	250 μL
Normocin	100 μL

CDM: Chemically Defined Medium, N_2M: N_2 Medium,
OMM: Organoid Maturation Medium, IEO: Inner Ear Organoid

⑩ Wide pore tip으로 Organoid를 수집하여, tip 입구를 dish 내부의 배양액과 접촉시켜서 Organoid가 중력에 의해 가라 앉도록 기다린다.

⑪ 96-well plate 개수에 따라서, 15 mL Tube 그리고 100 mm dish의 수를 일치시켜서,

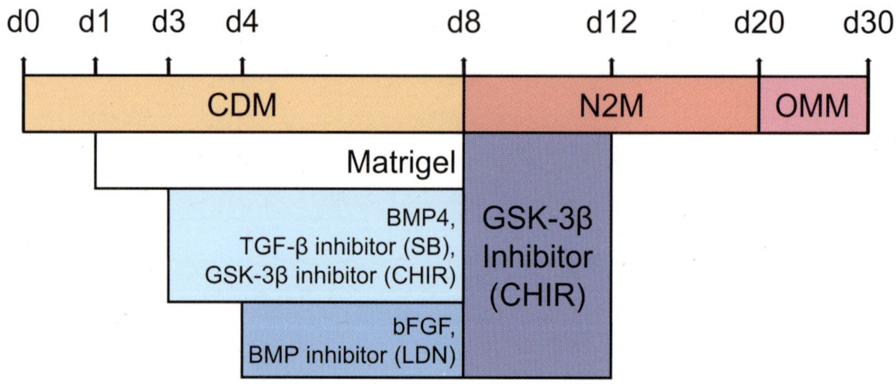

그림 35.1 내이 오가노이드 분화 일정.

Day 8의 작업을 반복한다. 100 mm dish에서 사용하는 배양액은 10 mL로 시작한다.

⑫ **Day 12**: 이전의 배양액을 새로운 배양액으로 전부 교환한다. Day 12 이후의 배양액 교체는 Organoid와 배양액의 비율을 고려하여 2~4일에 한 번씩 교체한다.

- 48개의 Organoid 기준: 배양액(N_2M) 기간 및 교체(Day 12 – 20) 4일에 1번 교체
- 24개의 Organoid 기준: 배양액 (OMM) 기간 및 교체 (Day 20 – 30) 2일에 1번 교체

3. Human inner ear organoid

현재 내이 오가노이드 분화 프로토콜은 인디애나 대학의 Eri Hashino 그룹에서 2017년 'Generation of inner ear organoids containing functional hair cells from human pluripotent stem cells' 논문에서 발표한 방법이 널리 사용되고 있고, 이 프로토콜(그림 35.2)을 토대로 여러 개선안들이 연구되고 있다.

2023년 동일 연구팀의 논문 "Generating high-fidelity cochlear organoids from human pluripotent stem cells"에서 WNT 신호 억제 및 SHH 활성화를 통해 와우 유모세포의 비중이 높은 내이 오가노이드 프로토콜(그림 35.2)을 발표하였고, 이를 토대로 현재 Choung YH본 연구실에서 구축된 인간 내이 오가노이드의 분화 방법은 다음과 같다(그림 35.3).

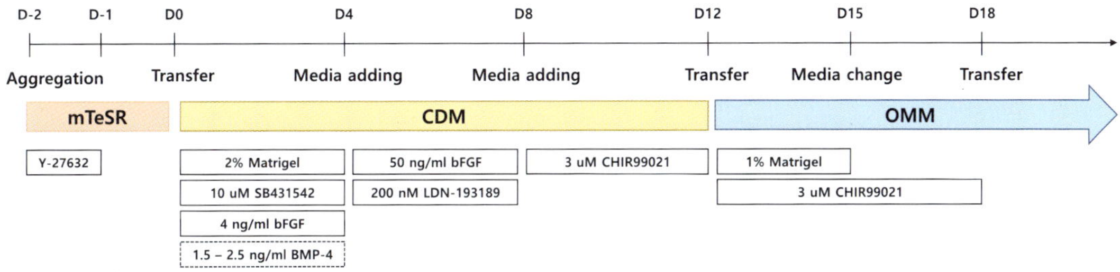

그림 35.2 2017년 Eri Hashino 그룹에서 발표한 내이 오가노이드 분화 프로토콜 모식도.

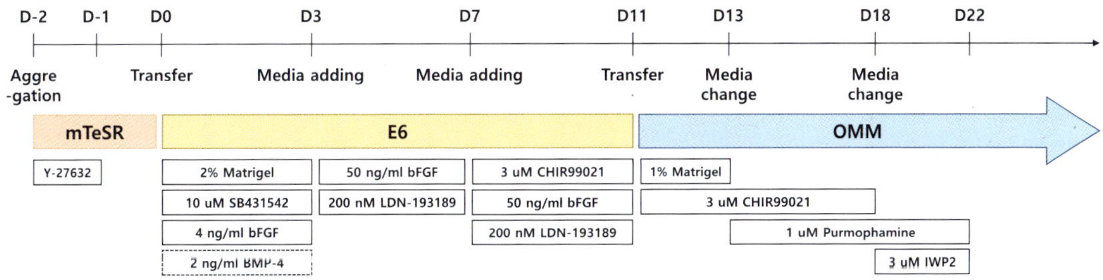

그림 35.3 인간 내이 오가노이드 분화 최신 프로토콜 모식도.

4. 내이 오가노이드 분화 프로토콜

1 준비물

Wide tip, Low cell-adhesion U-bottom 96 well plate, Non-coated 100 mm plate, mTeSR™ Plus medium, Essential 6 (E6) medium, TrypLE™ Express Enzyme, Y-27632 (ROCK inhibitor), Matrigel, Normocin, advanced DMEM/F12 medium, neurobasal medium, GlutaMAX, B-27 supplement minus vitamin A, N-2 supplement, 2-mercaptoethanol, haemocytometer, Plate centrifuge, DPBS, SB-431542, bFGF, BMP-4, LDN-193189, CHIR99021, Purmophamine, IWP-2

2 배양 방법

Day 0: 세포 집합체 (aggregates) 형성

① 6 well plate에 배양한 전분화능 줄기세포가 50 – 80% 밀도에 도달한 것을 확인 후 mTeSR™ Plus 배지 11 mL에 20 μM Y-27632를 첨가한 배지를 준비하고, 실온에 10분 방치한다.

② DPBS로 세포를 세 번 세척하고 TrypLE™ Express Enzyme 0.5 ml 첨가 후 인큐베이터에서 5분간 배양한다.

③ mTeSR™ Plus 배지를 1 ml 추가하여 세포를 플레이트에서 분리한 후, 원심분리하여 세포 펠렛을 얻는다.

④ 펠렛을 mTeSR™ Plus 배지 1 ml로 현탁해준 뒤 세포를 일부만 따서 Trypan Blue로 염색한 후 haemocytomete를 이용해 세포 농도를 측정하고, 최종적으로 1mL 당 40,000개의 세포가 포함되게 mTeSR™ Plus 배지로 희석한다.

⑤ 세포 현탁액을 Low cell-adhesion U-bottom 96 well plate에 well당 100 μl씩(4000 cells/well) 분주하고 Plate centrifuge를 이용해 180 xg에 3분동안 원심분리 후 인큐베이터에서 배양한다(그림 35.4).

Day 1

mTeSR™ Plus 배지를 각 well에 100 μl씩 추가하고 하루 더 배양한다.

Day 2

① E6 배지에 2% Matrigel, 10 μM SB-431542, 4 ng/ml bFGF, 2 ng/ml BMP-4를 첨가 후 실온에서 10분간 방치한다(Matrigel은 상온에서 고체화되므로 반드시 차가운 상태의 배지에 먼저 첨가하고 교반하여 섞어준다).

② Low cell-adhesion U-bottom 96 well plate에 배양하던 세포 집합체를 wide tip을 이용해 pipetting 하여 모두 수거해주고 DPBS와 E6 배지로 여러 번 세척한 후, 2% Matrigel, 10 μM SB-431542, 4 ng/ml bFGF, 2 ng/ml BMP-4를 첨가한 E6 배지에 재현탁한다.

③ 재현탁한 세포 집합체는 wide tip을 이용해 pipetting 하여 Low cell-adhesion

그림 35.4 인간 전분화능 줄기세포를 단일 세포로 분리 후 U-bottom 96 well plate에 4000 cells씩 분주.

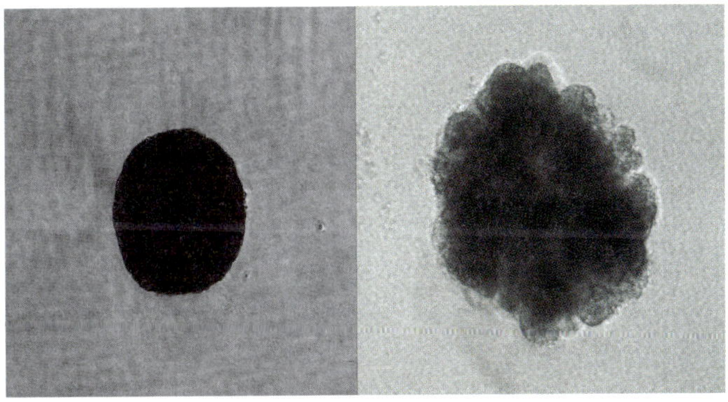

그림 35.5 **분화 2일째(left)와 4일째(right)의 인간 내이 오가노이드.**

U-bottom 96 well plate에 한 well 당 하나씩 100 μl 옮겨준다.

Day 5

E6 배지에 250 ng/ml bFGF, 200 nM LDN-193189를 첨가하여 U-bottom 96 well plate에 배양 중인 세포 집합체에 well당 25 μl씩 추가해준다.

Day 9

E6 배지에 18 μM CHIR99021, 300 ng/ml bFGF, 240 nM LDN-193189를 첨가하여 U-bottom 96 well plate에 배양 중인 세포 집합체에 well당 25 μl씩 추가해준다.

Day 13

① **먼저 다음의 조성으로 OMM media를 만들어준다**: 24.5 mL advanced DMEM/F12 medium, 24.5 mL neurobasal medium, 500 μL GlutaMAX, 500 μL B-27 supplement minus vitamin A, 250 μL N-2 supplement, 90 μL of 55 mM 2-mercaptoethanol, 100 μL normocin

② 그 후 OMM 배지에 1% Matrigel, 3 μM CHIR99021을 첨가하여 상온에 10분간 방치한다(Matrigel은 상온에서 고체화되므로 반드시 차가운 상태의 배지에 먼저 첨가하고 교반하여 섞어준다).

③ U-bottom 96 well plate에 배양 중인 세포 집합체(이때부터는 오가노이드라 칭함)를 wide tip을 이용해 pipetting 하여 모두 수거해주고 DPBS와 OMM 배지로 여러 번 세척한 후, 1% Matrigel, 3 μM CHIR99021를 첨가한 OMM 배지 10 ml에 재현탁한다.

④ 재현탁한 오가노이드는 wide tip을 이용해 pipetting 하여 Non-coated 100 mm plate에 모두 옮겨 인큐베이터에서 배양한다.

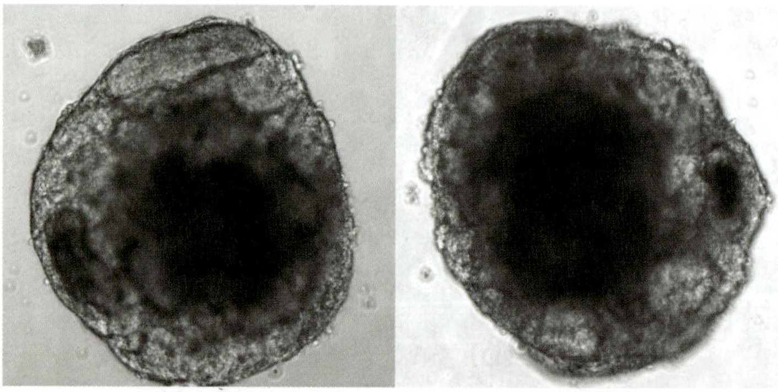

그림 35.6 분화 18일째의 인간 내이 오가노이드.

Day 15, 18

10 ml OMM 배지에 3 μM CHIR99021, 1 μM Purmophamine을 추가하고 상온에 10분간 방치 후 오가노이드를 배양한 배지를 교체해준다(그림 35.6).

Day 20

10 ml OMM 배지에 1 μM Purmophamine, 3 μM IWP-2를 추가하고 상온에 10분간 방치 후 오가노이드를 배양한 배지를 교체해준다.

Day 24

① 오가노이드를 wide tip을 이용해 pipetting 하여 모두 수거하고 원심 분리하여 상층액을 제거한 후 OMM media로 현탁한다.

② 새로운 Non-coated 100 mm plate에 오가노이드를 모두 옮기고 인큐베이터에서 배양한다.

③ 이후 일주일에 한번 배지를 새로운 OMM 배지로 교환해주며 부착되는 세포가 많으면 새로운 Non-coated 100 mm plate로 옮겨준다. 그림 35.7은 분화 75일째 오가노

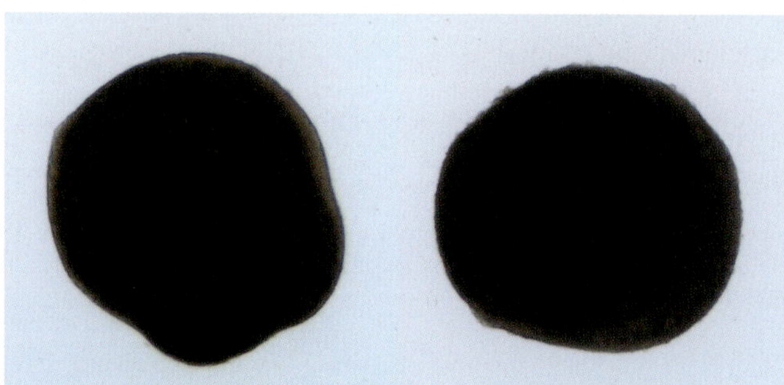

그림 35.7 분화 75일째의 인간 내이 오가노이드.

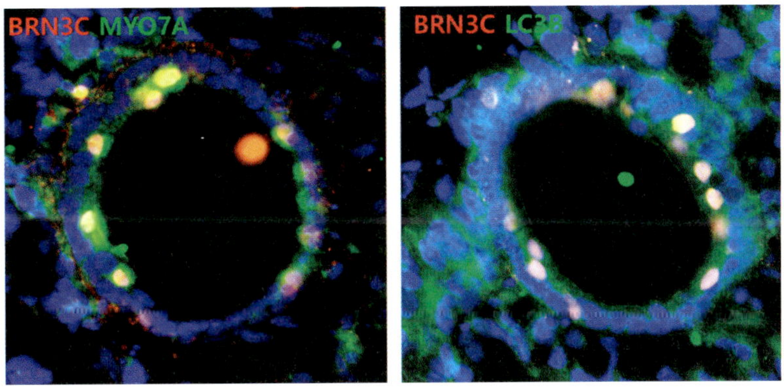

그림 35.8 ICC를 이용한 분화 90일째 인간 내이 오가노이드의 내이 유모세포 마커(MYO7A and BRN3C, left) 및 노화 마커(LC3B, right) 분석.

이드 모습이다.

Day 90

분화 90일째가 되면 그림 35.8과 같이 IHC, RT-qPCR, FACS와 같은 방법을 통해 분화가 잘 되었는지 확인한다(그림 35.8).

참 | 고 | 문 | 헌

1. Kim H, Kim YS, Kim YJ, Ha J, Sung S, Jang JH, Park S, Kim J, Kim K, Choung YH. Development of otic organoids and their status. Organoid. 2023;3:e7.
2. Kim J, Kim YR, Kim Y, Lim KT, Seonwoo H, Park S, Cho SP, Hong BH, Choung PH, Chung TD, Choung YH, Chung JH. Graphene-incorporated chitosan substrata for adhesion and differentiation of human mesenchymal stem cells. J Mater Chem B. 2013; 1:933-938.
3. Koehler KR, Nie J, Longworth-Mills E, Liw XP, Lee J, Holt JR, Hashino E, Generation of inner ear organoids containing functional hair cells from human pluripotent stem cells. Nature biotechnology 2017; 35(6):583-589.
4. Moore, Stephen T., et al. Generating high-fidelity cochlear organoids from human pluripotent stem cells. Cell Stem Cell 2023; 30(7): 950-961.
5. Park S, Kim YJ, Shama H, Kim D, Gwon Y, Kim W, Park S, Ha CW, Choung YH, Kim J. Graphene hybrid inner ear organoid with enhanced maturity. Nano Lett. 2023;23(1):5573-5580.
6. Park S, Sharma H, Kim W, Gwon Y, Kim H, Choung YH, Kim J. Microengineered organoids: reconstituting organ-level functions in vitro. Organoid. 2023;3:e5.
7. Takhashi K, Yamanaka S. Induction of pluripotent stem cells from mouse embryonic and adult fibroblast cultures by defined factors. Cell 2006;126(4); 663-676

SECTION 07

지적재산권
Intellectual Property of Ajou Hearing Center

Chapter 36 귀 기초연구 관련 논문
Papers Regarding Basic Research of Ear

Chapter 37 특허와 기술이전
Patents and Technique transfer

CHAPTER 36

귀 기초연구 관련 논문

Papers regarding Basic Research of Ear

1. Prevention/Treatment of Hearing loss

1 Drug-induced Hearing Loss

- Kim YJ, Lee JS, Kim H, Jang JH, Choung YH. Gap junction-mediated intercellular communication of cAMP prevents CDDP-induced ototoxicity via cAMP/PKA/CREB pathway. Int J Mol Sci. 2021;22:6327.
- Choi MJ, Kang H, Lee YY, Choo OS, Jang JH, Park SH, Moon JS, Choi SJ, Choung YH. Cisplatin-induced ototoxicity in rats is driven by RIP3-dependent necroptosis. Cells. 2019;8(5):409.
- Kim YJ, Kim K, Lee YY, Choo OS, Jang JH, Choung YH. Downregulated UCHL1 accelerates gentamicin-induced auditory cell death autophagy. Mol Neurobiol. 2019;56(11):7433-7447.
- Kim YJ, Tian C, Kim J, Shin B, Choo OS, Kim YS, Choung YH. Autophagic flux, a possible mechanism for delayed gentamicin-induced ototoxicity. Sci Rep. 2017;7:41356.
- Jang JH, Lee HS, Oh SH, Park MH. Efficacy of the cat deafening method: Co-administration of ethacrynic acid and kanamycin. Acta Otolaryngol. 2016;136(3):289-92.
- Kim YJ, Kim J, Kim YS, Shin B, Choo OS, Lee JJ, Choung YH. Connexin 43 acts as a pro-apoptotic modulator in cisplatin-induced auditory cell death. Antioxid Redox Signal. 2016; 25(11):623-636.

- Kim YJ, Kim J, Tian C, Lim HJ, Kim YS, Chung JH, Choung YH. Prevention of cisplatin-induced ototoxicity by the inhibition of gap junctional intercellular communication in auditory cells. Cell Mol Life Sci 2014;71(19):3859-3871.
- Tian CJ, Kim YJ, Kim SW, Lim HJ, Kim YS, Choung YH. A combination of cilostazol and Ginkgo biloba extract protects against cisplatin-induced Cochleo-vestibular dysfunction by inhibiting the mitochondrial apoptotic and ERK pathways. Cell Death Dis. 2013;4: e509-e509.
- Tian C, Kim YH, Kim YC, Park KT, Kim SW, Kim YJ, Lim HJ, Choung YH. Korean red ginseng ameliorates acute 3-nitropropionic acid-induced cochlear damage in mice. Neurotoxicology. 2013;34:42-50.
- Tian CJ, Kim SW, Kim YJ, Lim HJ, Park R, So HS, Choung YH. Red ginseng protects against gentamicin-induced balance dysfunction and hearing loss in rats through antiapoptotic functions of ginsenoside Rb1. Food Chem Toxicol. 2013;60:369-376.
- Choi SJ, Kim SW, Lee JB, Lim HJ, Kim YJ, Tian C, So HS, Park R, Choung YH. Gingko biloba extracts protect auditory hair cells from cisplatin-induced ototoxicity by inhibiting perturbation of gap junctional intercellular communication. Neuroscience. 2013;244:49-61.
- Choung YH, Kim SW, Tian C, Min JY, Lee HK, Park SN, Lee JB, Park K. Korean red ginseng prevents gentamicin-induced hearing loss in rats. Laryngoscope 2011;121:1294-1302.
- Choung YH, Choi SJ, Joo JS, Lee JB, Lee HK, Lee SJ. Green tea prevents down-regulation of gap junction intercellular communication in human keratinocytes treated with PMA. Eur Arch Otorhinolaryngol 2011;268(6):885-892.
- Lee JS, Kang SU, Hwang HS, Pyun JH, Choung YH, Kim CH. Epicatechin protects the auditory organ by attenuating cisplatin-induced ototoxicity through inhibition of ERK. Toxicol Lett. 2010;199(3):308-316.
- Choung YH, Taura A, Park K, Choi SJ, Masuda M, Ryan AF. Generation of highly-reactive oxygen species is closely related to hair cell damage in rat organ of Corti treated with gentamicin. Neuroscience 2009;161(1):214-226.

2 Noise induced Hearing Loss

- Song JJ, Adler HJ, Lee HS, Jang JH, Park MH, Lee JH, Chang SO, Oh SH. WDR1 expression in normal and noise-damaged Sprague-Dawley rat cochleae. J Comp Neurol. 2013;521(7):1470-81.
- Park JS, Park JS, Kim SW, Park K, Choung YH, Jou I, Park SM. Pravastatin attenuates noise-induced cochlear injury in mice. Neuroscience. 2012;208:123-132.

3 Age-related Hearing Loss

- Lee YY, Ha J, Kim YS, Ramani S, Sung S, Gil ES, Choo OS, Jang JH, Choung YH. Abnormal Cholesterol Metabolism and Lysosomal Dysfunction Induce Age-Related Hearing Loss by Inhibiting mTORC1-TFEB-Dependent Autophagy. Int J Mol Sci 2023; 24:17513.
- Lee YY, Gil ES, Jeong IH, Kim HT, Jang JH, Choung YH. Heat Shock Factor 1 Prevents Age-Related Hearing Loss by Decreasing Endoplasmic Reticulum Stress. Cells. 2021;10:2454-2470.
- Kim YJ, Choo OS, Lee JS, Jang JH, Woo HG, Choung YH. BCL2 interacting Protein 3-like/NIX-mediated mitophagy plays an important role in the process of age-related hearing loss. Neuroscience. 2021;455:39-51.
- Tian C, Kim YJ, Hali S, Choo OS, Lee JS, Jung SK, Park CB, Choung YH. Suppressed expression of LDHB promotes age-related hearing loss via aerobic glycolysis. Cell Death Disease. 2020;11(5):375.
- Lee YY, Choo OS, Kim YJ, Gil ES, Jang JH, Kang Y, Choung YH. Atorvastatin Prevents Hearing Impairment in the Presence of Hyperlipidemia. Biochim Biophys Acta – Mol Cell Res (BBA-MCR). 2020;1867(12):118850.
- Lee YY, Kim YJ, Gil ES, Kim HT, Jang JH, Choung YH. Type 1 diabetes induces hearing loss: functional and histological findings in an Akita mouse model. Biomedicines 2020;8(9)
- Choo OS, Yoon D, Choi Y, Jo S, Jung HM, An JY, Choung YH. Drugs for hyperlipidemia may slow the progression of hearing loss in the elderly: A drug repurposing study. Basic Clin Pharma Toxicol. 2019; 124(4):423-430.
- Tian C, Kim YJ, Lim HJ, Kim YS, Park HY, Choung YH. Red ginseng delays

age-related hearing and vestibular dysfunction in C57BL/6 mice. Exp Gerontol. 2014; 57C:224-232.

- Park SN, Back SA, Choung YH, Kim HL, Aki O, Lustig LR, Park KH, Yeo SW. Alpha-synuclein deficiency and efferent nerve degeneration in the mouse cochlea: a possible cause of early-onset presbycusis. Nuerosci Res 2011;71(3):303-310.

4 Tinnitus

- Kim YC, Kim H, Kim YS, Jung SK, Park IY, Choung YH, Jang JH. Objective verification of acute tinnitus and validation of efficacy of systemic steroids in rats. J Korean Med Sci. 2020 6;35(13):e81.

5 Others

- Lee JJ, Jang JH, Choo OS, Lim HJ, Choung YH. Steroid intracochlear distribution differs by administration method: systemic vs. intratympanic injection. Laryngoscope 2018; 128(1): 189-194.
- Park HY, Lee MH, Kang SU, Hwang HS, Park K, Choung YH, Kim CH. Nitric oxide mediates TNF-α-induced apoptosis in the auditory cell line. Laryngoscope. 2012;122(10):2256-2264.
- Baek JI, Park HJ, Park K, Choi SJ, Lee KY, Yi JH, Kim UK. Pathogenic effects of a novel mutation (c. 664_681del) in KCNQ4 channels associated with auditory pathology. Biochim Biophys Acta Mol Basis Dis. 2011;1812(4):536-543.
- Taura A, Taura K, Choung YH, Masuda M, Pak K, Chavez E, Ryan AF. Histone deacetylase inhibition enhances adenoviral vector transduction in inner ear tissue. Neuroscience 2010;166(4):1185-93.
- Park HJ, Niedzielski AS, Wenthold RJ. Expression of the nicotinic acetylcholine receptor subunit, α9, in the guinea pig cochlea. Hear Res. 1997;112(1-2):95-105.
- Park HJ, Kim HN, Kim KM. Redistribution of facial nerve motor neurons after recovery from nerve crushing injury in the gerbil. Acta Otolaryngol. 1995;115(2):273-275.

2. Tissue Engineering / Stem cells

1 Auditory Hair cell

- Kim YJ, Jeong IH, Ha JH, Kim YS, Sung S, Jang JH, Choung YH. The Suppression of Ubiquitin C-terminal Hydrolase L1 Promotes the Transdifferentiation of Auditory Supporting Cells into Hair Cells by Regulating the mTOR Pathway. Cells. 2024;13:737.

2 Tympanic Membrane

- Jeon B, Lee J, Jeon D, Kim P, Jang JH, Wijesinghe RE, Jeon M, Kim J. Functional assessment of moisture influenced cadaveric tympanic membrane using phase shift-resolved optical Doppler vibrography. J Biophotonics. 2020;13(2):e201900202.
- Seonwoo H, Shin BY, Jang KJ, Lee M, Choo OS, Park SB, Kim YC, Choi MJ, Kim JH, Garg P, Jang JH, Choung YH, Chung JH. Epidermal-growth-factor-releasing radially aligned electrospun nanofibrous patches for the regeneration of chronic tympanic membrane perforations. Advanced Healthcare Materials. 2019;8(2):1801160.
- Seonwoo H, Kim SW, Shin B, Jang KJ, Lee MC, Choo OS, Choi MJ, Kim J, Lim KT, Jang JH, Chung JH, Choung YH. Latent stem cell-stimulating therapy for regeneration of chronic tympanic membrane perforations using IGFBP2-releasing chitosan patch scaffolds. Biomaterials Applications 2019;34(2):198-207.
- Lee MC, Seonwoo H, Garg P, Jang KJ, Pandey S, Park SB, Kim HB, Lim J, Choung YH, Chung JH. Chitosan/PEI patch releasing EGF and the EGFR gene for the regeneration of the tympanic membrane after perforation. Biomater Sci. 2018; 6(2):364-371.
- Kim SW, Kim J, Seonwoo H, Jang KJ, Kim YJ, Lim HJ, Lim KT, Tian C, Chung JH, Choung YH. Latent progenitor cells as potential regulators for tympanic membrane regeneration. Sci Rep. 2015;5:11542.
- Kim J, Kim SW, Park S, Lim KT, Seonwoo H, Kim Y, Hong BH, Choung YH, Chung JH. Bacterial Cellulose Nanofibrillar Patch as a Wound Healing Platform of Tympanic Membrane Perforation. Adv Healthc Mater. 2013;2(11):1525-1531.

- Seonwoo H, Kim SW, Kim J, Chunjie T, Lim KT, Kim YJ, Pandey S, Choung PH, Choung YH, Chung JH. Regeneration of Chronic Tympanic Membrane Perforation Using an EGF-Releasing Chitosan Patch. Tissue Eng Part A. 2013;19(17-18):2097-2107.
- Choi SJ, Kim SW, Kim JH, Lee JB, Choo OS, Chung JH, Choung YH. Efficient treatment of chronic tympanic membrane perforations in animal models by chitosan patch scaffolds. Tissue Eng Regen Med 2011;8(2):141-150.
- Kim J, Kim SW, Choi SJ, Lim KT, Lee JB, Seonwoo H, Choung PH, Park K, Cho CS, Choung YH, Chung JH. A healing method of tympanic membrane perforations using three-dimensional porous chitosan scaffolds. Tissue Eng Part A. 2011;17(21-22):2763-2772.
- Kim JH, Choi SJ, Park JS, Lim KT, Choung PH, Kim SW, Lee JB, Chung JH, Choung YH. Tympanic membrane regeneration using a water-soluble chitosan patch. Tissue Eng Part A 2010;16(1):225-232.
- Kim JH, Bae JH, Lim KT, Choung PH, Park JS, Choi SJ, Im AL, Lee ET, Choung YH, Chung JH. Development of water-insoluble chitosan patch scaffold to repair traumatic tympanic membrane perforations. J Biomed Mater Res A 2009;90:446-455.

3 Bone

- Park SH, Kim H, Lee YY, Kim YJ, Jang JH, Choo OS, Choung YH. Development of intracorporeal differentiation of stem cells to induce one-step mastoid bone reconstruction during otitis media surgeries. Polymers. 2022;14(5):877.
- Seonwoo H, Choung HW, Park S, Choi KS, Jang KJ, Kim J, Lim KT, Kim Y, Garg P, Pandey S, Lee J, Park JC, Choung YH, Choung PH, Kim SY, Chung JH. Reduced graphene oxide-incorporated calcium phosphate cements with pulsed electromagnetic fields for bone regeneration. RSC Adv. 2022;12(9):5557-5570.
- Kim JE, Park S, Lee WS, Han J, Lim JW, Jeong S, Lee MC, Yang WY, Seonwoo H, Kim BM, Choung YH, Jang KJ, Chung JH. Enhanced Osteogenesis of Dental Pulp Stem Cells In Vitro Induced by Chitosan-PEG-Incorporated Calcium Phosphate Cement. Polymers (Basel). 2021;13(14):2252.
- Park S, Kim JE, Han J, Jeong S, Lim JW, Lee MC, Son H, Kim HB, Choung YH,

Seonwoo H, Chung JH, Jang KJ. 3D-Printed Poly(ε-Caprolactone)/Hydroxyapatite Scaffolds Modified with Alkaline Hydrolysis Enhance Osteogenesis In Vitro. Polymers. 2021;13(2):257.

- Lim JW, Jang KJ, Son H, Park S, Kim JE, Kim HB, Seonwoo H, Choung YH, Lee MC, Chung JH. Aligned Nanofiber-guided bone regeneration barrier incorporated with equine bone-derived hydroxyapatite for alveolar bone regeneration. Polymers. 2021;13:60.
- Kim YJ, Park SG, Shin B, Kim J, Kim SW, Choo OS, Yin XY, Min BH, Choung YH. Osteogenesis for postoperative temporal bone defects using human ear adipose-derived stromal cells and tissue engineering: An animal study. J Biomed Mater Res A. 2017; 105(12): 3493-3501.
- Kim YJ, Park SG, Kim J, Lim HJ, Tian C, Chung JH, Choung YH. Isolation and identification of mesenchymal stem cells from human mastoid bone marrow. Tissue Eng Regen Med. 2015; 12(3):195-202.
- Kim J, Kim HN, Lim KT, Kim Y, Pandey S, Garg P, Choung YH, Choung PH, Suh KY, Chung JH. Synergistic effects of nanotopography and co-culture with endothelial cells on osteogenesis of mesenchymal stem cells. Biomaterials. 2013;34(30):7257-7268.
- Lee HB, Lim HJ, Cho M, Yang SM, Park K, Park HY, Choung YH. Clinical Significance of β-Tricalcium Phosphate and Polyphosphate for Mastoid Cavity Obliteration during Middle Ear Surgery: Human and Animal Study. Clin Exp Otorhinolaryngol. 2013;6(3):127-134.
- Lim KT, Cho CS, Choung YH, Seonwoo H, Son HM, Biak SJ, Kim JH, Hong SM, Park JY, Jeon SH, Choung PH, Chung JH. Development of a Perfusion Flow Bioreactor System for Culturing Human Alveolar Bone Marrow Stem Cells. Tissue Eng Regen Med 2009;6(14):1410-1419.

4 Drug Delivery

- Pandey S, Lee MC, Lim JW, Choung YH, Jang KJ, Park SB, Kim JE, Chung JH, Garg P. SHIMT1 siRNA-loaded hyperosmotic nanochains for blood-brain/tumor barrier post-transmigration therapy. Biomaterials. 2022;281:121359.
- Garg P, Pandey S, Seonwoo H, Jang KJ, Lee MC, Choung YH, Choung PH,

Chung JH. JNK2 silencing and caspase-9 activation by hyperosmotic polymer inhibits tumor progression. Int J Biol Macromol. 2018; 120:2215-2224.

- Garg P, Pandey S, Seonwoo H, Yeom S, Choung YH, Cho CS, Choung PH, Chung J. Hyperosmotic polydixylitol for crossing the blood brain barrier and efficient nucleic acid delivery. Chem Commun (Camb). 2015; 51(17):3645-3648.
- Pandey S, Garg P, Lim KT, Kim J, Choung YH, Choi YJ, Choung PH, Cho CS, Chung JH. The efficiency of membrane transport of vitamin B6 coupled to poly(ester amine) gene transporter and transfection in cancer cells. Biomaterials. 2013;34(14):3716-3728.
- Chung JH, Park KH, S BM, Kim ES, Hong JR, Chung IH, Kang N, Baek JH, Min BM, Choung YH, Akaike T, Choung PH. Determination of specific interactions between glucose ligand carrying polymer and glucose transporter type-1 (GLUT-1) using different cell types. J Biomed Mater Res A. 2003;67(1):1055-1059.

5 Tumor

- Pandey S, Lee M, Lim J, Park S, Choung YH, Kim JE, Grag P, Chung JH. SMO-CRISPR-mediated apoptosis in CD133-targeted cancer stem cells and tumor inhibition. J Control Release. 2023:357;94-108.
- Kim J, Kim YJ, Bae WG, Jang KJ, Lim KT, Choung PH, Choung YH, Chung JH. Topographical extracellular matrix cues on anticancer drug-induced cytotoxicity in stem cells. J Biomed Mater Res B Appl Biomater. 2015; 103(6):1320-1327.

6 Others

- Kim J, Bae WG, Park S, Kim YJ, Jo I, Park S, Jeon NL, Kwak W, Cho S, Park J, Kim HN, Choi KS, Seonwoo H, Choung YH, Choung PH, Hong BH, Chung JH. Engineering structures and functions of mesenchymal stem cells by suspended large grapheme nanopatterns. 2D Mater. 2016; 3:035013.
- Bae WG, Kim J, Choung YH, Chung Y, Suh KY, Pang C, Chung JH, Jeong HE. Bio-inspired configurable multiscale extracellular matrix-like structures for functional alignment and guided orientation of cells. Biomaterials. 2015;69:158-164.
- Bae WG, Kim J, Choung YH, Chung Y, Suh KY, Pang C, Chung JH, Jeong HE. Guided extracellular matrix formation from fibroblast cells cultured on bio-in-

spired configurable multiscale substrata. Data Brief. 2015;5:203-7.

- Kim J, Kim HN, Lim KT, Kim Y, Seonwoo H, Park SH, Lim HJ, Kim DH, Suh KY, Choung PH, Choung YH, Chung JH. Designing nanotopographical density of extracellular matrix for controlled morphology and function of human mesenchymal stem cells. Sci Rep. 2013;3:3552.
- Kim J, Choi KS, Kim Y, Lim KT, Seonwoo H, Park Y, Kim DH, Choung PH, Cho CS, Kim SY, Choung YH, Chung JH. Bioactive effects of graphene oxide cell culture substratum on structure and function of human adipose-derived stem cells. J Biomed Mater Res A. 2013;101(12):3520-3530.
- Kim J, Kim DH, Lim KT, Seonwoo H, Park SH, Kim YR, Choung YH, Choung PH, Choung JH. Charged nanomatrices as efficient platforms for modulating cell adhesion and shape. Tissue Eng Part C methods. 2012;18(12):913-923.
- Togloom A, Lim KT, Kim JH, Garg P, Seonwoo H, Cho CS, Choung PH, Choung YH, Chung JH. Molecular responses in osteogenesis differentiation of mesenchymal stem cells induced by physical stimulation. Tissue Eng Regen Med 2011;8(3):271-281.
- Kim JH, Choung PH, Kim IY, Lim KT, Son HM, Choung YH, Cho CS, Chung JH. Electrospun nanofibers composed of poly(ε-caprolactone)and polyethylenimine for tissue engineering applications. Mater Sci Eng C 2009;29:1725-1731.
- Kim JH, Cho CS, Choung YH, Lim KT, Son HM, Seonwoo H, Baik SJ, Jeon SH, Park JY, Choung PH, Chung JH. Mechanical Stimulation of Mesenchymal Stem Cells for Tissue Engineering. Tissue Eng Regen Med 2009;6(1):199-206.
- Lim KT, Seonwoo H, Son HM, Baik SJ, Kim JH, Jeon SH, Park JY, Choung YH, Cho CS, Choung PH, Chung JH. Biomechanical Effects of Fluid Dynamics and Mass Transport on Cell Growth in Perfusion Bioreactors for Tissue Engineering. Tissue Eng Regen Med 2009;6(14):1327-1342.
- Lim KT, Cho CS, Choung YH, Kim JH, Seonwoo H, Son HM, Jeon SH, Park JY, Choung PH, Chung JH. Influence of static magnetic field stimulation on cells in tissue engineering. Tissue Eng Regen Med 2009;6(1):250-258.
- Lim KT, Cho CS, Choung YH, Kim JH, Son HM, Seonwoo H, Baik SJ, Jeon SH, Park JY, Choung PH, Chung JH. Novel Perfusion Bioreactor Systems for Tissue Engineering. Tissue Eng Regen Med 2009;6(1):207-218.

- Lim KT, Kim JH, Seonwoo H, Son HM, Baik SJ, Park JY, Jeon SH, Kim ES, Choung YH, Cho CS, Choung PH, Chung JH. In vitro Effects of electromagnetic field stimulation on cells in tissue engineering. Tissue Eng Regen Med 2009;6(4):675-684.

3. Organoid

- Park S, Kim YJ, Shama H, Kim D, Gwon Y, Kim W, Park S, Ha CW, Choung YH, Kim J. Graphene hybrid inner ear organoid with enhanced maturity. Nano Lett. 2023;23(1):5573-5580.
- Park S, Sharma H, Kim W, Gwon Y, Kim H, Choung YH, Kim J. Microengineered organoids: reconstituting organ-level functions in vitro. Organoid. 2023;3
- Kim H, Kim YS, Kim YJ, Ha J, Sung S, Jang JH, Park S, Kim J, Kim K, Choung YH. Development of otic organoids and their status. Organoid. 2023;3

4. Middle Ear

- Wijesinghe RE, Lee J, Jeon D, Kim P, Han S, Lee J, Seong D, Lee DE, Jang JH, Jeon M, Kim J. Non-Invasive Optical Screening of Streptococcus Pneumonia Based Inflammatory Changes of the Tympanic Membrane and Mastoid Mucosa in Guinea Pig Otitis Media Using Optical Coherence Tomography. IEEE Photonics Journal 2020; 12(4): 3700611
- Cho NH, Lee JW, Cho JH, Kim J, Jang JH, Jung W. Evaluation of the usefulness of three-dimensional optical coherence tomography in a guinea pig model of endolymphatic hydrops induced by surgical obliteration of the endolymphatic duct. J Biomed Opt. 2015;20(3):036009.
- Kim KH, Lim HJ, Kim YJ, Kim SW, Kim YS, Tian C, Park K, Park TJ, Choung YH. The oncoprotein, gankyrin, is up-regulated in middle ear cholesteatoma. Acta Otolaryngol. 2014; 134(3):238-243.
- Kim S, Song WJ, Jang J, Jang JH, Choi H. Characterization and Modeling of an Acoustic Sensor Using AlN Thin-Film for Frequency Selectivity. Elctron. Mater.

Lett. Vol. 10, No.1(2014), pp.299-303.

- Leichtle A, Hernandez M, Ebmeyer J, Yamasaki K, Lai Y, Radek K, Choung YH, Euteneuer S, Pak K, Gallo R, Wasserman SI, Ryan AF. CC chemokine ligand 3 overcomes the bacteriocidal and phagocytic defect of macrophages and hastens recovery from experimental otitis media in TNF-/- Mice. J Immunol 2010;184(6):3087-97.
- Lee JH, Park K, Kang TC, Choung YH. Three-dimensional anatomy of the temporal bone in normal mice. Anat Histol Embryol 2009;38(4):311-315.
- Raynov AM, Choung YH, Park HY, Choi SJ, Park K. Establishment and characterization of an in vitro model for cholesteatoma. Clin Exp Otorhinolaryngol 2008;1:86-91.
- Moon SK, Linthicum Jr FH, Dong Yang H, Joo Lee S, Park K. Activities of matrix metalloproteinases and tissue inhibitor of metalloproteinase-2 in idiopathic hemotympanum and otitis media with effusion. Acta Otolaryngol. 2008;128(2):144-150.
- Seok Choi H, Joo Park K, Chul Hwang S, Yi Park H, Sun Kim Y, Park K. The role of peroxiredoxin III in the ototoxic drug-induced mitochondrial apoptosis of cochlear hair cells. Acta Otolaryngol. 2008;128(9):944-951.
- Raynov AM, Choung YH, Moon SK, Park K. Expression of female sex hormone receptors in human middle-ear cholesteatomas. J Laryngol Otol. 2005;119(12):941-945.
- Park K, Choung YH, Chun YM, Lee JS, Hong SP. Reversibility of experimental cholesteatoma epithelium using Mongolian gerbils. Acta Otolaryngol. 2005;125(5):540-546.
- Raynov AM, Moon SK, Choung YH, Hong SP, Park K. Nucleoplasm staining patterns and cell cycle–associated expression of Ki-67 in middle ear cholesteatoma. Am J Otolaryngol. 2005;26(5):296-301.
- Park K, Chun YM, Lee DH. Expression of Phospholipase C-γ1 in Experimental Cholesteatoma Using Mongolian Gerbils. Acta Otolaryngol. 2001;121(4):477-480.
- Park K, Park HJ, Chun YM. Immunohistochemical study on proliferative activity of experimental cholesteatoma. Eur Arch Otorhinolaryngol. 2001;258:101-105.
- Park K, Lee YD, Park HJ, Chun YM. Epithelial differentiation in develop-

ing murine eustachian tube and middle ear. Otolaryngol Head Neck Surg. 2000;122(6):902-907.

- Myers EN, Park K, Chun YM, Lee DH, Hwang SC. Signal transduction pathway in human middle ear cholesteatoma. Otolaryngol Head Neck Surg. 1999;120(6):899-904.
- Park HJ, Park K. Expression of Fas/APO-1 and apoptosis of keratinocytes in human cholesteatoma. Laryngoscope. 1999;109(4):613-616.
- Park K, Chun YM, Park HJ, Lee YD. Immunohistochemical study of cell proliferation using BrdU labeling on tympanic membrane, external auditory canal and induced cholesteatoma in Mongolian gerbils. Acta Otolaryngol. 1999;119(8):874-879.

5. Cochlear Implant

- Lee MY, Jung SK, Jang JM, Choi HS, Choung YH, Jang JH. Sialyllactose Preserves Residual Hearing after Cochlear Implantation, Sci rep. Sci Rep. 2024;14(1):13376.
- Chung J, Jung Y, Hur S, Kim JH, June S, Kim WD, Choung YH, Oh SH. Development and Characterization of a Biomimetic Totally Implantable Artificial Basilar Membrane System. Frontiers in Bioengineering and Biotechnology. 2021;9:693849.
- Lee MY, Kim YC, Jang J, Jung JY, Choi H, Jang JH, Choung YH. Dexamethasone delivery for hearing preservation in animal cochlear implant model: continuity, long-term release, and fast release rate. Acta Otolaryngol. 2020;140(9):713-722.
- Jang J, Kim YJ, Kim YC, Kim S, Chou N, Lee S, Choung YH, Kim S, Brugger J, Choi H, Jang JH. A 3D microscaffold cochlear electrode array for steroid elution. Adv Health Mater. 2019;8(20): e1900379.
- Jang J, Kim YJ, Kim YC, Kim S, Chou N, Lee S, Choung YH, Kim S, Brugger J, Choi H, Jang JH. A 3D microscaffold cochlear electrode array for steroid elution. Adv Health Mater. 2019;8(20): e1900379.
- Jang JH, Choo OS, Kim H, Park HY, Choung YH. Round window membrane visibility related to success of hearing preservation in cochlear implantation. Acta Oto-Laryngologica. 2019;139(7):618-624.

- Jang J, Jang JH, Choi H. Biomimetic Artificial Basilar Membranes for Next-Generation Cochlear Implants. Adv Healthc Mater. 2017;6(21).
- Park MH, Jang JH, Song JJ, Lee HS, Oh SH. Neurofilament heavy chain expression and neuroplasticity in rat auditory cortex after unilateral and bilateral deafness. Hear Res. 2016; 339:155-60.
- Jang J, Lee J, Jang JH, Choi H. A Triboelectric-Based Artificial Basilar Membrane to Mimic Cochlear Tonotopy. Adv Healthc Mater. 2016;5(19):2481-2487.
- Lee MY, Lee JH, Lee HS, Choi JJ, Jang J, Choi H, Oh SH, Jang JH. Continuous topical drug delivery using osmotic pump in animal cochlear implant model: Continuous steroid delivery is effective for hearing preservation. Acta Otolaryngol. 2015;135(8):791-8.
- Jang J, Lee J, Woo S, Sly DJ, Campbell LJ, Cho JH, O'Leary SJ, Park MH, Han S, Choi JW, Jang JH, Choi H. A microelectromechanical system artificial basilar membrane based on a piezoelectric cantilever array and its characterization using an animal model. Scientific reports. 2015;5:12447.
- Kim S, Song WJ, Jang J, Jang JH, Choi H. Mechanical frequency selectivity of an artificial basilar membrane using a beam array with narrow supports. J Micromech Microeng. 2013;23(9):095018.

6. Optical Coherence Tomography

- Hong J, Seong D, Kang D, Kim H, Jang JH, M Jeon, Kim J. Imaging of the vascular distribution of the other ear using optical coherence tomography angiography for highly accurate positioning of a hearable sensor. APL Bioeng. 2024;8(2):026113
- Lee E, Jeon D, Seong D, Lee J, Kim K, Han S, Kim S, Wijesinghe RE, Jang JH, Jeon M, Kim J. Localized vibrations incorporated thickness assessment of cadaveric tympanic membranes using Doppler-optical coherence tomography. Optics and Laser technology 2022; 148 107778.
- Jeon D, Cho NH, Park K, Kim K, Jeon M, Jang JH, Kim J. In Vivo Vibration Measurement of Middle Ear Structure Using Doppler Optical Coherence Tomog-

raphy: Preliminary Study. Clin Exp Otorhinolaryngol. 2019;12(1):40-49.

- Kim S, Wijesinghe RE, Lee J, Shirazi MF, Kim P, Jang JH, Jeon M, Kim J. Multiple Wavelength Optical Coherence Tomography Assessments for Enhanced Ex Vivo Intra-Cochlear Microstructural Visualization. Electronics. 2018; 7:133.
- Park K, Cho NH, Jang JH, Lee SH, Kim P, Jeon M, Boppart SA, Kim J, Jung W. In vivo 3D imaging of the human tympanic membrane using a wide-field diagonal-scanning optical coherence tomography probe. Appl Opt. 2017;56(9):D115-D119.
- Lee J, Kim K, Wijesinghe RE, Jeon D, Lee SH, Jeon M, Jang JH. Decalcification using ethylenediaminetetraacetic acid for clear microstructure imaging of cochlea through optical coherence tomography. J Biomed Opt. 2016;21(8):081204.
- Jang J, Lee J, Woo S, Sly DJ, Campbell LJ, Cho JH, O'Leary SJ, Park MH, Han S, Choi JW, Jang JH, Choi H. A microelectromechanical system artificial basilar membrane based on a piezoelectric cantilever array and its characterization using an animal model. Scientific reports. 2015;5:12447.
- Cho NH, Jang JH, Jung W, Kim J. In vivo imaging of middle-ear and inner-ear microstructures of a mouse guided by SD-OCT combined with a surgical microscope. Opt Express. 2014;22(8):8985-95.

CHAPTER 37

특허와 기술이전

Patents and Technique transfer

1. Patents

1 Prevention / Treatment of hearing loss, tinnitus and dizziness

- Pharmaceutical composition comprising forskolin and retinoic acid for preventing or treating sensorineural hearing loss (USA, 17/265,436)
- Composition comprising forskolin and retinoic acid for preventing or treating sensorineural hearing loss (PCT, KR2019/009759)
- Composition comprising forskolin and retinoic acid for preventing or treating sensorineural hearing loss (Korea, 10-208-0093767)
- Composition for preventing or treating tinnitus comprising vitis vinifera leaf extract as active ingredient (USA, 17/429,543)
- Composition comprising vitis vinifera leaf extract for preventing or treating tinnitus (PCT, KR2020/001964)
- Composition comprising vitis vinifera leaf extract for preventing or treating tinnitus (Korea, 10-2347809)
- Pharmaceutical composition for treating or preventing sensorineural hearing loss comprising carbenoxolone or its pharmaceutically acceptable salts as effective compound (USA, 9925198)
- Pharmaceutical composition for treating or preventing sensorineural hearing loss comprising carbenoxolone or its pharmaceutically acceptable salts as effective compound (Korea, 10-1656191)

- Composition for preventing or treating hearing loss, containing atorvastatin as active ingredient (USA, 14/876.826)
- Composition comprising atorvastatin for preventing or treating hearing loss (PCT, KR2018/002810)
- Composition comprising atorvastatin for preventing or treating hearing loss (Korea, 10-1831947)
- Composition comprising vitis vinifera leaf extract for preventing or treating hearing loss (USA, 16/627,113)
- Composition comprising vitis vinifera leaf extract for preventing or treating hearing loss (PCT, KR2018/006144)
- Composition comprising vitis vinifera leaf extract for preventing or treating hearing loss (Korea, 10-1901412)
- Composition containing sarpogrelate as active ingredient, for preventing or treating sensorineural hearing loss (USA, 16/604,759)
- Composition containing sarpogrelate as active ingredient, for preventing or treating sensorineural hearing loss (PCT, KR2018/004184)
- Composition containing sarpogrelate as active ingredient, for preventing or treating sensorineural hearing loss (Korea, 10-1905865)
- Composition comprising rapamycin for preventing or treating hearing loss (USA, 10016400)
- Composition comprising rapamycin for preventing or treating hearing loss (Korea, 10-1714234)
- Pharmaceutical composition comprising cysteinyl leukotriene receptor antagonist and ginkgo biloba extract for treating or preventing sensorineural hearing loss (USA, US2017/0165309A1)
- Pharmaceutical composition comprising cysteinyl leukotriene receptor antagonist and ginkgo biloba extract for treating or preventing sensorineural hearing loss (China, CN106456623A)
- Pharmaceutical composition comprising cysteinyl leukotriene receptor antagonist and ginkgo biloba extract for treating or preventing sensorineural hearing loss (PCT, KR2015/001693)

- Pharmaceutical composition comprising cysteinyl leukotriene receptor antagonist and ginkgo biloba extract for treating or preventing sensorineural hearing loss (Korea, 10-1653630)
- Composition comprising red ginseng extract for preventing or treating age-related hearing loss or dizziness (Korea, 10-1644001)
- Agents including Korean red ginseng to prevent or treatment ototoxic drug-Induced vestibular dysfunction (Korea, 10-1356395)
- Agents including Korean red ginseng to prevent or treatment ototoxic drug-induced hearing loss (Korea, 10-1320792)

2 Regeneration of Tympanic Membrane

- PCL and PEG patch scaffold for tissue regeneration and preparing method thereof. (Korea, 10-20193806)
- PCL patch tissue regeneration scaffold and method for manufacturing same (USA, US 16/317,028)
- PCL patch scaffold for tissue regeneration and preparing method thereof. (Korea, 10-1787905)
- EGF-releasing chitosan patch for regeneration of chronic tympanic membrane perforation (Korea, 10-1253983)
- Artificial chitosan patch for tympanic membrane regeneration (Korea, 10-1070411)

3 Regeneration of Bone

- Composition for regenerating mastoid using in vivo one step stem cell differentiation (USA, 18/686,229)
- Composition for regenerating mastoid using in vivo one step stem cell differentiation (PCT/KR2022/012390)
- Composition for regenerating mastoid using in vivo one step stem cell differentiation (Korea, 10-2021-0110755)

4 Organoids

- Method for construction of inner ear organoid (USA 18/711,270)

- Preparing methods for inner ear organoids (PCT/KR2022/021169)
- Preparing methods for inner ear organoids (Korea, 10-2022-0004739)
- Inner ear organoid with improved hair cell differentiation ability and manufacturing method thereof (USA, 18/701,144)
- Inner ear organoid with improved hair cell differentiation ability and manufacturing method thereof (PCT/KR2022/015663)
- Inner ear organoid with improved hair cell differentiation ability and manufacturing method thereof (Korea, 10-2021-0137546)
- Method for producing inner ear organoids using retinoid acid and inner ear organoids produced by the method (Korea, 10-2023-0182416)

5 Animal models

- Method for manufacturing animal with stress induced hearing loss (Korea, 10-2142434)
- Animal models for chronic tympanic membrane perforations (Korea, 10-1118331)

2. Technology transfer

- Pharmaceutical composition comprising cysteinyl leukotriene receptor antagonist and ginkgo biloba extract for treating or preventing sensorineural hearing loss (Korea, 10-1653630)
- PCL patch scaffold for tissue regeneration and preparing method thereof. (Korea, 10-1787905)
- EGF-releasing chitosan patch for regeneration of chronic tympanic membrane perforation (Korea, 10-1253983)

찾아보기

ㄱ

개막 · 13
개방공동 · 257
객관적 이명 · 205
고막 · 7
고막 천공 · 237
고압 산소 요법 · 62
골 재생 · 257
공초점 현미경 · 229
광표백 · 125
구심성 뉴런 · 27
급성 고막 천공 · 237
기계-전기 변환 채널 · 25
기저막 · 10
기질 혈관 분획 · 261

ㄴ

난청의 유병률 · 71
내유모세포 · 12
내이 · 9
내이 오가노이드 · 277
내이 오가노이드 분화 프로토콜 · 281
내이의 발생 · 3
넉아웃/넉인 마우스 · 195
노화 · 135
노화 모델 · 136
노화성 난청 · 42, 136
뇌유래 신경영양인자 · 48

ㄷ

동종 이식재 · 258

ㄹ

라파마이신 · 52
리포펙션 · 139

ㅁ

마우스 유전형분석 · 211
만성 고막 천공 · 238
만성 고막 천공 동물 모델 · 239
면역세포화학 · 117
면역조직화학 염색 · 157
미세주입법 · 139

ㅅ

살리실산 • 51
생존율 시험 • 91
섬모 • 12
섬유아세포 성장인자 • 261
세포 분열 후 전환 • 251
세포수 측정 • 91
소리의 특성 • 21
소리 조건화 • 61
소음 발생기 • 187
소음성 난청 • 59
소음성 난청 동물모델 • 187
소음성 난청의 치료 • 60
스캐폴드 • 243
스트레스 모델 • 190
신경필라멘트 단백질 • 85

ㅇ

아데노 관련 바이러스 • 38
아데노신 억제제 • 52
역전사 중합효소연쇄반응 • 97
열충격 단백질 • 48
와우 • 9
와우내전위 • 53
와우박리 • 149
와우축 • 9
와우 혈관확장제 • 51
외유모세포 • 11
외이도 • 7
외이의 발생 • 4
외이의 소리 증폭 • 23
웨스턴 블롯 • 107
유도 만능 줄기세포 • 269
유모세포 재생 • 49
유세포 분석법 • 94
유양돌기 폐쇄술 • 257
유양동 삭개술 • 257
유전성 난청 • 35
유전성 난청의 치료 • 35
유전자 치료 • 253
이개 • 6
이독성 난청 • 53
이명 동물 모델 • 191
이음향방사 • 28
이종 이식재 • 259
인공 생체 재료 • 259
인공와우수술 • 35
인슐린 유사 성장인자 • 261

ㅈ

자가 조직 • 258
전기와우도 • 29
전기천공법 • 139
정량적 실시간 PCR • 100
제브라피시 • 249
주관적 이명 • 205
주사전자현미경 • 169
주파수 특이성 • 24
줄기세포 리프로그래밍 • 273
줄기세포 치료 • 254
중간엽 줄기세포 • 260
중이의 발생 • 3
중이의 소리 증폭 • 23
중추 청각 경로 • 29
지방유래 줄기세포 • 260

지지세포 • 12
직접적 전환 • 252

ㅊ

청각유모세포 재생 • 249
청성뇌간반응 • 30
청성뇌간반응 검사 • 199
치매 • 71

ㅋ

칼로리 제한 요법 • 44
칼륨 재순환 • 24
칼륨 채널 활성화제 • 50
칼슘 인산염법 • 139
칼슘 채널 차단제 • 50
코르티 기관 • 27
코르티기관 • 11
콜레스테롤 저하 약물 • 50

ㅌ

탈회골매트릭스 • 259
투과전자현미경 • 163

ㅍ

폴리카프로락톤 • 259
표면적 비율 • 23
표피 성장인자 • 261
프레스틴 • 28

ㅎ

하이드록시아파타이트 • 259
합성 세라믹 • 260
항산화제 • 46
항산화제 요법 • 44
항산화 치료 • 60
항염증 치료 • 62
혈관 내피 성장인자 • 261
혈소판 농축혈장 • 261
혈소판 유래 성장인자 • 261
형광 유세포 분리법 • 223
형광회복측광법 • 125
형질주입 • 139
활성산소종 • 46

A

acute TM perforation • 237
adeno-associated virus, AAV • 38
adenosine inhibitor • 52
afferent neuron • 27
age-related hearing loss • 42, 136
allograft • 258
aminoglycoside • 53
antisense oligonucleotides (ASO) • 40
artificial biomaterials • 259
ASC • 260
auditory brainstem response, ABR • 199
auditory brainstem respose; ABR • 30
auditory hair cell regeneration • 249
auricle • 6
autologous Tissue • 258

B

basilar membrane • 10
biocompatible scaffold • 243
BMP • 250
bone regeneration • 257

brain-derived neurotrophic factor, BDNF • 48

C

C-MYC • 269
calcium canal blockers • 50
calcium Phosphate • 139
catenary effect • 23
cell counting • 91
cell culture • 87
cell viability assay • 91
chicken • 250
cholesterol-lowering medication • 50
Choung's COM model • 240
chronic TM perforation • 238
cochlea • 9
cochlear dissection • 149
cochlear vasodilators • 51
confocal microscopy • 229
Cre-LoxP • 195

D

D-methionine • 61
dementia • 71
demineralized bone matrix (DBM) • 259
deparaffinization • 157
differentially Expressed Gene (DEG) • 219
direct Transdifferentiation • 252
doxorubicin • 136

E

EGF(epidermal growth factor) • 243
electrocochleography; ECoG • 29
electrophoresis • 111
electroporation • 139
endocochlear potential, EP • 26, 53
endolymph • 25
epidermal Growth Factor, EGF • 261
external auditory canal • 7

F

FGF • 250
fibroblast Growth Factor, FGF • 261
Fischer 344 (CDF) • 178
flow cytometry • 94
flow cytometry • 223
fluorescence-activated cell sorting (FACS) • 223
FRAP(fluorescence recovery after photobleaching) • 125

G

gap junction • 122
gene ontology (GO) • 220
gene therapy • 253
genetic hearing loss • 35
GPIAS(gap pre-pulse inhibition of acoustic startle) • 206

H

H_2O_2 • 137
heat-shock proteins, HSPs • 48
heatmap • 220
HEI-OC1 (House Ear Institute-Organ of Corti 1) • 79
hydraulic lever • 23

hydroxyapatite • 259

I

immunocytochemistry • 117
immunohistochemistry • 157
induced pluripotent stem cells, iPSC • 269
inner ear organoid • 277
inner hair cell • 12
insulin-like growth factor, IGF • 261

K

K^+ recycling • 24
KLF4 • 269
Knock-out/Knock-in mouse • 195

L

lever effect • 23
lipofection • 139

M

mastoid obliteration • 257
mastoidectomy • 257
matrigel • 270
mechanoelectrical transduction, MET • 25
mesenchymal stem cell • 245
microinjection • 139
mitochondria RNA-34(miR-34a) • 47
mitosis followed by transdifferentiation • 251
mitotic regeneration • 250
modiolus • 9
mouse embryonic stem cells (mESCs) • 277
mouse genotyping • 211
MSC • 260
MTT assay • 92
multi-electrode analysis (MEA) • 129
Myosin VIIA • 80

N

N-acetylcysteine • 61
notch • 250, 251

O

objective tinnitus • 205
OCT4 • 269
open cavity problem • 257
organ of Corti • 11, 27
otoacoustic emission; OAE • 28
outer hair cell • 11

P

P27kip1 • 83
Pax2 • 85
PCL, polycaprolactone • 259
perilymph • 25
photobleaching • 125
platelet-derived growth factor, PDGF • 261
platelet-rich plasma, PRP • 261
poly(L-lactic acid) (PLLA) • 260
potassium channel activators • 50
presbycusis • 136
prestin • 28, 80
principal component analysis (PCA) • 219

Q

qRT-PCR • 100

R

rapamycin • 52
reactive oxygen species, ROS • 46
Reisner's membrane • 154
reprogramming • 273
RNA sequencing • 217
RNA-induced silencing complex(RISC) • 143
RT-PCR • 97

S

salicylate • 51
scala media • 25
scala tympani • 25
scala vestibuli • 25
scanning electron microscope (SEM) • 169
scrape loading dye transfer (SLDT) • 121
short hairpin RNA, shRNA • 143
short interfering RNA(siRNA) • 143
sirtuin 1(SIRT1) • 47
sound conditioning • 61
Sox2 • 80, 269
Sprague-Dawley (SD) • 179
stem cell therapy • 254
stereocilia • 12
stress-induced animal models • 189
subjective tinnitus • 205
supporting cell • 12
SVF • 261
synthetic ceramics • 260

T

tectorial membrane • 13
tinnitus animal models • 191
transdifferentiation • 250
transfection • 139
transforming growth factor-β, TGF-β • 261
transmission electron microscope (TEM) • 163
tympanic membrane • 7
tympanic membrane perforation • 237

U

UB/OC-1 (University of Bristol/Organ of Corti-1) • 82

V

vascular endothelial growth factor, VEGF • 261
venn diagram • 220
VOT-E36 (Ventral Otocyst-Epithelial cell line 36) • 84

W

Western blot • 107
Wistar • 179
Wnt • 250, 251
WST-1 • 93

X

xenograft • 259

Y

Yamanaka 4 factor • 269

기타

변형 성장인자-β • 261
aminoglycoside 이독성 난청 • 185
aminoglycoside 이독성 난청 동물모델 • 186
C57BL/6J 마우스 • 177
CBA/CaJ 마우스 • 177
cisplatin 이독성난청 • 184
cisplatin 이독성난청 동물모델 • 184
complementary DNA (cDNA) 합성 • 99
DBA/2J 마우스 • 178
Flox 마우스 • 196
gel 제조 • 109
RNA 염기서열 • 217
β-catenin • 251
1차 항체 반응 • 113
2차 항체 반응 • 114

귀 기초연구

Basic Research of **EAR**

첫째판 1쇄 인쇄 | 2024년 11월 30일

지은이 정연훈
발행인 정연훈
출판사 세종의학
(우) 07711 서울시 강서구 화곡로 111, 6층(화곡3동, 스카이빌딩)
전화 (02) 2604-5323 | **팩스** (02) 2603-5323
이메일 pjy5322@naver.com
홈페이지 www.sjmedi.com

* 파본은 교환하여 드립니다.
* 검인은 저자와의 합의하에 생략합니다.

ISBN : 979-11-89316-20-4 (93510)

정가 60,000원